Guía Esencial de Rehabilitación en el Paciente Crítico

Guía Esencial de Rehabilitación en el Paciente Crítico

Directores

Sonia Esteban Román

Facultativa Especialista en Medicina Física y Rehabilitación, Servicio de Medicina Física y Rehabilitación, Hospital General Universitario Gregorio Marañón, Instituto de Investigación Sanitaria Gregorio Marañón (IiSGM), Madrid, España.

María Esther López Blanco

Facultativo Especialista en Medicina Física y Rehabilitación, Servicio de Medicina Física y Rehabilitación, Hospital General Universitario Gregorio Marañón, Instituto de Investigación Sanitaria Gregorio Marañón (IiSGM), Madrid, España.

María Olga Arroyo Riaño

Profesora Asociada, Departamento de Radiología, Rehabilitación y Fisioterapia, Facultad de Medicina, Universidad Complutense de Madrid, Madrid, España. Jefa de Servicio de Medicina Física y Rehabilitación, Hospital General Universitario Gregorio Marañón, Instituto de Investigación Sanitaria Gregorio Marañón (IiSGM), Madrid, España.

Juan Carlos Sotillo Díaz

Facultativo Especialista en Medicina Intensiva, Servicio de Medicina Intensiva, Hospital General Universitario Gregorio Marañón, Instituto de Investigación Sanitaria Gregorio Marañón (IiSGM), Madrid, España.

Patricia Piñeiro Otero

Jefa de Sección, Unidad de Cuidados Críticos Quirúrgicos, Servicio de Anestesiología, Hospital General Universitario Gregorio Marañón, Instituto de Investigación Sanitaria Gregorio Marañón (IiSGM), Madrid, España.

Avalado por:

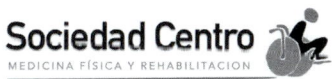

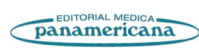

Desde 1953 formando Profesionales de la Salud

Buenos Aires - Bogotá - Madrid - México
www.medicapanamericana.com

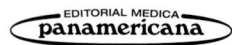

EDITORIAL MÉDICA
panamericana

Visite nuestra página web:

  http://www.medicapanamericana.com

ARGENTINA
Maipú 1300, Piso 3 (C 1006 ACT)
Ciudad Autónoma de Buenos Aires, Argentina
Tel.:(54-11) 5031-6919
e-mail: cinfo@medicapanamericana.com

COLOMBIA
Carrera 7a A. N.º 69-19 - Bogotá DC - Colombia
Tel.: (57-1) 235_4068
e-mail: infomp@medicapanamericana.com.co

ESPAÑA
Sauceda, 10, 5ª planta - 28050 Madrid, España
Tel.: (34-91) 131-78-00
e-mail: info@medicapanamericana.es

MÉXICO
Av. Miguel de Cervantes Saavedra, n.º 233,
piso 8, oficina 801
Col. Granada, Alcaldía Miguel Hidalgo
CP 11520 Ciudad de México, México
Tel.: (52-55) 5250-0664
e-mail: infomp@medicapanamericana.com.mx

ISBN: 978-84-1106-343-2 (versión impresa + versión digital)
ISBN: 978-84-1106-344-9 (versión digital)

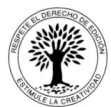

© 2026, EDITORIAL MÉDICA PANAMERICANA, S. A. U.
C/ Sauceda 10, 5.ª planta - 28050 Madrid, España
Depósito Legal: M-8996-2025
Impreso en España

Índice de autores

Abad Marco, Ana Isabel
Facultativo Especialista de Área, Unidad de Foniatría, Servicio de Medicina Física y Rehabilitación, Hospital Universitario Miguel Servet, Zaragoza, España.

Acebedo Pérez, José Luis
Profesor Asociado, Departamento de Psicología Experimental, Procesos Cognitivos y Logopedia, Universidad Complutense de Madrid. Logopeda, Unidad de Foniatría-Logopedia, Servicio de Medicina Física y Reahabilitación, Hospital General Universitario Gregorio Marañón, Instituto de Investigación Sanitaria Gregorio Marañón (IiSGM), Madrid, España.

Alexandres Ríos de los Ríos, Daniela
Facultativa Especialista de Área, Servicio de Medicina Física y Reahbilitación, Hospital Universitario La Paz, Madrid, España.

Álvarez Calonge, Cristina
Médico Interno Residente, Servicio de Medicina Intensiva, Hospital General Universitario Gregorio Marañón, Instituto de Investigación Sanitaria Gregorio Marañón (IiSGM), Madrid, España.

Álvaro Sanz, Mario
Facultativo Especialista en Medicina Física y Rehabilitación, Servicio de Medicina Física y Rehabilitación, Hospital General Universitario Gregorio Marañón, Instituto de Investigación Sanitaria Gregorio Marañón (IiSGM), Madrid, España.

Arenal López, Sara
Facultativa Especialista de Área, Servicio de Medicina Intensiva, Hospital General Universitario Gregorio Marañón, Instituto de Investigación Sanitaria Gregorio Marañón (IiSGM), Madrid, España.

Arrieta Bartolomé, Gustavo
Facultativo Especialista en Medicina Física y Rehabilitación, Servicio de Medicina Física y Rehabilitación, Hospital General Universitario Gregorio Marañón, Instituto de Investigación Sanitaria Gregorio Marañón (IiSGM), Madrid, España.

Arroyo Riaño, María Olga
Profesora Asociada, Departamento de Radiología, Rehabilitación y Fisioterapia, Facultad de Medicina, Universidad Complutense de Madrid, Madrid, España. Jefa de Servicio de Medicina Física y Rehabilitación, Hospital General Universitario Gregorio Marañón, Instituto de Investigación Sanitaria Gregorio Marañón (IiSGM), Madrid, España.

Barquero Moreno, Carmen María
Médica Especialista, Unidad de Gestión Clínica de Medicina Física y Rehabilitación Interniveles, Servicio de Medicina Física y Rehabilitación, Hospital Universitario Virgen de la Victoria, Málaga, España.

Barreiro Gómez, Marta
Facultativa Especialista en Medicina Física y Rehabilitación, Servicio de Medicina Física y Rehabilitación, Hospital General Universitario Gregorio Marañón, Instituto de Investigación Sanitaria Gregorio Marañón (IiSGM), Madrid, España.

Barrios Torres, Juan Camilo
Facultativo Especialista de Área, Servicio de Cuidados Intensivos, Hospital General Universitario Gregorio Marañón, Instituto de Investigación Sanitaria Gregorio Marañón (IiSGM), Madrid, España.

Benito Saz, Pilar
Facultativa Especialista de Área, Unidad de Cuidados Críticos Quirúrgicos, Servicio de Anestesiología y Reanimación, Hospital General Universitario Gregorio Marañón, Instituto de Investigación Sanitaria Gregorio Marañón (IiSGM), Madrid, España.

Bermejo López, María Esther
Facultativa Especialista de Área, Servicio de Medicina Intensiva, Hospital General Universitario Gregorio Marañón, Instituto de Investigación Sanitaria Gregorio Marañón (IiSGM), Madrid, España.

Bretón Lesmes, Irene
Profesora Asociada, Departamento de Medicina, Universidad Complutense de Madrid. Facultativa Especialista de Área, Unidad de Nutrición Clínica y Dietética, Servicio de Endocrinolognía y Nutrición, Hospital General Universitario Gregorio Marañón, Instituto de Investigación Sanitaria Gregorio Marañón (IiSGM), Madrid, España.

Burnham, Paul Matthew
Fisioterapeuta, Instituto Provincial de Rehabilitación, Servicio de Reahabilitación, Hospital General Universitario Gregorio Marañón, Instituto de Investigación Sanitaria Gregorio Marañón (IiSGM), Madrid, España.

Calvo García, Carlos Alberto
Facultativo Especialista de Área, Unidad de Cuidados Críticos Quirúrgicos, Servicio de Anestesiología y Reanimación Hospital General Universitario Gregorio Marañón, Instituto de Investigación Sanitaria Gregorio Marañón (IiSGM), Madrid, España.

Camón García, Paula
Médico Interno Residente, Servicio de Medicina Física y Rehabilitación, Hospital Clínico San Carlos, Madrid, España.

Camps Royo, Arià
Médico Interno Residente, Servicio de Medicina Física y Rehabilitación,
Hospital General Universitario Gregorio Marañón, Instituto de Investigación
Sanitaria Gregorio Marañón (IiSGM), Madrid, España.

Cango Picoita, Nadia Stefany
Médico Interno Residente, Servicio de Medicina Intensiva, Hospital General
Universitario Gregorio Marañón, Instituto de Investigación Sanitaria Gregorio
Marañón (IiSGM), Madrid, España.

Cañamares Muñoz, Susana
Fisioterapeuta, Servicio de Rehabilitación y Medicina Física, Hospital General
Universitario Gregorio Marañón, Instituto de Investigación Sanitaria Gregorio
Marañón (IiSGM), Madrid, España.

Capapé Genzor, Yolanda
Médica Especialista, Unidad de Rehabilitación Cardiorrespiratoria, Servicio
de Medicina Física y Rehabilitación, Hospital Universitario Miguel Servet,
Zaragoza, España.

Casallo Cerezo, Marta
Facultativa Especialista en Medicina Física y Rehabilitación, Servicio de Medicina
Física y Rehabilitación, Hospital General Universitario Gregorio Marañón,
Instituto de Investigación Sanitaria Gregorio Marañón (IiSGM), Madrid, España.

Casanova Prieto, Sara
Facultativa Especialista de Área, Servicio de Medicina Intensiva, Hospital
General Universitario Gregorio Marañón, Instituto de Investigación Sanitaria
Gregorio Marañón (IiSGM), Madrid, España.

Cascante Rodríguez, María Fe
Médico Interno Residente, Servicio de Medicina Física y Rehabilitación,
Hospital General Universitario Gregorio Marañón, Instituto de Investigación
Sanitaria Gregorio Marañón (IiSGM), Madrid, España.

Castañeda Alvarado, Galo
Facultativo Especialista de Área, Servicio de Medicina Intensiva, Hospital
General Universitario Gregorio Marañón, Instituto de Investigación Sanitaria
Gregorio Marañón (IiSGM), Madrid, España.

Cieza Asenjo, Raquel
Facultativa Especialista de Área, Unidad de Cuidados Intensivos Pediátricos,
Hospital General Universitario Gregorio Marañón, Instituto de Investigación
Sanitaria Gregorio Marañón (IiSGM), Madrid, España.

Crespo Cobo, Pilar
Facultativa Especialista en Medicina Física y Rehabilitación, Servicio de Medicina
Física y Rehabilitación, Hospital General Universitario Gregorio Marañón,
Instituto de Investigación Sanitaria Gregorio Marañón (IiSGM), Madrid, España.

De la Fuente Alameda, Santiago
Colaborador docente, Departamento de Medicina, Universidad de Alcalá, Alcalá de Henares, Madrid.Facultativo Especialista de Área, Servicio de Rehabilitación, Hospital Universitario Príncipe de Asturias, Madrid, España.

Díez Sáenz, Cristina
Enfermera, Unidad de Cuidados Intensivos, Hospital General Universitario Gregorio Marañón, Instituto de Investigación Sanitaria Gregorio Marañón (IiSGM), Madrid, España.

Dumitrescu, Andreea Mihaela
Facultativa Especialista de Área, Servicio de Rehabilitación Infantil, Hospital General Universitario Gregorio Marañón, Instituto de Investigación Sanitaria Gregorio Marañón (IiSGM), Madrid, España.

Echevarría Ulloa, Mirley
Facultativa Especialista de Área, Servicio de Rehabilitación Infantil, Hospital General Universitario Gregorio Marañón, Instituto de Investigación Sanitaria Gregorio Marañón (IiSGM), Madrid, España.

Esteban Román, Sonia
Facultativa Especialista en Medicina Física y Rehabilitación, Servicio de Medicina Física y Rehabilitación, Hospital General Universitario Gregorio Marañón, Instituto de Investigación Sanitaria Gregorio Marañón (IiSGM), Madrid, España.

Fernández Araujo, Nerio José
Facultativo Especialista de Área, Servicio de Medicina Intensiva, Hospital General Universitario Gregorio Marañón, Instituto de Investigación Sanitaria Gregorio Marañón (IiSGM), Madrid, España.

García Álvarez, Elena
Facultativa Especialista de Área, Unidad de Rehabilitación Cardiorrespiratoria, Servicio de Medicina Física y Rehabilitación, Hospital Universitario Miguel Servet, Zaragoza, España.

García de Francisco, Marta
Terapeuta Ocupacional, Servicio de Rehabilitación, Hospital General Universitario Gregorio Marañón, Instituto de Investigación Sanitaria Gregorio Marañón (IiSGM), Madrid, España.

García Montes, Laura
Fisioterapeuta, Servicio de Rehabilitación y Medicina Física, Hospital General Universitario Gregorio Marañón, Instituto de Investigación Sanitaria Gregorio Marañón (IiSGM), Madrid, España.

García Olivares, Pablo
Facultativo Especialista de Área, Servicio de Medicina Intensiva, Hospital General Universitario Gregorio Marañón, Instituto de Investigación Sanitaria Gregorio Marañón (IiSGM), Madrid, España.

Gil Hernández, Susana
Facultativa Especialista de Área, Unidad Rehabilitadora de Media Estancia, Servicio de Rehabilitación, Hospital General Universitario Gregorio Marañón, Instituto de Investigación Sanitaria Gregorio Marañón (IiSGM), Madrid, España.

Gimeno González, Marina
Facultativa Especialista de Área, Unidad de Rehabilitación Cardiorrespiratoria, Servicio de Medicina Física y Rehabilitación, Hospital Universitario Miguel Servet, Zaragoza, España.

Gómez García, José Manuel
Facultativo Especialista de Área, Servicio de Medicina Intensiva, Hospital General Universitario Gregorio Marañón, Instituto de Investigación Sanitaria Gregorio Marañón (IiSGM), Madrid, España.

González Carbajo, Patricia
Trabajadora Social, Unidad de Trabajo social, Hospital General Universitario Gregorio Marañón, Instituto de Investigación Sanitaria Gregorio Marañón (IiSGM), Madrid, España.

González Cortés, Rafael
Profesor Asociado, Departamento de Salud Pública y Maternoinfantil, Universidad Complutense de Madrid, España. Facultativo Especialista de Área, Servicio de Cuidados Intensivos Pediátricos, Hospital General Universitario Gregorio Marañón, Instituto de Investigación Sanitaria Gregorio Marañón (IiSGM), Madrid, España.

González López, Sofía
Facultativa Especialista de Área, Servicio de Rehabilitación, Hospital Puerta de Hierro Majadahonda, Madrid, España.

González Palacios, Rubén
Enfermero, Servicio de Urgencias, Hospital General Universitario del Sureste, Madrid, España.

Guerras Normand, Iciar
Médica especialista, Servicio de Rehabilitación, Hospital Universitario Fundación Alcorcón, Madrid, España.

Hernández Muñoz, Susana
Facultativa Especialista en Medicina Física y Rehabilitación, Servicio de Medicina Física y Rehabilitación, Hospital General Universitario Gregorio Marañón, Instituto de Investigación Sanitaria Gregorio Marañón (IiSGM), Madrid, España.

Herraiz Gastesi, Isabel
Facultativa Especialista de Área, Servicio de Medicina Física y Rehabilitación, Hospital Universitario Miguel Servet, Zaragoza, España.

Inocencio Sánchez, Alejandra
Facultativa Especialista en Medicina Física y Rehabilitación, Servicio de Medicina Física y Rehabilitación, Hospital General Universitario Gregorio Marañón, Instituto de Investigación Sanitaria Gregorio Marañón (IiSGM), Madrid, España.

Juárez Fernández, Rubén
Profesor Colaborador, Facultad de Medicina, Universidad Complutense, Madrid. Facultativo Especialista en Medicina Física y Rehabilitación, Servicio de Medicina Física y Rehabilitación, Hospital General Universitario Gregorio Marañón, Instituto de Investigación Sanitaria Gregorio Marañón (IiSGM), Madrid, España.

Juárez Fernández, Miriam
Facultativa Especialista de Área, Servicio de Cardiología, Hospital General Universitario Gregorio Marañón, Instituto de Investigación Sanitaria Gregorio Marañón (IiSGM), Madrid, España.

López Gil, Elena
Facultativa Especialista de Área, Servicio de Anestesiología y Reanimación, Hospital General Universitario Gregorio Marañón, Instituto de Investigación Sanitaria Gregorio Marañón (IiSGM), Madrid, España.

López Blanco, Mª Esther
Facultativa Especialista en Medicina Física y Rehabilitación, Servicio de Medicina Física y Rehabilitación, Hospital General Universitario Gregorio Marañón, Instituto de Investigación Sanitaria Gregorio Marañón (IiSGM), Madrid, España.

López Martín, Soledad
Jefa de Sección de Soporte Ventilatorio y Trastornos del Sueño, Hospital General Universitario Gregorio Marañón, Instituto de Investigación Sanitaria Gregorio Marañón (IiSGM), Madrid, España.

López Padilla, Daniel
Profesor Asociado, Departamento de Medicina, Universidad complutense de Madrid, España. Facultativo Especialista de Área, Servicio de Neumología, Hospital General Universitario Gregorio Marañón, Instituto de Investigación Sanitaria Gregorio Marañón (IiSGM), Madrid, España.

López Yeste, Alejandro
Médico Interno Residente, Servicio de Medicina Física y Rehabilitación, Hospital General Universitario Gregorio Marañón, Instituto de Investigación Sanitaria Gregorio Marañón (IiSGM), Madrid, España.

Lorente Williams, Marta
Trabajadora Social, Unidad de Trabajo Social, Hospital General Universitario Gregorio Marañón, Instituto de Investigación Sanitaria Gregorio Marañón (IiSGM), Madrid, España.

Maitín Noguera, Valentina
Facultativa Especialista de Área, Unidad de Intervencionismo Ecoguiado, Columna, Servicio de Rehabilitación, Hospital General Universitario Gregorio Marañón, Instituto de Investigación Sanitaria Gregorio Marañón (IiSGM), Madrid, España.

Mangas Pérez, Paloma
Trabajadora Social, Unidad de Trabajo Social, Hospital General Universitario Gregorio Marañón, Instituto de Investigación Sanitaria Gregorio Marañón (IiSGM), Madrid, España.

Martínez Solano, Jorge
Médico Especialista, Unidad Coronaria, Servicio de Cardiología, Hospital General Universitario Gregorio Marañón, Instituto de Investigación Sanitaria Gregorio Marañón (IiSGM), Madrid, España.

Milosevic González, Maya
Facultativa Especialista en Medicina Física y Rehabilitación, Servicio de Medicina Física y Rehabilitación, Hospital General Universitario Gregorio Marañón, Instituto de Investigación Sanitaria Gregorio Marañón (IiSGM), Madrid, España.

Miranda Vivas, María Teresa
Facultativa Especialista en Medicina Física y Rehabilitación, Servicio de Medicina Física y Rehabilitación, Hospital General Universitario Gregorio Marañón, Instituto de Investigación Sanitaria Gregorio Marañón (IiSGM), Madrid, España.

Monzón Díaz, Diego
Profesor Asociado, Departamento de Medicina, Universidad San Pablo CEU, Madrid. Facultativo Especialista de Área, Unidad de Cirugía Cardíaca, Hospital General Universitario Gregorio Marañón, Instituto de Investigación Sanitaria Gregorio Marañón (IiSGM), Madrid, España.

Morata Crespo, Ana Belén
Jefa de la Unidad de Rehabilitación Cardiorrespiratoria, Servicio de Medicina Física y Rehabilitación, Hospital Universitario Miguel Servet, Zaragoza, España.

Motilla de la Cámara, Marta
Facultativa Especialista de Área, Unidad de Nutrición Clínica y Dietética, Servicio de Endocrinología y Nutrición, Hospital General Universitario Gregorio Marañón, Instituto de Investigación Sanitaria Gregorio Marañón (IiSGM), Madrid, España.

Muñoz Martínez, Ana
Fisioterapeuta, Servicio de Rehabilitación y Medicina Física, Hospital General Universitario Gregorio Marañón, Instituto de Investigación Sanitaria Gregorio Marañón (IiSGM), Madrid, España.

Nieto Santos, Javier
Médico Especialista, Unidad de Rehabilitación, Servicio de Medicina Física y Rehabilitación, Hospital Universitario La Princesa,, Madrid, España.

Ojeda Castillejo, Elena
Facultativo Especialista de Área, Unidad de Soporte Ventilatorio y Trastornos del Sueño, Servicio de Neumología, Hospital General Universitario Gregorio Marañón, Instituto de Investigación Sanitaria Gregorio Marañón (IiSGM), Madrid, España.

Ordóñez Miyar, Belén
Profesora Asociada, Departamento de Inmunología, Oftalmología y Otorrinolaringología, Universidad Complutense de Madrid, España. Logopeda, Unidad de Foniatría-Logopedia, Servicio de Medicina Física y Rehabilitación, Hospital General Universitario Gregorio Marañón, Instituto de Investigación Sanitaria Gregorio Marañón (IiSGM), Madrid, España.

Ortega García, Paula
Facultativa Especialista de Área, Servicio de Rehabilitación, Hospital Universitario Puerta de Hierro - Majadahonda, Madrid, España.

Pedreira Martín, Carlos
Médico Interno Residente, Servicio de Medicina Física y Rehabilitación, Hospital General Universitario Gregorio Marañón, Instituto de Investigación Sanitaria Gregorio Marañón (IiSGM), Madrid, España.

Pinto López, Jennifer
Facultativa Especialista de Área, Servicio de Medicina Física y Rehabilitación, Hospital Universitario del Sureste, Madrid, España.

Piñeiro Otero, Patricia
Jefa de Sección, Unidad de Cuidados Críticos Quirúrgicos, Servicio de Anestesiología, Hospital General Universitario Gregorio Marañón, Instituto de Investigación Sanitaria Gregorio Marañón (IiSGM), Madrid, España.

Pisón del Real, Guzmán
Profesor Asociado, Departamento de Psicología Experimental, Procesos cognitivos y Logopedia, Universidad Complutense de Madrid, España. Logopeda, Unidad de Foniatría-Logopedia, Servicio de Medicina Física y Rehabilitación, Hospital General Universitario Gregorio Marañón, Instituto de Investigación Sanitaria Gregorio Marañón (IiSGM), Madrid, España.

Power Esteban, Mercedes
Facultativa Especialista de Área, Unidad de Cuidados Críticos Postquirúrgicos, Servicio de Anestesia y Reanimación, Hospital General Universitario Gregorio Marañón, Instituto de Investigación Sanitaria Gregorio Marañón (IiSGM), Madrid, España.

Ramos Cerro, Silvia
Facultativa Especialista de Área, Unidad de Cuidados Críticos Quirúrgicos, Servicio de Anestesiología, Reanimación y Terapia del Dolor, Hospital General Universitario Gregorio Marañón, Instituto de Investigación Sanitaria Gregorio Marañón (IiSGM), Madrid, España.

Rico Hernansanz, Guillermo
Facultativo Especialista de Área, Servicio de Medicina Física y Rehabilitación, Hospital Universitario Infanta Sofía, Madrid, España.

Rueda Gormedino, Pilar
Unidad de Foniatría-Disfagia, Servicio de Rehabilitación, Hospital Universitario Miguel Servet, Zaragoza, España.

Rueda Villasante, Virginia
Profesora Asociada, Departamento de Psicología Experimental, Procesos Cognitivos y Logopedia, Universidad Complutense de Madrid, España. Logopeda, Unidad de Foniatría - Logopedia, Sevicio de Rehabilitación, Hospital General Universitario Gregorio Marañón, Instituto de Investigación Sanitaria Gregorio Marañón (IiSGM), Madrid, España.

Sánchez Fernández, María Guiomar
Enfermera, Consejería de Sanidad, Subdirección General de Humanización a la Asistencia, Bioética e Información y Atención al Paciente, Madrid, España.

Sánchez López, María Amalia
Facultativa Especialista de Área, Unidad de Foniatría, Servicio de Medicina Física y Rehabilitación, Hospital General Universitario Gregorio Marañón, Instituto de Investigación Sanitaria Gregorio Marañón (IiSGM), Madrid, España.

Sánchez Tarifa, María Pilar
Profesora Clínica, Departamento de Rehabilitación. Universidad de Cádiz, España. Facultativa Especialista de Área, Servicio de Rehabilitación, Unidad de Gestión Clínica, Servicio de Rehabilitación, Hospital Universitario Puerta del Mar y Puerto Real, Cádiz, España.

Sanz Heras, Diana
Médica Especialista en Medicina Física y Rehabilitación, Medicia Especialista en Ecografía Musculoesquelética e Intervencionismo Guiado, Hospital General Universitario Ramón y Cajal, Madrid, España.

Sevilla Bayón, Raúl
Facultativo Especialista de Área, Unidad de Cuidados Críticos Postquirúrgicos, Servicio de Anestesiología y Reanimación, Hospital General Universitario Gregorio Marañón, Instituto de Investigación Sanitaria Gregorio Marañón (IiSGM), Madrid, España.

Solchaga Sánchez, Isabel
Facultativa Especialista de Área, Unidad de Reanimación, Servicio de Anestesiología, Reanimación y Terapéutica del Dolor, Hospital General Universitario Gregorio Marañón, Instituto de Investigación Sanitaria Gregorio Marañón (IiSGM), Madrid, España.

Solís Gallego, Sara
Médica Especialista, Unidad de Cirugía Cardiovascular, Hospital General Universitario Gregorio Marañón, Instituto de Investigación Sanitaria Gregorio Marañón (IiSGM), Madrid, España.

Sotillo Díaz, Juan Carlos
Facultativo Especialista de Área, Servicio de Medicina Intensiva, Hospital General Universitario Gregorio Marañón, Instituto de Investigación Sanitaria Gregorio Marañón (IiSGM), Madrid, España.

Supervía Pola, Marta
Profesora Asociada, Departamento de Radiología, Rehabilitación y Fisioterapia, Facultad de Medicina, Universidad Complutense de Madrid, Madrid, España. Facultativa Especialista en Medicina Física y Rehabilitación, Servicio de Medicina Física y Rehabilitación, Hospital General Universitario Gregorio Marañón, Instituto de Investigación Sanitaria Gregorio Marañón (IiSGM), Madrid, España. Research Collaborator, Department of Cardiovascular Medicine, Mayo Clinic, Rochester, Minnesota, Estados Unidos.

Urbez Mir, María Rosario
Jefa de la Unidad de Rehabilitación Respiratoria, Servicio de Medicina Física y Rehabilitación, Hospital Universitario La Paz, Madrid, España.

Velasco Ramos, Vanessa
Facultativa Especialista de Área, Servicio de Medicina Física y Rehabilitación, Hospital Serraníade Ronda, Málaga, España.

Prólogo 1

Es un gran honor para mí presentar "LA GUÍA ESENCIAL DE REHABILITACIÓN EN EL PACIENTE CRÍTICO", una obra creada por médicos especialistas, con una destacada trayectoria asistencial e investigadora.

El manejo del paciente crítico exige una estrecha colaboración interdisciplinar entre el equipo del Servicio de Cuidados Intensivos, el Servicio de Rehabilitación y otros profesionales, cuya participación dependerá de la patología del paciente. Esta sinergia es clave para diseñar una estrategia individualizada, tomar decisiones conjuntas y establecer objetivos compartidos.

Aunque la participación del médico especialista en Medicina Física y Rehabilitación en el manejo de pacientes ingresados en la Unidad de Cuidados Intensivos (UCI) no es nueva, su integración plena como miembro del equipo de críticos es más reciente. La pandemia de COVID-19 evidenció la necesidad y relevancia de nuestra presencia en las UCI para agilizar las altas de los pacientes, minimizando secuelas en un contexto de colapso hospitalario. Nuestro trabajo demostró una clara reducción en la estancia en UCI y en las secuelas derivadas.

La transversalidad de nuestra especialidad y el conocimiento profundo de las áreas que afectan al paciente crítico han convertido nuestra participación en dichas unidades en algo imprescindible. Nuestra presencia es esencial desde el ingreso en UCI hasta después del alta, garantizando así una continuidad asistencial que permita al paciente alcanzar una recuperación funcional óptima.

Nuestra función es coordinar un enfoque integral del equipo de rehabilitación, con el objetivo de prevenir el desarrollo del Síndrome de Debilidad Adquirida en la UCI (DAUCI) y evitar el Síndrome Post-Estancia Prolongada en UCI (PICS), reduciendo al máximo las complicaciones asociadas. Además, participamos en el manejo de los trastornos de comunicación y deglución, en el control del dolor y, por supuesto, en el proceso de destete. Colaboramos en la reducción de la estancia hospitalaria y nos enfocamos en lograr la máxima recuperación funcional en el menor tiempo posible, para prevenir discapacidades posteriores.

El médico rehabilitador asume la responsabilidad de coordinar la continuidad asistencial del paciente durante su transición a unidades de cuidados intermedios o a planta de hospitalización, así como en el seguimiento y tratamiento de sus secuelas (motoras, respiratorias, de deglución, etc.) tras el alta hospitalaria.

Hoy en día, es inconcebible una atención de excelencia en el manejo del paciente crítico sin la colaboración y el compromiso de un equipo interdisciplinar, donde la figura del médico rehabilitador es imprescindible e incuestionable.

Quiero expresar mi más profundo agradecimiento a los autores y colaboradores de esta guía, que, desde la Sociedad Española de Rehabilitación y Medicina Física

(SERMEF), consideramos un recurso indispensable para nuestros residentes y un valioso apoyo formativo para los médicos dedicados al paciente crítico.

Iniciativas como esta son fundamentales para asegurar una atención de calidad a nuestros pacientes.

Carolina de Miguel Benadiba
Especialista en Rehabilitación
SERMEF

Prólogo 2

El paciente agudo es aquel que está en una situación crítica o de riesgo vital, necesitando un abordaje interdisciplinar para garantizar el mejor desenlace posible. Este libro, fruto del esfuerzo conjunto de médicos rehabilitadores, intensivistas y anestesiólogos, intenta reflejar la importancia de la colaboración interdisciplinar.

En las unidades de cuidados intensivos (UCI), cada detalle es esencial para la buena evolución del paciente, y la rehabilitación, entendida esta como un grupo de profesionales coordinados por el médico rehabilitador y compuesto por fisioterapeutas, terapeutas ocupacionales y logopedas, desempeña un papel fundamental. Esto se debe a que no solo previene complicaciones respiratorias o musculoesqueléticas, sino que también es una pieza clave en la recuperación funcional del paciente. Desde el mantenimiento de la movilidad en el paciente crítico hasta su rehabilitación tras la estancia en UCI, este libro aborda cada aspecto con rigor científico y experiencia práctica.

La idea de esta obra surgió como la necesidad de los profesionales que trabajamos en este ámbito de contar con un recurso completo que no solo describa técnicas y protocolos, sino que también transmita la importancia de la colaboración entre los diferentes servicios. En este libro encontrarán capítulos escritos por rehabilitadores que han coordinado y estructurado los contenidos, pero también valiosas contribuciones de intensivistas, anestesiólogos, otros médicos especialistas, terapeutas y enfermeros, entre otros. Este enfoque transversal asegura que el lector obtenga una perspectiva amplia y profundamente enriquecedora.

Como médicos con una trayectoria amplia en el manejo de pacientes críticos, hemos sido testigos del impacto positivo que tiene la rehabilitación en la evolución de nuestros pacientes.

Este libro, además de ser una herramienta educativa, es también un reconocimiento al esfuerzo conjunto de todos aquellos que trabajan en favor de la salud y la calidad de vida de los pacientes críticos.

Esperamos que esta obra inspire a otros para seguir investigando y desarrollando estrategias innovadoras en la atención rehabilitadora del paciente agudo, y que se convierta en un referente en el ámbito de los cuidados intensivos.

Dr. José Eugenio Guerrero Sanz
Jefe de Servicio de Cuidados Intensivos
Hospital General Universitario Gregorio Marañón

Dr. Javier Hortal Iglesias
Jefe de Servicio de Anestesia y Reanimación
Hospital General Universitario Gregorio Marañón

Prefacio

Este libro es el resultado de un esfuerzo colectivo y apasionado de un grupo de profesionales de la salud dedicados al cuidado de los pacientes en estado crítico. Nuestra experiencia compartida en unidades de cuidados críticos (UCC) nos ha llevado a reconocer la importancia fundamental de la rehabilitación temprana y multidisciplinaria en la recuperación de estos pacientes.

En las secciones iniciales nos adentraremos en el intrincado panorama clínico del paciente crítico, desglosando las entidades patológicas más prevalentes (respiratorias, neurológicas, cardiovasculares, etc.) que precipitan su ingreso en la UCC.

Se analizarán también las complicaciones específicas que pueden surgir durante la estancia en la UCC (debilidad muscular adquirida, *delirium*, alteraciones de la deglución, etc.), y las estrategias diagnósticas y terapéuticas empleadas para su manejo, siempre con un enfoque integral en la planificación de la rehabilitación.

Comprender la fisiopatología subyacente, las complicaciones potenciales y las estrategias de manejo diagnóstico y terapéutico es esencial para el equipo de rehabilitación. Una intervención temprana y adaptada a las necesidades individuales del paciente crítico no solo busca minimizar las secuelas a corto y largo plazo, sino también optimizar su funcionalidad, reintegrarlo en su entorno y mejorar su calidad de vida.

La rehabilitación del paciente crítico es un esfuerzo multidisciplinar que requiere una comunicación fluida y una colaboración estrecha entre todos los miembros del equipo asistencial. No hay que olvidar que el proceso rehabilitador no acaba a la salida del paciente de la UCC, sino que se extiende, si es preciso, más allá del alta hospitalaria definitiva.

Por ello, a lo largo de estas páginas exploraremos los diversos aspectos de la rehabilitación del paciente crítico, desde la fisioterapia y la terapia ocupacional hasta la nutrición, la psicología y el apoyo social. Cada capítulo ha sido cuidadosamente elaborado por expertos en cada una de estas áreas con el objetivo de proporcionar una visión integral y práctica sobre cómo abordar las necesidades únicas de estos pacientes.

Nuestro enfoque se centra en la evidencia científica más reciente y en las mejores prácticas clínicas, pero también en la importancia de la humanización del cuidado. Creemos firmemente que la rehabilitación no consiste solo en recuperar la función física, sino también en restaurar la calidad de vida y el bienestar emocional de los pacientes y sus familias.

Este libro está dirigido a todos los profesionales de la salud involucrados en el cuidado del paciente crítico, incluidos médicos, enfermeras, fisioterapeutas, terapeutas ocupacionales, nutricionistas, psicólogos y trabajadores sociales. Esperamos que esta obra sirva como guía práctica y fuente de inspiración para mejorar la atención y la recuperación de estos pacientes vulnerables.

Agradecemos profundamente a todos los autores su dedicación y experiencia, así como a la SOCIEDAD CENTRO Medicina Física y Rehabilitación que ha otorgado su confianza y aval a este proyecto.

Y, finalmente, queremos expresar nuestro máximo agradecimiento a todos los pacientes y a sus familias, que nos han enseñado la importancia de la resiliencia y la esperanza.

Sonia Esteban Román
María Esther López Blanco
María Olga Arroyo Riaño
Juan Carlos Sotillo Díaz
Patricia Piñeiro Otero

Índice

Índice de abreviaturas

5STS: *Test 5-Sit to Stand* (prueba de cinco repeticiones de sentarse y levantarse)
6TMM: Test de 6 Minutos de Marcha
ABVD: actividades básicas de la vida diaria
ACV: accidente cerebrovascular
BPAP (*Bilevel Positive Airway*): presión positiva bifásica de las vías respiratorias o sistema de presión positiva continua de dos niveles
CAM-ICU (*Confusion Assessment Method for the Intensive Care Unit):* método para la evaluación de la confusión en la unidad de cuidados intensivos
CPAP: presión positiva continua
CPK: creatina-fosfoquinasa
CVRS: calidad de vida relacionada con la salud
D(A-a)O$_2$: gradiente alvéolo-arterial de oxígeno
DAI: desfibrilador automático implantable
DAUCI: debilidad adquirida en la UCI
DAV: dispositivos de asistencia ventricular
DCA: daño cerebral adquirido
ECMO: oxigenación por membrana extracorpórea
EPOC: enfermedad pulmonar obstructiva crónica
ERAS: *Enhanced Recovery after Surgery* (programa de recuperación intensificada después de la cirugía)
ESNM: estimulación eléctrica neuromuscular
FAM: medida de la evaluación funcional
FC: frecuencia cardíaca
FIM: medida de la independencia funcional
FTR: fisioterapia respiratoria
GCS: escala de coma de Glasgow
Hb: hemoglobina
IAM: infarto agudo de miocardio
IAMCEST: infarto agudo de miocardio con elevación del ST
IAMSEST: infarto agudo de miocardio sin elevación del ST
IB: índice de Barthel
IC: insuficiencia cardíaca
INR: ratio internacional normalizado
IOT: intubación orotraqueal
ISWT: *Incremental Shuttle Walk Test* (test de paseo de carga progresiva)
iv: intravenoso
LPM: latidos por minuto
MRC: *Medical Research Council*
NA: noradrenalina

PAFI: relación entre la presión arterial de oxígeno y la fracción inspirada de oxígeno (PaO_2/FiO_2)

PAM: presión arterial media

PCP: presión capilar pulmonar

PCT: procalcitonina

PEEP: presión positiva al final de la espiración

PIA: presión intraabdominal

PICS: síndrome post-cuidados intensivos

PVC: presión venosa central

RA: realidad aumentada

RASS: escala de agitación-sedación de Richmond

RCP: reanimación cardiopulmonar

RV: realidad virtual

SAAC: sistemas de comunicación alternativa y aumentativa

SDRA: síndrome de distrés respiratorio agudo

SIMV: ventilación mandatoria intermitente sincronizada

SNC: sistema nervioso central

SNG: sonda nasogástrica

SOFA: *sepsis-related organ failure score* (fallo orgánico asociado a la sepsis)

SpO2: saturación de oxígeno

SRIS: síndrome de respuesta inflamatoria sistémica

TAD: tensión arterial diastólica

TAM: tensión arterial media

TAS: tensión arterial sistólica

TAVI: *transcatheter aortic valve implantation* (implante transcatéter de la válvula aórtica)

TET: tubo endotraqueal

TMSCAE: técnico medio sanitario en cuidados auxiliares de enfermería

TUG: test *Time Up and Go*

UCC: Unidad de Cuidados Críticos

UCCA: Unidad de Cuidados Cardiológicos Agudos

UCI: Unidad de Cuidados Intensivos

UCI-P: Unidad de Cuidados Intensivos Pediátrica

ULE: Unidades de Larga Estancia

UME: Unidades de Media y Larga Estancia

VILI: lesión pulmonar inducida por el ventilador

VM: ventilación mecánica

VMI: ventilación mecánica invasiva

VMNI: ventilación mecánica no invasiva

VSR: (virus sincitial respiratorio)

Motivos de ingreso en el paciente crítico

I

Patología cardíaca

J. Martínez Solano y M. Juárez Fernández

PUNTOS CLAVE

- El shock cardiogénico es la causa principal de ingreso en la Unidad de Cuidados Cardiológicos Agudos (UCCA), ya sea por descompensación de un paciente con insuficiencia cardíaca crónica o por un infarto agudo de miocardio complicado.
- El cambio epidemiológico de los ingresos en la UCCA, con más comorbilidad y edad, hace que haya aumentado la estancia media y las complicaciones derivadas del encamamiento.
- Es fundamental vigilar los dispositivos recientemente implantados (marcapasos/desfibriladores) y los accesos vasculares tras un cateterismo antes de iniciar la movilización del paciente.
- Existe un crecimiento exponencial en el uso de soporte circulatorio mecánico, con un papel fundamental del tratamiento rehabilitador.

INTRODUCCIÓN

El objetivo de este capítulo es familiarizar a los profesionales dedicados a la rehabilitación del paciente crítico con los principales problemas médicos que motivan el ingreso en la UCCA y los posibles riesgos que deben tenerse en cuenta durante el tratamiento rehabilitador.

MOTIVOS PRINCIPALES DE INGRESO

Insuficiencia cardíaca, edema agudo de pulmón y shock cardiogénico

La prevalencia de la insuficiencia cardíaca (IC) se está incrementando progresivamente, como consecuencia, por una parte, del envejecimiento poblacional y, por otra, a que se están cronificando la mayoría de las cardiopatías gracias a los avances en su tratamiento durante las últimas décadas. Actualmente, es la primera causa de ingreso hospitalario en mayores de 65 años y es responsable del 3 % del gasto sanitario. De esta forma, se ha convertido en la principal causa de ingreso en la UCCA. Puede ocurrir de forma aguda (infarto agudo de miocardio extenso, miocarditis aguda o endocarditis infecciosa) o como descompensación de un paciente crónico (miocardiopatía dilatada, valvulopatía, etc.).

El primer paso en el manejo consiste en la estabilización y la búsqueda de un desencadenante potencialmente tratable (típicamente, infarto agudo de miocardio, crisis hipertensiva, caída en fibrilación auricular, etc.). El edema agudo de pulmón suele responder rápidamente al tratamiento diurético intravenoso, la ventilación mecánica no invasiva y el control de la presión arterial. No obstante, si ya se ha instaurado hipoperfusión tisular, el paciente se encuentra en shock cardiogénico, cuya mortalidad ronda el 50 % a los 30 días. En este último caso, el paciente suele necesitar fármacos vasoactivos, inotrópicos y, en muchos casos, intubación orotraqueal y soporte circulatorio mecánico.

Infarto agudo de miocardio (IAM)

Generalmente, se debe a trombosis *in situ* sobre una placa de aterosclerosis crónica de una arteria coronaria y puede ser completo (IAMCEST: "con elevación del ST") o parcial (IAMSEST: "sin elevación del ST"). Los pacientes que están completamente revascularizados y tienen una fracción de eyección ventricular izquierda normal presentan muy bajo riesgo de recurrencias isquémicas, IC o arritmias ventriculares a corto plazo, de manera que pueden ser dados de alta precozmente e iniciar el programa de rehabilitación cardíaca con seguridad. No obstante, los pacientes revascularizados de forma tardía o fallida sí pueden evolucionar a *shock* cardiogénico, presentar arritmias ventriculares con riesgo de parada cardíaca e, incluso, complicaciones mecánicas (rotura cardíaca, rotura del músculo papilar, etc.).

Parada cardíaca recuperada

Las paradas cardíacas con ritmo desfibrilable son típicamente de origen cardíaco y suelen tener mejor pronóstico que el resto. Una vez recuperada la circulación espontánea es fundamental estabilizar hemodinámicamente al paciente y tratar la causa desencadenante para prevenir recurrencias (habitualmente, un IAM). La mayoría de los casos desarrollan un síndrome posparada, que consiste en la presencia de un grado variable de daño neurológico y respuesta inflamatoria sistémica con vasoplejía secundaria. Estos pacientes precisan ventilación mecánica invasiva y uso de fármacos vasoactivos con estancia prolongada en unidades de críticos y múltiples complicaciones derivadas (infecciosas, miopatía, etc.).

Se puede plantear el uso de ECMO (implante intraparada de membrana extracorpórea de oxigenación para restaurar la perfusión)-reanimación cardiopulmonar (RCP) en pacientes jóvenes con ritmo desfibrilable y parada cardíaca presenciada con RCP desde el primer momento (por su mejor pronóstico neurológico).

El grado de encefalopatía hipóxica es el principal determinante de la supervivencia, que es baja, especialmente, en la parada extrahospitalaria (alrededor del 10-20 %, según las series). Su valoración no es posible en las primeras horas, pero a partir de las 72 horas de la parada cardíaca se comienza a estudiar su gravedad de forma multimodal (técnicas de imagen, electroencefalograma, exploración clínica, parámetros analíticos, etc.).

Tormenta arrítmica

Consiste en la presencia de tres o más episodios de arritmias ventriculares que requieren cardioversión o terapias del desfibrilador automático implantable (DAI) en menos de 24 horas. Es una entidad con riesgo inminente de parada cardíaca y su mortalidad ronda el 30% a los seis meses. Es fundamental disminuir la actividad del paciente y la descarga catecolaminérgica, hasta el punto de que, en ocasiones, es necesaria la sedación e intubación orotraqueal. Por ello, en este escenario no es prudente plantear un tratamiento rehabilitador hasta pasado un periodo de seguridad. Una vez estabilizado, hay que buscar un tratamiento etiológico efectivo a medio-largo plazo, típicamente, la ablación por catéter del sustrato arrítmico e implante de DAI para prevenir la muerte súbita.

Bloqueo auriculoventricular

La forma de presentación puede variar desde mareo o síncope hasta parada cardíaca en asistolia, dependiendo de la frecuencia y estabilidad del ritmo de escape. Los pacientes más graves pueden necesitar la canalización de un marcapasos transitorio endovenoso (cable de estimulación ventricular conectado a un generador externo y que se coloca a través de un introductor yugular derecho) para estabilizar al paciente hasta que pueda llevarse a cabo el implante quirúrgico de marcapasos definitivo. Cualquier mínima movilización puede desplazar este marcapasos transitorio, por lo que se indica reposo absoluto de los pacientes.

PARTICULARIDADES PARA LA REHABILITACIÓN TRAS INTERVENCIONISMO PERCUTÁNEO E IMPLANTE DE DISPOSITIVOS EN CARDIOLOGÍA

Actualmente, está creciendo exponencialmente el intervencionismo estructural con el implante y reparación de diferentes valvulopatías de forma completamente percutánea. El paradigma es el implante transcatéter de una prótesis aórtica biológica (TAVI). Los tratamientos percutáneos permiten la movilización precoz, aunque antes se debe vigilar la zona de punción. Generalmente, tienen mucho menos riesgo los accesos por la arteria radial, recomendándose un reposo de unas cuatro horas y limitado a ese miembro. No obstante, hay que tener más precaución con la vía femoral, donde el reposo absoluto recomendado suele ser de al menos seis horas, pudiendo prolongarse si ha habido punción arterial, terapia antitrombótica concomitante o no se han utilizado dispositivos de cierre vascular.

En cuanto a los marcapasos y el DAI, ambos dispositivos se suelen implantar quirúrgicamente, alojando el generador entre la piel y el músculo del espacio infraclavicular izquierdo e insertando los electrodos a través de la vena axilar. En este caso, de cara a la rehabilitación, debe evitarse la movilización de la extremidad ipsilateral por encima del hombro o cargar peso con ella durante, al menos, el primer mes tras el implante, debido al alto riesgo que conlleva desplazar los electrodos, perdiendo el funcionamiento del dispositivo.

SOPORTE CIRCULATORIO MECÁNICO

Su uso está creciendo exponencialmente en la UCCA. Actúan como bombas que suplen el gasto cardíaco de forma parcial o completa; son dispositivos denominados "corazones artificiales" o de asistencia ventricular. Pueden ser de corta duración, como el balón de contrapulsación, Impella, Centrimag o ECMO (**Fig. 1-1**), que obligan al paciente a permanecer hospitalizado, o de larga duración, como Heartmate 3 (**Fig. 1-2**), de implante quirúrgico y que permiten el manejo ambulatorio. El implante suele ser percutáneo y rápido en los de corta duración para estabilizar la situación hemodinámica y, una vez restaurado el fracaso multiorgánico, la rehabilitación cobra gran protagonismo dentro de los pacientes que quedan dependientes del soporte circulatorio mecánico de corta duración, especialmente, los que esperan un trasplante cardíaco, que pueden permanecer hospitalizados semanas e incluso meses. En los últimos años está ganando especial interés el acceso axilar, procurando facilitar la rehabilitación y el acondicionamiento de los pacientes. Por su parte, el sistema Heartmate 3 es completamente intracorpóreo, exceptuando el *"driveline"* o cable de impulsión que proporciona energía a la bomba a través de una fuente de alimentación externa portátil y de bajo peso, que el paciente lleva en su cintura. No obstante, el orificio de salida del cable a nivel abdominal tiene alto riesgo de infección del dispositivo, por lo que su cuidado es uno de los principales retos. De cara a la rehabilitación debe respetarse la máxima asepsia del orificio, evitando humedecerlo y movimientos que flexionen demasiado el tronco o que puedan producir tirones.

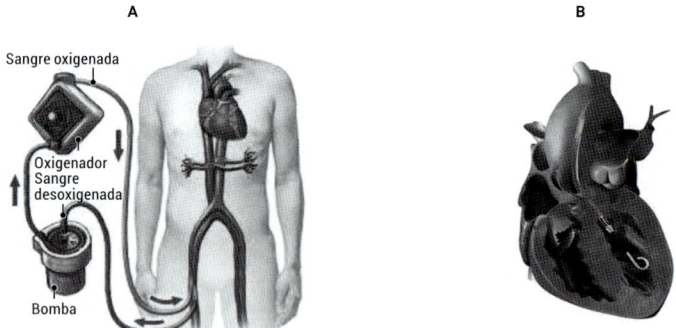

Figura 1-1. A. Soporte circulatorio completo tipo ECMO venoarterial periférico con cánula de succión en vena femoral, que devuelve sangre oxigenada por la arteria femoral. **B.** Asistencia ventricular izquierda aislada tipo Impella: catéter de inserción arterial femoral o axilar con una bomba microaxial, que succiona sangre del ventrículo izquierdo (VI) y la lanza a la aorta.

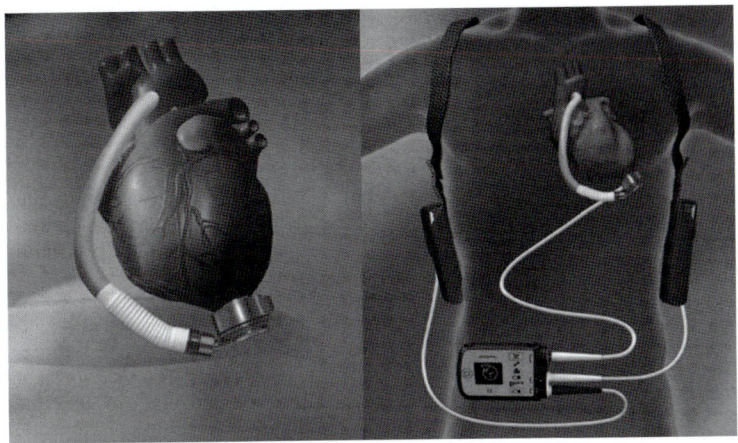

Figura 1-2. Dispositivo *Heartmate* 3. Asistencia ventricular izquierda aislada, intracorpórea, de larga duración e implante quirúrgico.

BIBLIOGRAFÍA

Bertoldi LF, Montisci A, Delmas C, et al. Weaning from Impella and mobilization of Impella patients. Eur Heart J Suppl. 2021 Mar 27;23(Suppl A):A41-A45. doi: 10.1093/eurheartj/suab008. PMID: 33815014.

Bhimaraj A, Agrawal T, Duran A, et al. Percutaneous Left Axillary Artery Placement of Intra-Aortic Balloon Pump in Advanced Heart Failure Patients. JACC Heart Fail. 2020 Apr;8(4):313-23. doi: 10.1016/j.jchf.2020.01.011. PMID: 32241538.

Chaudhry SP, DeVore AD, Vidula H, Nassif M, Mudy K, Birati EY, Gong T, Atluri P, Pham D, Sun B, Bansal A, Najjar SS; Future Leaders In Growing Heart Failure Therapies (FLIGHT) Investigators. Left Ventricular Assist Devices: A Primer For the General Cardiologist. J Am Heart Assoc. 2022 Dec 20;11(24):e027251. doi: 10.1161/JAHA.122.027251. Epub 2022 Dec 14. PMID: 36515226.

Eckman PM, Katz JN, El Banayosy A, et al. Veno-Arterial Extracorporeal Membrane Oxygenation for Cardiogenic Shock: An Introduction for the Busy Clinician. Circulation. 2019 Dec 10;140(24):2019-37. doi: 10.1161/CIRCULATIONAHA.119.034512. Epub 2019 Dec 9. PMID: 31815538.

Haji JY, Mehra S, Doraiswamy P. Awake ECMO and mobilizing patients on ECMO. Indian J Thorac Cardiovasc Surg. 2021 Apr;37(Suppl 2):309-18. doi: 10.1007/s12055-020-01075-z. Epub 2021 Jan 18. PMID: 33487891.

Kaur G, Berg DD. The Changing Epidemiology of the Cardiac Intensive Care Unit. Crit Care Clin. 2024 Jan;40(1):1-13. doi: 10.1016/j.ccc.2023.09.001. Epub 2023 Oct 8. PMID: 37973347.

Kitzman DW, Whellan DJ, Duncan P, et al. Physical Rehabilitation for Older Patients Hospitalized for Heart Failure. N Engl J Med. 2021 Jul 15;385(3):203-16. doi: 10.1056/NEJMoa2026141. Epub 2021 May 16. PMID: 33999544.

Thomas RJ. Cardiac Rehabilitation - Challenges, Advances, and the Road Ahead. N Engl J Med. 2024 Feb 29;390(9):830-841. doi: 10.1056/NEJMra2302291. PMID: 38416431.

Ubben JFH, Heuts S, Delnoij TSR, Suverein MM, van de Koolwijk AF, van der Horst ICC, Maessen JG, Bartos J, Kavalkova P, Rob D, Yannopoulos D, Bělohlávek J, Lorusso R, van de Poll MCG. Extracorporeal cardiopulmonary resuscitation for refractory OHCA: lessons from three randomized controlled trials-the trialists' view. Eur Heart J Acute Cardiovasc Care. 2023 Aug 24;12(8):540-7. doi: 10.1093/ehjacc/zuad071. PMID: 37480551.

Virani SS, Alonso A, Benjamin EJ, Bittencourt MS, Callaway CW, Carson AP, et al. Heart Disease and Stroke Statistics-2020 Update: A Report From the American Heart Association. Circulation 2020;141:e139–e596.

? **AUTOEVALUACIÓN**

Patología respiratoria

N. J. Fernández Araujo

2

PUNTOS CLAVE

- Es habitual el ingreso en la UCC de pacientes con enfermedades respiratorias agudas o crónicas y de pacientes postquirúrgicos de cirugía cardiovascular, torácica o abdominal.
- Pueden desarrollar alteración en la oxigenación y/o ventilación. Además, son susceptibles de complicaciones respiratorias, debidas a la enfermedad basal, la inmovilidad y las infecciones nosocomiales.
- Las complicaciones más frecuentes son atelectasia, neumonía, derrame pulmonar e infección traqueobronquial, siendo la neumonía la principal causa de mortalidad. Estas complicaciones se deben a respiraciones superficiales, al aumento de secreciones, a la disminución de la *compliance* (distensibilidad) pulmonar y a cambios en el tono muscular y en el parénquima pulmonar. Otros factores, como el dolor, la sedoanagesia residual y el encamamiento durante períodos prolongados contribuyen a su desarrollo.

DEFINICIÓN

La insuficiencia respiratoria se define como la disfunción del aparato respiratorio que produce una alteración en el intercambio gaseoso, provocando un aporte insuficiente de oxígeno tisular o la eliminación inadecuada de dióxido de carbono.

FISIOPATOLOGÍA

Son varios los mecanismos fisiopatológicos del sistema respiratorio que alteran el intercambio de gases sanguíneos (**Tabla 2-1**). La diferencia entre la presión alveolar de O_2 (PAO_2) y la presión arterial de oxígeno (PaO_2) se denomina gradiente alvéolo-arterial de oxígeno ($PA\text{-}aO_2$) y se calcula mediante la fórmula:

$$PA\text{-}aO_2 = PAO_2\text{-}PaO_2 = [(PB - PH_2O) \times FiO_2 - (PaCO_2/0,8)] - PaO_2.$$

Fórmula simplificada: $PA\text{-}aO_2 = 150 - (PaCO_2 {*}1,25) - PaO_2$, ya que asumimos que FiO_2 es 0,21 en condiciones atmosféricas estándar,

Tabla 2-1. Mecanismos fisiopatológicos del sistema respiratorio y del gradiente alvéolo-arterial {*citation*}

Mecanismo	Descripción	Efecto en el intercambio de gases	Gradiente (A-a)	Ejemplo de patología	Respuesta al oxígeno
Hipoxia ambiental	Disminución de la concentración de oxigeno	Hipoxemia	Normal	Grandes alturas, intoxicación por gases tóxicos	Buena
Hipoventilación	Disminución de la ventilación alveolar	Hipercapnia e hipoxemia	Normal o ligeramente elevado	Sobredosis de fármacos, EPOC avanzado, enfermedad neuromuscular	Buena
Desequilibrio V/Q (ventilación/ perfusión)	Desajuste entre la ventilación alveolar y la perfusión sanguínea	Hipoxemia debida a regiones de los pulmones mal ventiladas o perfundidas	Elevado	EPOC, asma, embolia pulmonar, neumonía	Buena
Alteración de la difusión	Trastorno en el paso de gases a través de la membrana alvéolo-capilar	Hipoxemia, más pronunciada durante el ejercicio	Elevado	Fibrosis pulmonar, edema pulmonar, sarcoidosis	Buena
Shunt intrapulmonar	La sangre pasa desde el lado derecho del corazón al izquierdo sin oxigenarse en los pulmones	Hipoxemia severa, que no mejora con oxigenoterapia	Muy elevado	Atelectasia, neumonía grave, malformaciones arteriovenosas, hemorragia alveolar, SDRA	Sin repuesta o respuesta leve
Espacio muerto alveolar	Aumento del volumen de aire que no participa en el intercambio gaseoso debido a falta de perfusión	Aumento del CO_2 y reducción del O_2, con hipoxemia e hipercapnia	Elevado	Embolia pulmonar, destrucción del lecho capilar en EPOC grave	Buena

Tabla 2-1. Mecanismos fisiopatológicos del sistema respiratorio y del gradiente alvéolo-arterial {*citation*} (*cont.*)

Mecanismo	Descripción	Efecto en el intercambio de gases	Gradiente (A-a)	Ejemplo de patología	Respuesta al oxígeno
Alteraciones de la ventilación mecánica	Dificultad en la expansión o contracción de los pulmones	Hipoventilación con hipoxemia e hipercapnia	Normal o ligeramente elevado	*Miastenia gravis*, síndrome de Guillain-Barré, trauma torácico, cifoescoliosis	Buena

donde:

PA-aO$_2$: diferencia alvéolo-arterial de O$_2$; PAO$_2$: presión alveolar de oxígeno; PaO$_2$: presión arterial de oxígeno; FiO$_2$: fracción inspirada de O$_2$ (0,21, respirando aire ambiente); PB: presión barométrica en mmHg (760 mmHg al nivel del mar); PH$_2$O: presión parcial de vapor de agua a 37°C (habitualmente, corresponde a 47 mmHg); PACO$_2$: presión alveolar de CO$_2$, que, prácticamente, equivale a la presión arterial de CO$_2$ (PCO$_2$) y R: cociente respiratorio (0,8 en condiciones de reposo).

Este gradiente varía con la edad, pero siempre debe ser menor de 30. Un gradiente superior a 20 debe considerarse patológico. Su cálculo es útil para distinguir la insuficiencia respiratoria de causa pulmonar (gradiente elevado) de la extrapulmonar (conservado) y para comparar diferentes gasometrías, valorando su evolución.

La insuficiencia respiratoria puede deberse a uno o a la combinación de varios mecanismos:

- **Hipoxia ambiental.** Es un mecanismo fisiopatológico poco frecuente y puede presentarse, principalmente, en dos situaciones: en grades alturas, donde existe una disminución de la presión barométrica y de la presión parcial de O$_2$ (pO$_2$) en el aire ambiente y, por tanto, una disminución de la presión alveolar de O$_2$ (PAO$_2$) y de la presión arterial de O$_2$ (PaO$_2$), y en intoxicaciones por gases tóxicos, en las que el O$_2$ es diluido por concentraciones de otro gas, como, por ejemplo, el monóxido de carbono o el metano. En ambas situaciones, la mecánica ventilatoria y el intercambio gaseoso son adecuados y luego cursa con PaCO$_2$ y gradiente o diferencia (D) alvéolo-arterial de oxígeno: D(A-a) O$_2$ normales. D(A-a)O$_2$: diferencia o gradiente alvéolo-arterial de oxígeno.

- **Discordancia ventilación/perfusión (V/Q).** En condiciones ideales, la relación V/Q debería ser igual a 1; es decir, que las zonas pulmonares bien ventiladas deberían estar, además, bien perfundidas. Una relación inadecuada (zonas mal ventiladas con zonas bien perfundidas o viceversa) limita el correcto intercambio gaseoso. Es el mecanismo más frecuente de hipoxemia, estando presente en la mayoría de las enfermedades pulmonares (enfermedad pulmonar obstructiva crónica [EPOC], asma, tromboembolismo pulmonar, enfermedades alveolares, infección respiratoria, etc.). Se corrige con oxigenoterapia y provoca hipoxemia de reposo. Este mecanismo eleva el valor de $D(A-a)O_2$.

- **Alteración de la difusión.** Esta alteración se produce por daño en algunos componentes de la membrana alvéolo-capilar. Limita el intercambio gaseoso, al ser una barrera para la correcta difusión de los gases a través de la membrana. Al inicio de la enfermedad solo provoca hipoxemia de esfuerzo, dado que, en reposo, el flujo sanguíneo pulmonar lento permite que el intercambio gaseoso, aunque disminuido, sea suficiente. Cursa con $D(A-a)O_2$ aumentado y se corrige con oxigenoterapia. Se observa fundamentalmente en el enfisema y en las enfermedades intersticiales.

- **Efecto *shunt*.** Clínicamente se define como una hipoxemia refractaria al tratamiento con O_2 a alto flujo. Se debe a la presencia de alvéolos perfundidos, pero no ventilados (relación V/Q que tiende a 0), por lo que la sangre que sale de esa unidad alveolar será muy parecida a la sangre venosa que llegó al capilar pulmonar, pasando así de cavidades derechas a izquierdas sin oxigenarse. La $D(A-a)O_2$ está aumentada. Aunque la administración de oxígeno no corrige la hipoxemia, en la práctica clínica se emplea oxígeno como tratamiento, para que ayude a elevar la PaO_2 según se vaya resolviendo el proceso. Causas del efecto shunt:
  - Ocupación alveolar (edema agudo de pulmón, síndrome de distrés respiratorio del adulto, neumonía extensa, contusión pulmonar, etc.) y atelectasia (o colapso alveolar).
  - Cortocircuitos vasculares:
    - Pulmonares: adquiridos, como la cirrosis, o hereditarios, como la enfermedad de Rendu-Osler.
    - Extrapulmonares: cardiopatías cianógenas (shunt derecha-izquierda).

- **Hipoventilación.** La ventilación alveolar es el proceso mediante el cual se efectúa el intercambio gaseoso entre los alvéolos y el ambiente externo, es decir, permite llevar el O_2 desde la atmósfera hacia los pulmones y eliminar el CO_2 del organismo. La $PaCO_2$ es inversamente proporcional a la ventilación alveolar; por lo tanto, la $PaCO_2$ aumenta cuando la eliminación de dióxido de carbono se reduce a causa de una disminución de la ventilación/minuto. La $PaCO_2$ también puede elevarse cuando existe aumento de su producción: fiebre, convulsiones, sepsis, etc. No obstante, la causa más frecuente de hipercapnia es la disminución del volumen/minuto y esta puede deberse a causas extrapulmonares o pulmonares:
  - Causas extrapulmonares: $D(A-a)O_2$ puede ser normal, ya que no existe enfermedad parenquimatosa. La hipoventilación en este caso ocurrirá debido a:
    - Depresión del centro respiratorio: se encuentra localizado en el bulbo raquídeo. En este caso, el impulso respiratorio es abolido o disminuido, lo que provoca una reducción de la frecuencia respiratoria, del volumen tidal (Vt) o de ambos, generando hipoventilación e hipercapnia. Ejemplo: tóxicos, accidentes cerebrovasculares, enfermedades desmielinizantes del bulbo raquídeo, etcétera.
    - Debilidad neuromuscular o alteración en la pared torácica: se produce una reducción en la fuerza contráctil de los músculos respiratorios por enfermedades neuromusculares (distrofia muscular, síndrome de Guil-

lain-Barré, botulismo) o por disfunción contráctil (parálisis diafragmática, obesidad mórbida, polineuropatía del paciente crítico, fracturas costales) con menor volumen minuto y, por tanto, insuficiencia respiratoria hipercápnica.
- Causas pulmonares: en este caso existe alteración del intercambio gaseoso por lo que $D(A-a)O_2$ estará aumentado. En estos casos, la hipoventilación asocia un mecanismo adicional de hipoxemia (alteración de la V/Q, alteración de la difusión, etc.), como la agudización de EPOC con fatiga muscular o el SDRA (síndrome de distrés respiratorio agudo) con reducción de la distensibilidad pulmonar.

ETIOLOGÍA

La insuficiencia no es una enfermedad en sí misma, sino la consecuencia final común de una gran variedad de procesos específicos, no solo de origen respiratorio, sino también cardiológico, neurológico, tóxico y traumático. Dependiendo de la rapidez de instauración, la insuficiencia respiratoria se puede producir de forma aguda en pacientes con o sin enfermedad respiratoria o de forma crónica. Además, es frecuente encontrar pacientes con insuficiencia respiratoria crónica que sufren descompensaciones agudas de su enfermedad, que hacen que empeore el intercambio gaseoso.

CLASIFICACIÓN

La insuficiencia respiratoria se puede clasificar de varias formas:
Según criterios evolutivos. Por su forma de presentación y evolución en el tiempo se divide en:

• Insuficiencia respiratoria aguda: se presenta en sujetos previamente sanos. Los hallazgos en los gases arteriales y en el equilibrio ácido-base son graves y potencialmente mortales. Ejemplos de este grupo son la neumonía y el SDRA.
• Insuficiencia respiratoria crónica: se da en pacientes con una patología de larga evolución. Con el fin de mantener la homeostasis se producen en el organismo ciertos cambios, como la compensación renal frente a la acidosis y la hipercapnia o la poliglobulia en pacientes con hipoxemia grave.
• Insuficiencia respiratoria crónica agudizada: hace referencia al deterioro del intercambio de gases en personas con insuficiencia respiratoria crónica previa. Ejemplo de este grupo es la agudización de EPOC.

Según criterios gasométricos:

• Insuficiencia respiratoria tipo 1 (hipoxémica): se define por hipoxemia (PaO_2 < 60 mmHg) con $PaCO_2$ normal o bajo.
• Insuficiencia respiratoria tipo 2 (hipercápnica): en este caso, además de existir hipoxemia (PaO_2 < 60 mmHg), la $PaCO_2$ es mayor de 45 mmHg.

Según los patrones radiológicos:

- Patrón radiológico normal: asma, EPOC, broncoespasmo, anafilaxia, enfermedad pulmonar obstructiva crónica agudizada, hemoptisis masiva, embolismo pulmonar, microatelectasias, obstrucción de la vía aérea superior, inhalación de humos, shunts intrapulmonares y depresores del sistema nervioso central (SNC).
- Patrón con alteración localizada: atelectasia, neumonía localizada, aspiración, hemorragia o contusión localizada e infarto pulmonar.
- Patrón con alteración difusa: edema agudo de pulmón cardiogénico o sobrecarga de volumen, síndrome de distrés respiratorio agudo, edema pulmonar neurogénico o postobstructivo, neumonía difusa, aspiración de líquidos, inhalación de gases tóxicos, síndrome de hemorragia alveolar, neumonitis por consumo de drogas, neumonitis por radiación, embolia grasa, embolia de líquido amniótico, eclampsia, neumonía eosinofílica aguda y neumonitis por hipersensibilidad.
- Patrón con alteración extrapulmonar predominante: derrame pulmonar masivo o bilateral, neumotórax, fracturas costales múltiples y deformidad de la caja torácica.

DIAGNÓSTICO

La variabilidad etiológica hace difícil la descripción de un cuadro clínico característico, por lo que su diagnóstico debe abordarse mediante un sistema de actuaciones secuenciales (**Fig. 2-1**).

ANAMNESIS

La clínica es inespecífica. Normalmente, cursa con disnea y, a lo sumo, con alteraciones del grado de conciencia. Desde el punto de vista etiológico se debe interrogar sobre los antecedentes personales previos.

EXPLORACIÓN

Debe valorarse la presencia de taquicardia, taquipnea, hipo o hipertensión arterial, sudoración profusa, confusión y/o agitación. La auscultación puede alertar de la existencia de estridor, sibilantes, fiebre, dolor pleurítico, hemoptisis, alteraciones neurológicas o musculares y oligoanuria, entre otras.

PRUEBAS COMPLEMENTARIAS

Gasometría arterial: es imprescindible y debe realizarse siempre preferiblemente de forma basal. El analizador de gases tiene electrodos para pH, CO_2 y O_2, calculándose el resto de los parámetros (HCO_3, exceso de bases y saturación de oxígeno arterial [SaO_2]). Aportan datos sobre la oxigenación, la ventilación y el equilibrio ácido-base.

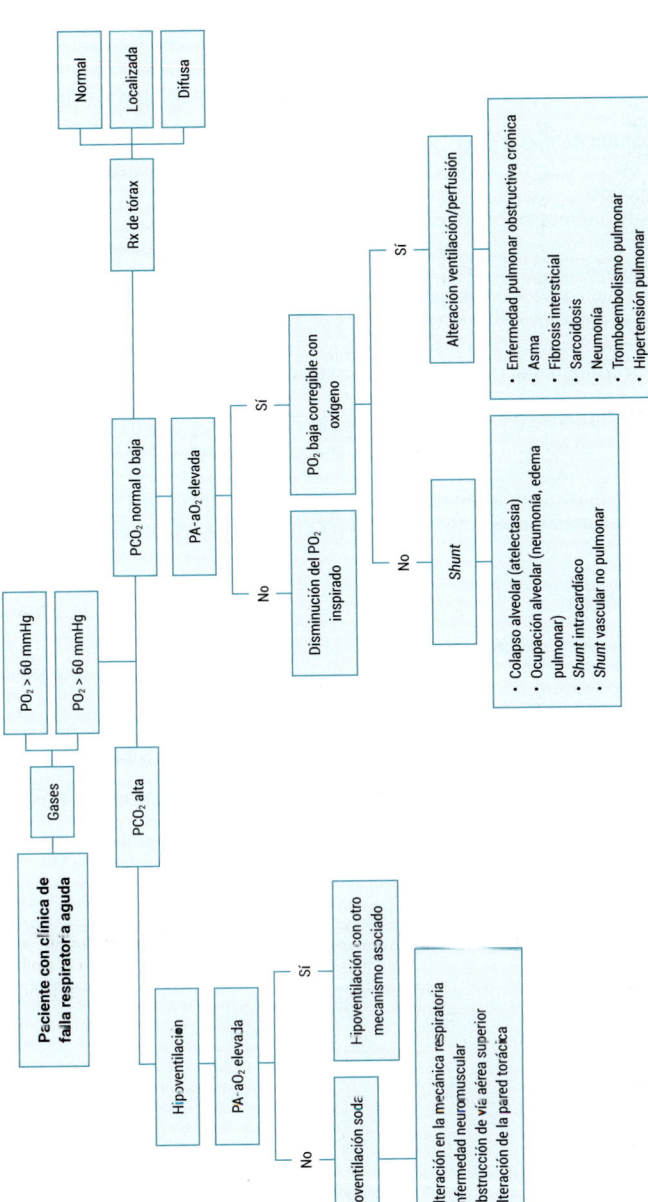

Figura 2-1. Flujograma del abordaje según los gases arteriales y la radiología del paciente con falla respiratoria.

Pulsioximetría: mide directamente la saturación de oxígeno mediante espectrometría. Puede ocasionar resultados falsos por hipotensión arterial, hipotermia, fuentes de luz directas sobre el dedil y saturaciones de oxígeno por debajo del 70 %.

Radiografía de tórax: pone de manifiesto si el paciente presenta campos pulmonares claros, difusos, infiltrados pulmonares localizados o si tiene patología extrapulmonar.

Ecografía pulmonar: permite obtener imágenes en tiempo real, a pie de cama y de manera no invasiva, con un rendimiento superior al de la radiografía de tórax para el diagnóstico de las principales entidades que afectan al paciente crítico, siendo una alternativa a la tomografía computarizada. Basándose en patrones ecográficos y en algoritmos diagnósticos, estos perfiles proporcionan un diagnóstico correcto de la etiología de la insuficiencia respiratoria en el 90,5 % de los casos.

Electrocardiograma: puede evidenciar las alteraciones electrocardiográficas del ritmo.

Analítica: deben realizarse análisis sistemático de sangre y pruebas bioquímicas para valorar la existencia de anemia, leucocitosis, alteraciones iónicas, afección renal o leucopenia.

Otras pruebas: gammagrafía pulmonar, arteriografía pulmonar, flebo o ecocardiograma de extremidades inferiores, tomografía axial computarizada, etcétera.

BIBLIOGRAFÍA

Baron RM, Levy BD. Síndrome de insuficiencia respiratoria aguda. En: Harrison Principios de Medicina Interna [Internet]. (21a edición). McGraw-Hill Education, 2022. Disponible en: https://accessmedicina.mhmedical.com/content.aspx?

Bigatello LM, Allain RM. Acute Respiratory Failure. En: O'Donnell JM, Nácul FE, editores. Surgical Intensive Care Medicine [Internet]. Cham: Springer International Publishing; 2016 [citado 15 de octubre de 2024]: 319-34. Disponible en: http://link.springer.com/10.1007/978-3-319-19668-8_24

Borstnar CR, Cardellach F, editores. Farreras Rozman. Medicina Interna (19th ed). Elsevier, 2020.

Dueñas Castell C, Mejía Bermúdez J, Coronel C, et al. Insuficiencia respiratoria aguda. Acta Colomb Cuid Intensivo. 2016;16:1-24.

Fujishima S. Guideline-based management of acute respiratory failure and acute respiratory distress syndrome. J Intensive Care. 2023;11(1):10.

Zapata L, Blancas R, Conejo-Márquez I, et al. Papel de la ecografía en la insuficiencia respiratoria aguda y en el weaning de la ventilación mecánica. Med Intensiva. 2023;47(9):529-42.

 AUTOEVALUACIÓN

Sepsis

3

M. E. Bermejo López y J. C. Sotillo Díaz

PUNTOS CLAVE

- Entendemos por sepsis toda disfunción orgánica causada por una infección.
- La sepsis es una enfermedad dependiente del tiempo; la detección y el tratamiento precoz mejoran el pronóstico.
- El cumplimiento de las medidas propuestas por la *"Surviving sepsis campaign"* disminuye la morbimortalidad del paciente séptico.
- Los proyectos Zero engloban un conjunto de iniciativas muy eficaces para la prevención de la infección nosocomial en las unidades de críticos.

INTRODUCCIÓN: IMPORTANCIA DE LA SEPSIS

La sepsis es una disfunción orgánica causada por una respuesta anómala del huésped a una infección, que provoca daño en los órganos y tejidos del paciente y constituye una clara amenaza para la vida, ya que, en última instancia, puede causar la muerte.

La sepsis y el shock séptico son algunos de los principales problemas de salud, por el impacto que tienen en millones de personas cada año y su elevada mortalidad asociada. En España se estima que la sepsis afecta a 50.000 personas cada año, es decir, más de 100 casos por 100.000 habitante/año. La incidencia de la sepsis aumenta cada año, manteniendo cifras de mortalidad alarmantes y situándose en torno a un 25 % de los pacientes sépticos atendidos en los hospitales y cerca de un 40 % de pacientes sépticos críticos.

DEFINICIÓN

La sepsis es una enfermedad dependiente del tiempo y, por tanto, el retraso en la identificación y tratamiento adecuados aumenta la disfunción orgánica y la mortalidad. Definimos como sepsis a todo cambio agudo de ≥ 2 puntos en la escala *SOFA* (*Sepsis-related Organ FAilure score*) a consecuencia de una infección, utilizando los criterios SEPSIS-3.

Shock séptico es todo proceso séptico que provoca alteraciones circulatorias y metabólicas o celulares y en la práctica clínica se determina por la existencia de

17

un lactato mayor de 2 mmol/L o por la necesidad de vasopresores para mantener una tensión arterial media (TAM) por encima de 65 mmHg tras una adecuada resucitación con fluidos.

La *quick SOFA (qSOFA)* es una escala que valora alteración del estado mental, una presión arterial sistólica (TAS) inferior a 100 mmHg y una taquipnea superior a 22 rpm (respiraciones por minuto) en pacientes con sospecha de infección, podría ayudar a identificar a aquellos pacientes en riesgo de mala evolución y así poder enfatizar en su tratamiento, aunque no ha mostrado mayor utilidad que otros escores empleados.

MANEJO DE LA SEPSIS

El tratamiento de la sepsis se basa en la detección precoz de los pacientes con sospecha o sepsis probada, en una adecuada resucitación hemodinámica guiada por objetivos y el control del foco infeccioso junto con el inicio precoz de antibioticoterapia empírica.

La campaña para sobrevivir a la sepsis en sus guías internacionales para el manejo de la sepsis y el shock séptico 2021 recogen todas las actuaciones recomendadas y el grado de evidencia de cada una de ellas. El primer paso es la creación de programas y equipos de trabajo multidisciplinares, que adecuen dichas recomendaciones a la práctica clínica diaria, facilitando el cumplimiento de los paquetes de medidas y minimizando la morbimortalidad asociada, que en nuestro ámbito se denominan "código sepsis".

Agrupados en diferentes epígrafes, el tratamiento del paciente séptico puede resumirse en:

Resucitación inicial

- Los pacientes con hipoperfusión inducida por sepsis o shock séptico (hipotensión arterial, hiperlactacidemia y oliguria) deben recibir expansión intravenosa con cristaloides, a dosis de 30 mL/kg de peso, en las 3 primeras horas de tratamiento.
- Debe guiarse preferentemente por parámetros dinámicos (variación del volumen sistólico, variación de la presión de pulso, relleno capilar o ecocardiografía) o aclaramiento de lactato frente a parámetros estáticos o signos clínicos.
- La expansión de volumen debe hacerse con cristaloides (suero salino al 0,9 % o soluciones balanceadas), reservando el uso de albúmina para situaciones de reposición de grandes cantidades de cristaloides. No se recomienda el uso de gelatinas ni almidones.
- En caso de no conseguir una TAM ≥ 65 mmHg, el paciente debe ingresar en el Servicio de Medicina Intensiva y recibir vasopresores (fármaco de elección: noradrenalina [NA]). Se recomienda monitorización invasiva y acceso venoso central.
- La vasopresina se considera una segunda opción, cuando no se consiguen tensiones arteriales (TA) adecuadas pese a administrar NA a dosis de 0,25-0,5 µg/kg/min. La adrenalina es el fármaco de tercera elección.

Tratamiento de la infección

- Valoración inmediata, considerando la posibilidad de que las causas sean infecciosas o no infecciosas.
- Revaluación continua, con diagnósticos alternativos y suspender la terapia antimicrobiana si se descarta que el proceso sea infeccioso.
- Toma de muestras microbiológicas dirigidas al foco con sospecha de infección (secreciones respiratorias, dispositivos intravenosos, punción lumbar, articular y/o pleural, exudados de heridas, drenaje de abscesos, etc.), siempre con hemocultivos (3 muestras) y alertando al servicio de Microbiología.
- Administración de antibióticos precozmente, en la primera hora después del diagnóstico de sepsis.
- El uso de procalcitonina no debe marcar el inicio de tratamiento antimicrobiano por encima de los signos clínicos.
- Valorar el riesgo de infección por *Staphylococcus aureus* resistente a meticilina (SARM) o bacilos gramnegativos multirresistentes (en este caso se deben administrar 2 antibióticos activos). El uso de antifúngicos empíricos queda restringido a situaciones muy concretas (**Tabla 3-1**).
- Administrar betalactámicos en infusión extendida, tras un bolo inicial intravenoso. Optimizar la dosificación, ajustándose a los modelos farmacocinéticos de los antimicrobianos.
- Controlar el foco infeccioso lo más pronto posible: abscesos intraabdominales, perforación gastrointestinal, infección de vía biliar, uropatía obstructiva, empiema, artritis séptica, infección de piel y/o tejidos blandos, entre otros.
- Retirar los accesos intravenosos o dispositivos endovasculares causantes de la sepsis.
- Valorar pautas antimicrobianas cortas, guiadas por la evolución clínica y por los biomarcadores (especialmente, procalcitonina).

Soporte orgánico

- Tras una adecuada resucitación con volumen, si persiste hipoperfusión asociada a disfunción cardíaca, está recomendado asociar dobutamina a NA o adrenalina sola. No se recomienda el uso de levosimendán.
- Se recomienda el uso de corticoides (hidrocortisona 200 mg/día; 50 mg/iv/6 h o perfusión) si persiste la necesidad de soporte vasoactivo (NA o A ≥ 0,25 µg/kg/min) más de 4 h.
- En caso de insuficiencia respiratoria hipoxémica, se recomienda como primer paso el uso de cánulas nasales de alto flujo. No existe recomendación respecto a la escalada terapéutica hacia otras formas de ventilación mecánica (VM), que vendrá marcada por la evolución clínica.
- En pacientes que requieren ventilación mecánica invasiva (VMI), sin síndrome de dificultad respiratoria aguda (SDRA), se emplean bajos volúmenes corrientes (Vt).
- En pacientes con SDRA, la estrategia ventilatoria incluiría: Vt 6 mL/kg, presiones meseta < 30 cm H_2O, PEEP (presión positiva al final de la espiración) elevadas, maniobras de reclutamiento tradicionales (frente a PEEP incremental),

uso de bloqueo neuromuscular (bolos frente a perfusión continua) y maniobras de pronación. Si falla el manejo ventilatorio convencional, se empleará membrana de oxigenación extracorpórea.

Tabla 3-1. Tratamiento de la infección: factores de riesgo

Factores de riesgo de SARM	Factores de riesgo de BGN-MR
Infección o colonización previa por SARM	Infección o colonización por BGN-MR en el año anterior
Exposición reciente a ATB intravenosos	Antibioterapia en los 3-6 meses anteriores
Ingresos hospitalarios recientes	Ingreso hospitalario en los 3-6 meses anteriores (especialmente, en la UCI)
Historia de infecciones cutáneas recurrentes o úlceras crónicas	Contacto frecuente con cuidados sanitarios, hospitales, residencias, etcétera
Ser portador de dispositivos intravasculares	Ser portador de dispositivos invasivos, endovasculares o no (sondaje, nefrostomía, gastrostomía, etc.)
Hemodiálisis	Procedencia zonas endémicas de microorganismos MR
Gravedad de la enfermedad	Uso de descontaminación selectiva
Factores de riesgo de infección por *Candida*	**Factores de riesgo de infección por otros hongos**
Colonización múltiple por *Candida*	Altas dosis de corticoides
Inmunosupresión, neutropenia	Inmunosupresión, neutropenia
ATB de amplio espectro, uso de NPT	Trasplante de precursores hemopoyéticos
Perforación del tracto gastrointestinal	Trasplante de órgano sólido
Quemados	Terapias biológicas
Fallo renal y hemodiálisis	Diabetes mellitus, infección por VIH
Beta-D-glucano sérico elevado	Galactomanano u otros antifúngicos

ATB: antibióticos. BGN-MR: bacilos gramnegativos multirresistentes. FR: factor de riesgo. NPT: nutrición parenteral total. SARM: *Staphylococcus aureus* resistente a meticilina. VIH: virus de inmunodeficiencia humana.

- No están recomendadas técnicas de hemoadsorción ni las inmunoglobulinas; las técnicas de depuración extrarrenal en caso de fallo renal, el control glucémico, la profilaxis de las úlceras de estrés y el umbral transfusional no varía respecto a otros pacientes críticos. La profilaxis de la enfermedad tromboembólica venosa debe hacerse con heparinas de bajo peso molecular, en ausencia de contraindicaciones.

COMPLICACIONES

El paciente séptico crítico puede sufrir muchas complicaciones, destacando especialmente: encefalopatía séptica, delirio, DAUCI (debilidad adquirida en la Unidad de cuidados Intensivos), disfunción miocárdica, persistencia de lesión pulmonar y dependencia de ventilación mecánica, disfunción renal, diátesis hemorrágicas o trombóticas e infecciones nosocomiales.

PREVENCIÓN DE LA SEPSIS NOSOCOMIAL

Los "Proyectos Zero" son un conjunto de iniciativas desarrolladas dentro del Programa de Seguridad del paciente crítico, que tienen como objetivo reducir la incidencia de infecciones nosocomiales en las UCI españolas. Incluye cuatro Proyectos Zero: Neumonía Zero, Bacteriemia Zero (RZ), Infección del tracto urinario (ITU) Zero y Resistencia Zero; y se basan en la aplicación simultánea de un paquete de medidas específicas, sencillas y sostenibles que se resumen a continuación.

Medidas Neumonía Zero

- Mantener el cabecero incorporado, entre 30 y 45°, salvo contraindicación clínica.
- Realizar higiene de manos estricta antes y después de manipular la vía aérea.
- Formar y entrenar al personal sanitario en el manejo de la vía aérea.
- Favorecer la extubación de forma segura para reducir el tiempo de ventilación.
- Control continuo del neumotaponamiento de los tubos traqueales ($20/30$ cmH_2O).
- Emplear tubos traqueales con sistema de aspiración subglótica continua.
- No cambiar las tubuladuras del respirador, salvo mal funcionamiento, o tras 7 días de uso.
- Antibioterapia durante 24 horas tras la intubación de pacientes por bajo nivel de consciencia.
- Higiene de la boca con clorhexidina al $0,12$-$0,2\%$ cada 6-8 horas. Descontaminación selectiva digestiva completa.

Medidas Bacteriemia Zero

- Higiene adecuada de manos antes y después de palpar, insertar, remplazar, acceder, reparar o proteger un catéter intravascular.

- Uso de solución alcohólica de clorhexidina al 0,5-2 % y alcohol de 70° en la preparación de la piel, antes de la inserción del catéter venoso central (CVC). Uso de medidas de barrera total durante la inserción de los CVC. La vena subclavia es el lugar de inserción preferente.
- Retirada de todos los catéteres venosos centrales innecesarios.
- Manejo higiénico de los catéteres. Reducir la manipulación de conexiones y limpiar puntos de inyección del catéter con alcohol isopropílico de 70° antes de manipular.
- Sustituir los equipos de infusión, alargaderas y conectores cada 4-7 días y siempre que estén sucias o tras desconexión accidental (nutrición parenteral total [NPT] cada 24 horas y emulsión lipídica cada 6-12 horas).

Medidas ITU Zero

- Evitar la inserción de catéteres urinarios. Uso de protocolos específicos.
- Retirada precoz del catéter urinario. Considerar alternativas a sondaje.
- Técnicas adecuadas para la inserción y mantenimiento de catéteres: inserción estéril, prevenir desplazamientos, sistemas cerrados, flujo de orina sin obstáculos y evitar lavados.

Medidas Resistencia Zero (RZ)

- Identificar un Médico Intensivista y una enfermera responsable del control de los fármacos antimicrobianos y del proyecto RZ.
- Administrar antibioterapia empírica frente a bacterias multirresistentes (BMR) solo si hay sepsis grave/shock séptico y alto riesgo de BMR (según la epidemiología local).
- Búsqueda activa de la presencia de BMR en los pacientes ingresados en la UCI al ingreso y, al menos, una vez a la semana durante toda su estancia.
- Al ingresar en la UCI, cumplimentar un listado de verificación del riesgo de posibles portadores de BMR, iniciar precauciones de contacto y realizar cultivos de vigilancia. Controlar el cumplimiento de las precauciones estándar y de contacto.
- Protocolo de limpieza diaria y terminal de las habitaciones de los pacientes con BMR.
- Documento de limpieza del material clínico y aparatos existentes en la UCI.
- Higiene diaria del paciente colonizado/infectado por BMR con clorhexidina al 4 %.
- Si se sospecha brote epidémico por BMR, debe hacerse una tipificación molecular del agente causal.

BIBLIOGRAFÍA

Evans L, Rhodes A, Alhazzani W, et al. Surviving sepsis campaign: international guidelines for management of sepsis and septic shock 2021. Intensive Care Med. 2021;47:1181–247. https://doi.org/10.1007/s00134-021-06506-y.

Fleischmann-Struzek C, Mellhammar L, Rose N, et al. Incidence and mortality of hospital- and ICU-treated sepsis: results from an updated and expanded systematic review and meta-analysis. Intensive Care Med. 2020;46(8):1552-62. doi: 10.1007/s00134-020-06151-x. Epub 2020 Jun 22. PMID: 32572531; PMCID: PMC7381468.

https://www.sanidad.gob.es/estadEstudios/estadisticas/estadisticas/estMinisterio/mortalidad/docs/Patrones_mortalidad_Esp_2020.pdf.

Plan de Calidad para el Sistema Nacional de Salud. Programa de Seguridad en el paciente crítico. Proyectos Zero. https://seguridaddelpaciente.sanidad.gob.es.

Protocolo Código Sepsis del Hospital General Universitario Gregorio Marañón. Código 202211CODIGOSEPSISHGUGM de entrada en vigor en noviembre de 2022.

Rudd KE, Johnson SC, Agesa KM, et al. Global, regional, and national sepsis incidence and mortality, 1990-2017: analysis for the Global Burden of Disease Study. Lancet. 2020 Jan 18;395(10219):200-11. doi: 10.1016/S0140-6736(19)32989-7. PMID: 31954465; PMCID: PMC6970225.

Singer M, Deutschman CS, Seymour CW, et al. The Third International Consensus Definitions for Sepsis and Septic Shock (Sepsis-3). JAMA. 2016 Feb 23;315(8):801-10. doi: 10.1001/jama.2016.0287. PMID: 26903338; PMCID: PMC4968574.

AUTOEVALUACIÓN

Patología neurológica

4

S. Casanova Prieto, S. Arenal López y P. García Olivares

PUNTOS CLAVE

- La patología neurológica en la UCI requiere un pronto reconocimiento y un enfoque ordenado y rápido para el inicio de un tratamiento urgente.
- Si existe gravedad, la mayoría de las enfermedades neurológicas implican alteración del estado de conciencia o insuficiencia respiratoria, precisando IOT (intubación orotraqueal) y VMI (ventilación mecánica invasiva), probablemente, prolongadas, lo que asocia DAUCI y broncoplejía, y el consiguiente aumento de días de ingreso en la UCI. La rehabilitación se considera beneficiosa y debe iniciarse lo más pronto posible.

INTRODUCCIÓN

Las enfermedades neurológicas agudas son una de las principales causas de morbimortalidad en los países desarrollados, siendo en conjunto algunos de los primeros motivos de muerte y discapacidad en nuestra población. El manejo especializado y multidisciplinar en las unidades de críticos, en las que participen profesionales de neurorradiología, neurocirugía, neurología, logopedia, nutrición y rehabilitación, permitirá conseguir mayor calidad y mejores resultados en este tipo de patologías tan complejas.

ACCIDENTES CEREBROVASCULARES

El accidente cerebrovascular (ACV) es la segunda causa de muerte en el mundo y genera costes elevados en su tratamiento y recuperación, así como gran impacto socioeconómico, pues es la principal causa de discapacidad a largo plazo. En general, se trata de una alteración en la vasculatura del SNC, que ocasiona un desequilibrio entre el aporte y los requerimientos de oxígeno, produciendo una disfunción focal del tejido cerebral. Se clasifica en dos grandes grupos, según la naturaleza de la lesión: ACV isquémico agudo y ACV hemorrágico.

ACV Isquémico agudo

Concepto: es secundario a la oclusión de un vaso arterial, ocasionando daños permanentes por isquemia; o manifestaciones momentáneas en caso de oclusión transitoria.

Etiología: es variada y su categorización ayuda a optimizar el tratamiento específico de cada paciente. Puede producirse por enfermedad aterotrombótica de gran vaso, de origen cardioembólico, por enfermedad oclusiva de pequeño vaso (infarto lacunar) y por otras causas, como alteraciones metabólicas, enfermedades sistémicas, alteraciones de la coagulación, disección arterial, etcétera.

Clínica: dependerá de la localización y extensión de la lesión:

- **Circulación anterior:**
  - Territorio de la arteria cerebral anterior: hemiparesia e hipoestesia contralateral de predominio crural, disartria, incontinencia urinaria, desinhibición, abulia y mutismo acinético, si es bilateral.
  - Territorio de la arteria cerebral media: hemiplejía e hipoestesia contralateral, además de hemianopsia homónima, alteración del estado de conciencia, disartria y afasia (hemisferio dominante afectado).

- **Circulación posterior:**
  - Territorio de la arteria cerebral posterior: afectación del campo visual contralateral, agnosia visual o ceguera cortical.
  - Territorio de la arteria vertebrobasilar: alteración del grado de conciencia, afectación de pares craneales y compromiso motor de las cuatro extremidades.

Diagnóstico: el diagnóstico es principalmente clínico (escala NIHSS), pero precisa estudio con imagen mediante tomografía computarizada (TC) y/o angio-TC para descartar hemorragia e identificar la oclusión vascular y la extensión del infarto.

Tratamiento: en pacientes con ictus isquémico secundario a oclusión de gran vaso, el tratamiento es, si no existe contraindicación, la **trombólisis endovenosa**. Precisarán monitorización para detectar de forma precoz posibles complicaciones, entre las que destaca la trasformación hemorrágica. Además, debe asociarse a este tratamiento la **trombectomía mecánica**, que no debe ser retrasada por el tratamiento con fibrinólisis.

Trombosis venosa cerebral

Es una enfermedad infrecuente, pero constituye un problema de salud real por su mal pronóstico en algunos casos. Afecta predominantemente a mujeres jóvenes y la presentación clínica y radiológica es muy heterogénea, por lo que habrá que mantener un alto nivel de sospecha ante cualquier cuadro compatible. La prueba diagnóstica de elección es la angio-TC. Una vez confirmado el diagnóstico debe iniciarse de manera inmediata la anticoagulación. Se debe valorar el tratamiento endovascular si la respuesta al tratamiento no es favorable o la gravedad clínica es elevada.

ACV hemorrágico

Concepto: consiste en la ruptura de un vaso sanguíneo que lleva a una acumulación hemática, ya sea dentro del parénquima cerebral o en el espacio subaracnoideo.

Hemorragia intracerebral

Se presenta como un déficit focal de inicio brusco y, por tanto, indistinguible de un ictus isquémico. Los estudios de imagen inicial (TC) aportan información crucial para el diagnóstico de hemorragia intracraneal: cuantificación del volumen del hematoma, información sobre la etiología y pronóstico (**Fig. 4-1**). El crecimiento del hematoma es la principal causa de deterioro neurológico en las primeras horas, por lo que para prevenirlo se deberá realizar un control estricto de la TAS y de la reversión del efecto de los fármacos anticoagulantes.

Hemorragia subaracnoidea (HSA) espontánea

Etiología: su causa principal es la rotura espontánea de un aneurisma intracraneal.

Clínica: el síntoma principal es la llamada "cefalea en trueno" ("la peor cefalea de su vida", según refieren los pacientes).

Diagnóstico: se realiza mediante TC simple, que demuestra la presencia de sangre en el espacio subaracnoideo, y angio-TC y arteriografía, que determinan la existencia o no de aneurisma.

Tratamiento: la gravedad inicial de la HSA es muy variable, desde cefalea aislada hasta coma profundo, por lo que en su tratamiento se incluye el protocolo ABC (*Airway, Breathing, Circulation*) y, además, monitorización estrecha para vigilar y tratar posibles complicaciones neurológicas y sistémicas, entre las que se incluyen el resangrado, la hidrocefalia, el vasoespasmo y la isquemia cerebral diferida. Se debe realizar un tratamiento precoz del aneurisma roto para reducir el riesgo de resangrado, ya sea por vía endovascular o mediante abordaje quirúrgico.

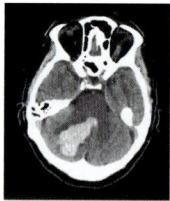
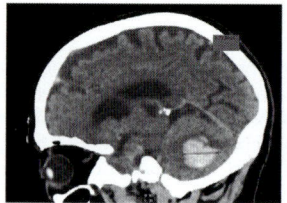
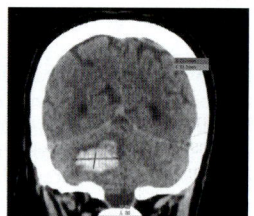

Figura 4-1. Cuantificación volumen del hematoma.

COMA

Concepto: se define como la **ausencia completa de consciencia**. Los términos "estupor", "letargo" y "obnubilación" se refieren a estados entre el estado de alerta y el coma.

Etiología. Las alteraciones del estado de alerta pueden ocurrir por varios mecanismos diferentes: lesiones hemisféricas o del tronco del encéfalo, disfunción cerebral metabólica o traumatismo craneoencefálico (TCE).

Exploración: el examen neurológico en un paciente comatoso está dirigido a determinar si la patología es **estructural** o se debe a una disfunción **metabólica**. Deben evaluarse el estado de consciencia (escala de Coma de Glasgow), las respuestas motoras (tono muscular, movimiento y reflejos espontáneos y provocados) y los reflejos del tronco encefálico (reflejos pupilares, extraoculares y corneales).

Diagnóstico: deben realizarse pruebas diagnósticas de forma temprana para descartar causas tratables, siendo urgente realizar una TC craneal (en caso de papiledema con sospecha de lesión estructural que esté causando hipertensión intracraneal) y/o una punción lumbar (en caso de fiebre que sugiera infección del sistema nervioso central). Otras pruebas que deben realizarse son analítica de sangre completa, tóxicos y cultivos. Si se sospecha crisis, se debe valorar la realización de un electroencefalograma.

Manejo y tratamiento:

- Monitorización de signos vitales y examen general. Lo prioritario será asegurar la vía aérea y protegerla de la broncoaspiración mediante IOT y conexión a VMI. Siempre se debe mantener la oxigenación adecuada, la tensión arterial normal y la normotermia, y tratar las alteraciones electrolíticas.
- Si se sospecha hipoglucemia, administrar 25-50 g de glucosa y 100 de tiamina mg iv.
- Hay que considerar un tratamiento específico, en función de la etiología del coma: antibioterapia, antiepilépticos, antagonistas de tóxicos (flumazenilo, naloxona) y manejo de hipertensión intracraneal.

Pronóstico: emitir un pronóstico de recuperación neurológica no puede hacerse antes de 48 horas tras el inicio del coma y debe basarse en la aproximación multimodal. Debe diferenciarse el coma por traumatismo craneal, en el que puede haber mejoría hasta 1 año después de su inicio, del causado por un paro cardiorrespiratorio, donde no es esperable mejoría más allá de los 3 meses del inicio del coma.

PATOLOGÍA NEUROMUSCULAR AGUDA GRAVE

Es una cuadro de debilidad muscular aguda, que, en ocasiones, va acompañado de insuficiencia respiratoria, que puede requerir ingreso en la UCI y soporte vital.

Para el diagnóstico diferencial será necesario realizar historia clínica, semiología y exploraciones complementarias y, según los hallazgos, se establecerá un tratamiento u otro (**Tabla 4-1**). Las enfermedades neuromusculares más frecuentes son las siguientes:

Tabla 4-1. Debilidad muscular aguda

	Síndrome de Guillain-Barré	*Miastenia Gravis*	Botulismo	Miopatías
Síntomas	Parálisis ascendente Hipo/arreflexia Parestesias	Síntomas fluctuantes Ptosis/ diplopía Síntomas bulbares	Midriasis Oftalmoparesia Disautonomía	Debilidad proximal simétrica
Diagnóstico	EMG Estudio LCR	Anticuerpos EMG	Detección de toxina botulínica EMG	CK elevada EMG Bx muscular
Tratamiento	IgEV y plasmaféresis	Piridostigmina IgEV y/o plasmaféresis Prednisona	Antitoxina heptavalente equina	-

Bx: biopsia. EMG: electromiograma. CK: creatina cinasa. IgEV: inmunoglobulina endovenosa. LCR: líquido cefalorraquídeo.

Síndrome de Guillain-Barré

Debilidad muscular distal y proximal flácida arrefléxica, generalmente, simétrica, de inicio agudo y curso monofásico. Va precedida frecuentemente de una infección (cuadro diarreico o respiratorio), por lo que se considera de etiología autoinmune. Se objetiva disociación albuminocitológica en líquido cefalorraquídeo. El tratamiento se realiza mediante inmunoglobulina intravenosa o recambio plasmático.

Miastenia gravis

Enfermedad autoinmune producida por anticuerpos frente a antígenos postsinápticos en la unión neuromuscular, sobre todo, con el receptor de acetilcolina. Se manifiesta con debilidad/fatigabilidad muscular. Es muy frecuente la implicación de la musculatura extraocular, facial, bulbar, cervical, proximal de extremidades y respiratoria. Se habla de crisis miasténica cuando se produce un empeoramiento grave con debilidad asociada a insuficiencia respiratoria que precisa IOT y VM. El diagnóstico se basa en sospecha clínica, exploración neurológica y determinación de anticuerpos (anticuerpo antirreceptor de acetilcolina en el 80%). No existe curación, por lo que el objetivo del tratamiento es alcanzar la remisión o la expresión mínima de los síntomas. Para ello se utilizan anticolinesterásicos (piridostigmina), inmunoglobulinas y recambio plasmático para situaciones graves, tratamiento inmunosupresor y tratamiento quirúrgico (timectomía).

Botulismo

Es una patología poco frecuente, pero grave, ocasionada por la ingesta de la toxina producida por *Clostridium botulinum*, que bloquea la liberación de acetilcolina en las sinapsis colinérgicas. La presentación clásica es la aparición aguda de neuropatías craneales bilaterales, como la afectación de pares craneales, asociadas con debilidad descendente simétrica. El enfoque terapéutico es intubación rápida en caso de insuficiencia respiratoria y el resto de las medidas intensivas, y administración de antitoxina.

Miopatías

Pueden ser inflamatorias, metabólicas y tóxicas. La biopsia muscular es necesaria para el diagnóstico diferencial y establecer un tratamiento.

CRISIS Y ESTATUS EPILÉPTICOS

Conceptos: se denomina **"crisis epiléptica" (CE)** a la aparición transitoria de signos y/o síntomas motores con afectación o no del nivel de conciencia. Suceden como consecuencia directa o en estrecha relación temporal con un factor precipitante: accidente cerebrovascular o traumatismo, metabólico, tóxico, infeccioso o inflamatorio, que causa una afectación aguda cerebral, pero que no conlleva *per se* un diagnóstico de epilepsia.

Se requerirá atención prioritaria en el caso de estatus epiléptico, crisis repetidas en acúmulos y crisis de alto riesgo de evolucionar a un estado epiléptico. También, en pacientes con **crisis con estado de conciencia alterado** o **postcrítico prolongado**.

Una causa importante de ingreso en la UCI es el desarrollo de **estado epiléptico (EE)**, una emergencia neurológica que representa, aproximadamente, el 10 % de crisis urgentes y se asocia a una mortalidad del 20 % a corto plazo. En el EE fallan los mecanismos responsables de la terminación de la crisis o del inicio de mecanismos que conducen a convulsiones anormalmente prolongadas, provocando una duración excesiva, lo cual genera alteraciones estructurales que pueden causar déficits irreversibles.

Manejo: en la atención urgente de las crisis desempeña un papel clave la administración precoz de medicación, además de establecer medidas generales para asegurar la estabilidad del paciente, entre las que se encuentran preservación de la vía aérea, monitorización de constantes, asegurar acceso venoso, medición de glucemia, retirada de objetos o ropa que puedan dañar al paciente y anotar tiempos de actuación y de las crisis. Además, es importante identificar y tratar específicamente la causa precipitante para prevenir el posible daño neurológico y la recurrencia de las crisis. En la primera CE se debe realizar también una TC craneal urgente y un electroencefalograma precoz (12-24 horas), además de un estudio de neuroimagen (RM craneal) en las primeras 72 horas.

Los fármacos antiepilépticos (FAE) disminuyen la excitabilidad neuronal y la hipersincronía de los circuitos cerebrales. La **primera línea de tratamiento** son las

benzodiacepinas y, en caso de persistencia de crisis en los primeros 20 minutos, se recomienda pasar a la segunda línea de tratamiento con un FAE. Si el EE es resistente al tratamiento de primera y segunda línea, deberá realizarse una escalada rápida (30 minutos) a **fármacos anestésicos** con necesidad de ingreso en la UCI para administrar ventilación mecánica invasiva y soporte vital avanzado (Tabla 4-2).

El objetivo del tratamiento es la finalización de la crisis epiléptica clínica y/o electroencefalográfica, tras lo cual se realizará un descenso progresivo de la sedación. En ocasiones, en el EE superrefractario, la sedación ha de mantenerse durante varios días hasta control de las crisis. Esto supone más días de ventilación mecánica invasiva, encamamiento, DAUCI y broncoplejía, en definitiva, secuelas neuropsicológicas, cognitivas y de memoria que precisarán intervención rehabilitadora a corto, medio y largo plazo.

OTRAS ENFERMEDADES NEUROLÓGICAS

Traumatismo craneoencefálico grave: véase capítulo 8.

Infección del sistema nervioso central: urgencia vital en la que es de suma importancia la administración precoz de antibiótico, por lo que la realización de

Tabla 4-2. Descripción general del manejo diagnóstico y terapéutico del estado epiléptico

T1 < 5 min	5-30 min	T2 > 30 min
Tratamiento		
BENZODIACEPINAS Las más utilizadas son: lorazepam, diazepam y midazolam	+ 1 FAE Los más utilizados: levetiracetam, lacosamida, valproato y lacosamida	+ AGENTES ANESTÉSICOS Los más utilizados: propofol, midazolam, ketamina y tiopental
Diagnóstico y otras medidas		
Historia clínica, examen físico y analítica para descartar las 5 causas más comunes: ACV, infección del SNC, intoxicación, concentraciones de FAE infraterapéuticas y TCE	Monitorización EEG en las primeras 24 (si está disponible, es mejor EEG continuo) Estudio de imagen, TC simple urgente y RM en las primeras 72 horas	Ingreso en UCI, aislamiento de la vía aérea e inicio de soporte vital avanzado *Si el EE es refractario: otros FAE ± corticoides, Ig iv, plasmaféresis, etcétera

ACV: accidente cerebrovascular. EE: estado epiléptico. FAE: fármaco antiepiléptico. Ig iv: inmunoglobulina intravenosa. SNC: sistema nervioso central. TCE: traumatismo craneoencefálico.

pruebas de imagen previas a la toma de muestras no debería retrasarla. El empleo de dexametasona de forma concomitante al tratamiento antibiótico reduce complicaciones asociadas a las meningitis por determinadas bacterias. Si se sospecha encefalitis, cuya causa infecciosa más frecuente es la vírica, también está indicado el inicio de aciclovir de forma empírica.

Encefalitis autoinmune: encefalopatía inflamatoria potencialmente reversible. El pronóstico depende de la rapidez con que se instaure el tratamiento etiológico (inmunoterapia y resección tumoral, si es paraneoplásico). Un porcentaje elevado de pacientes requiere ingreso en UCI, que se asocia a complicaciones y peor pronóstico, pero la recuperación completa a largo plazo es posible incluso en los casos más graves.

BIBLIOGRAFÍA

Chen Z, Brodie MJ, Liew D, Kwan P. Treatment outcomes in patients with newly diag-nosed epilepsy treated with established and new antiepileptic drugs: A 30-Year Longi-tudinal Cohort Study. JAMA Neurol. 2018; 75: 279-86.

García Estévez DA, Pardo Fernández J. Miastenia gravis. Actualización diagnóstica y ter-apéutica.

Med Clin (Barc) [Internet]. 2023 Aug 11 [cited 2023 Aug 16];161(3):119–27.

Gunes HN, Cokal BG, Guler SK, Yoldas TK, Malkan UY, Demircan CS et al. Clinical associa-tions, biological risk factors and outcomes of cerebral venous sinus thrombosis. J Int Med Res. 2016; 44:1454-61.

Hasbun R, van de Beek D, Brouwer MC, et al. Meningitis aguda. Mandell, Douglas, and Bennett's Principles and Practice of Infectious Diseases (9th edition). Bennett JE, Dolin R, Blaser MJ (eds.). Philadelphia: Elsevier Saunders, 2020.

Ikram A, Javaid MA, Ortega-Gutierrez S, Selim M, Kelangi S, Anwar SMH et al. Delayed Cerebral Ischemia after Subarachnoid Hemorrhage. J Stroke Cerebrovasc Dis. 2021Nov; 30(11):106064.

Lin MP, Liebeskind DS. Imaging of ischemic stroke. Continuum (NY). 2016;22:1399-423.

Mikulik R, Wahlgren N. Treatment of acute stroke: an update. J Intern Med. 2015;278:145-65.

Posner J, Saper CB, Shiff ND, et al. Plim and Posner's diagnosis and treatment of stupor and coma (5th edition). New York: Oxford University Press, 2019.

Rocktaschel P, Reddy U. The management of status epilepticus in neurointensive care: an update. Anaesthesia and Intensive Care Medicine. 2024;25(1):5-10.

Trillo S, Llull L. Manual de neurología crítica para neurólogos. Sociedad Española de Neurología 2023. Ediciones SEN.

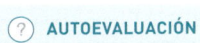

AUTOEVALUACIÓN

Otras patologías médicas

5

S. Arenal López, S. Casanova Prieto y J. M. Gómez García

PUNTOS CLAVE

- Es importante conocer las principales indicaciones de ingreso en la unidad de cuidados críticos (UCC) de pacientes con otras patologías médicas y su manejo inicial.
- Las tres grandes patologías digestivas que requieren ingreso son la hemorragia digestiva alta, el fallo hepático agudo fulminante y la pancreatitis aguda grave.
- La aparición de nuevas terapias, como el CAR-T en pacientes oncohematológicos, conlleva nuevos retos debido a las complicaciones asociadas.
- La urgencia dialítica, independientemente de la causa, en pacientes inestables debe realizarse en una UCC.

INTRODUCCIÓN

A modo de resumen, y como norma general, nos referimos a cualquier patología de origen no quirúrgico que requiere vigilancia y monitorización intensiva o soporte orgánico. Se entiende por soporte orgánico la necesidad de ventilación mecánica (invasiva o no invasiva), el uso de fármacos vasoactivos o las técnicas de depuración extrarrenal (TDER). En algunos pacientes, la necesidad de asegurar la vía aérea mediante intubación, por deterioro del grado de consciencia, puede ser también motivo de ingreso.

PATOLOGÍA DIGESTIVA

Fallo hepático agudo

Es una lesión hepática aguda grave con función sintética alterada (INR $\geq 1,5$) y signos de encefalopatía en un paciente sin enfermedad hepática preexistente o con enfermedad hepática compensada. El pronóstico es variable; la variable predictora más importante es el grado de encefalopatía. Como complicaciones asociadas cabe destacar la propia encefalopatía (edema cerebral), fallo renal,

32

hipoglucemia, acidosis metabólica, sepsis, coagulopatía y fallo multiorgánico. El tratamiento inicial de estos pacientes se centra en el soporte y tratamiento de los síntomas. En el caso de la intoxicación por paracetamol está indicado el uso de N-acetilcisteína para evitar o minimizar la hepatotoxicidad. La decisión de trasplante depende de la probabilidad de recuperación hepática espontánea.

Cirrosis descompensada

Las manifestaciones tardías de la cirrosis (hipertensión portal, ascitis, encefalopatía hepática) se pueden complicar con deterioro del grado de consciencia, inestabilidad hemodinámica (hemorragia por varices por hipertensión portal), insuficiencia respiratoria o fracaso renal (síndrome hepatorrenal), necesitando ingreso en la UCC para monitorización y soporte orgánico. Los pacientes pueden desarrollar insuficiencia hepática aguda.

Hemorragia digestiva

Hemorragia digestiva alta (HDA)

Ante un paciente con inestabilidad hemodinámica se debe valorar el ingreso en la UCC para su monitorización, estabilización y posterior realización de endoscopia digestiva alta (EDA). Puede ser necesario aislar la vía aérea para poder hacer la EDA. Como tratamiento médico se debe administrar bolo y perfusión de omeprazol, y si presenta AP o datos de hipertensión portal, bolo y perfusión de somatostatina. La transfusión de hemoderivados se hará en pacientes inestables, con el objetivo de mantener una Hb (hemoglobina) en torno a 9 g/dL. En todos los pacientes se deberá realizar una EDA en las primeras 24 horas, debiendo acortar estos tiempos en pacientes de alto riesgo. Se planteará Cirugía/Radiología intervencionista en casos de hemorragia incontrolada o masiva o hemorragia activa en EDA que no se logra controlar. Como complicaciones, además de las derivadas del shock y la hipoperfusión, pueden presentar broncoaspiración, que puede provocar compromiso respiratorio.

Hemorragia digestiva baja

Es una de las causas gastrointestinales más comunes de ingreso hospitalario. Su etiología es muy variada. El principal motivo de ingreso en la UCC es la inestabilidad hemodinámica.

Pancreatitis aguda o crónica

Se trata de un proceso inflamatorio agudo del páncreas. La pancreatitis aguda severa se asocia a alta tasa de complicaciones, entre ellas, SRIS (síndrome de respuesta inflamatoria sistémica), y conlleva una alta mortalidad. Son pacientes complejos que requieren ingreso en UCC para monitorización, vigilancia clínica y soporte orgánico. Las complicaciones severas, como la hipertensión intraabdominal o la aparición de quistes/abscesos, pueden requerir cirugía u otro tipo de intervenciones menos invasivas (drenaje endoscópico).

Diarrea

Asociada a enfermedad inflamatoria intestinal, o simplemente como consecuencia de un proceso infeccioso. Las principales complicaciones asociadas son las que pueden llevar al paciente a ingresar: deshidratación, isquemia intestinal y trastornos hidroelectrolíticos.

Ingesta de cáusticos

Lo prioritario siempre es asegurar la vía aérea y estabilizar la situación hemodinámica. Para descartar una posible perforación visceral, la técnica de elección es la TC con contraste iv. Ante la posibilidad de complicaciones de riesgo vital, el paciente ingresará en la UCC. Tras la estabilización de este, y descartada la perforación, se realizará una endoscopia para cuantificación de los daños, debiendo hacerse en las primeras 24-48 horas.

PACIENTE ONCOLÓGICO

En el paciente oncológico, que requiere ingreso en la UCC, hay que tener en cuenta:

- Debido a los tratamientos, padecen inmunodepresión y, por tanto, tienen más riesgo de infecciones.
- Las complicaciones pueden ser consecuencia o efecto secundario del tratamiento recibido.
- El pronóstico vital no solo va a estar influenciado por la patología que le ha llevado a ingresar en la unidad, sino también por la propia enfermedad oncológica.

Compromiso de la vía aérea por la lesión

El cáncer de pulmón, por la localización en sí, puede llegar a comprometer tanto la vía aérea superior como la inferior, provocando insuficiencia respiratoria y compromiso vital, siendo en algunos casos el debut de la enfermedad oncológica. En estos pacientes se plantea la necesidad de soporte respiratorio o incluso traqueostomía quirúrgica urgente, mientras se aclara el diagnóstico y se establecen las posibilidades terapéuticas.

Pacientes con síndrome de lisis tumoral

El síndrome de lisis tumoral (SLT) es una emergencia oncológica causada por la lisis masiva de células tumorales, con liberación de grandes cantidades de potasio, fosfato y ácidos nucleicos a la circulación sistémica. Como consecuencia de los depósitos de ácido úrico/fosfato cálcico en los túbulos renales puede aparecer lesión renal aguda y alteración en el sistema de conducción cardíaca, provocando arritmias o alteraciones secundarias a los trastornos electrolíticos asociados. La mayoría de las veces ocurre después del inicio de la terapia citotóxica en pacientes con linfomas de alto grado (particularmente, el subtipo de Burkitt) y leucemia linfoblástica aguda. Sin embargo, puede ocurrir con otros tipos de tumores que tienen una alta tasa de proliferación, una gran carga tumoral o una alta sensibilidad a la terapia citotóxica.

Síndrome de la vena cava superior (SVCS)

Es el conjunto de síntomas y signos derivados de la obstrucción parcial o completa de la vena cava superior. Las enfermedades malignas son la causa principal, siendo la más frecuente el cáncer de pulmón. El síntoma más frecuente y precoz es la disnea. La exploración clínica se caracteriza por la tríada clásica de edema en esclavina, cianosis en cara y extremidades superiores y circulación colateral toracobraquial. Es una urgencia médica y el diagnóstico precoz es fundamental para instaurar el tratamiento eficaz. Son pacientes que necesitan monitorización y vigilancia clínica, dado el potencial compromiso de la vía aérea. Pueden llegar a necesitar soporte respiratorio. Estos pacientes ingresan en la UCI para monitorización, hidratación intensa, corrección de los trastornos hidroelectrolíticos o en caso de desarrollar fracaso renal agudo, depuración extrarrenal.

PACIENTE HEMATOLÓGICO

Anemia grave y/o hemorragia potencialmente mortal

Hiperleucocitosis sintomática

Se define como una cifra de leucocitos > 100.000/mm^3. En la mayoría de los casos es el diagnóstico inicial de diversas enfermedades hematológicas, aunque también se puede ver en las recaídas. Inicialmente es asintomática. Pueden aparecer insuficiencia respiratoria, síntomas neurológicos, síndrome de lisis tumoral (SLT) o coagulación intravascular diseminada. Ingresan en UCC para vigilancia y soporte en caso de insuficiencia respiratoria severa o deterioro del grado de consciencia y también para el tratamiento inicial urgente (prevención del SLT) y la leucoaféresis emergente en pacientes con síntomas neurológicos o respiratorios.

Neutropenia febril

Estos pacientes pueden necesitar ingreso para monitorización hemodinámica y vigilancia clínica, por inestabilidad hemodinámica como consecuencia de un proceso infeccioso o por necesitar algún otro soporte orgánico en el contexto de sepsis grave.

Terapia CAR-T. Síndrome de liberación de citoquinas. ICANS

La terapia CAR-T es una forma de inmunoterapia autóloga, que consiste en la utilización de linfocitos T del propio paciente modificados genéticamente. Las indicaciones principales del tratamiento con células CAR-T son recaídas/refractariedad de leucemia linfoblástica aguda, linfomas no Hodgkin y mieloma múltiple. El efecto secundario más frecuente es el síndrome de liberación de citoquinas (SRC): síndrome inflamatorio sistémico agudo desencadenado por la activación, proliferación y destrucción de las células CAR-T, que provoca una liberación excesiva de citoquinas. Se caracteriza por fiebre y disfunción de múltiples órganos. Otro efecto secundario frecuente es la neurotoxicidad (síndrome de neurotoxicidad asociada a células efectoras inmunitarias, ICANS), que puede asociarse o no al SRC. Es consecuencia de la migración de células CAR-T al líquido cefalorraquídeo. Puede provocar afasia, delirio, convulsiones y deterioro del grado de consciencia. Estas dos complicaciones necesitan monitorización, vigilancia, tratamiento sintomático y establecer su gravedad para determinar el manejo. Los pacientes pueden llegar a necesitar soporte respiratorio y hemodinámico.

Paciente con coagulación intravascular diseminada (CID)

La CID, también llamada coagulopatía por consumo, es una patología donde los procesos de coagulación y fibrinólisis se activan de manera anormal (y, a menudo, masiva), lo que provoca coagulación y fibrinólisis sistémicas continuas, con el potencial riesgo de causar trombosis y/o hemorragias. Las enfermedades que lo favorecen o que son las responsables de iniciar y propagar el proceso son sepsis, traumatismos, procesos oncológicos y complicaciones obstétricas. Puede provocar disfunción multiorgánica. Su manejo se basa en instaurar las medidas de soporte necesarias y tratar la causa subyacente. Se valorará el soporte transfusional con plaquetas y PFC (plasma fresco congelado). Se recomienda evitar antifibrinolíticos, complejos antitrombina (ácido tranexámico) y complejos protrombínicos.

PATOLOGÍA ENDOCRINO–METABÓLICA

Cetoacidosis diabética/coma hiperosmolar secundario a descompensación diabética

La *cetoacidosis diabética* (CAD) se caracteriza por hiperglucemia, hipercetonemia y acidosis metabólica. Provoca náuseas, vómitos y dolor abdominal, y puede llegar hasta el edema cerebral, el coma y la muerte. Se diagnostica a través de la detección de hipercetonemia y acidosis metabólica con brecha aniónica en presencia de hiperglucemia. Es una urgencia médica, que, por lo general, requiere ingreso en UCC para vigilancia clínica, analítica, tratamiento y soporte orgánico. El tratamiento consiste en expansión de volumen, reposición de insulina y corrección de los trastornos hidroelectrolíticos. El uso de bicarbonato solo está indicado si el pH es < 6,9 o si presentan hiperpotasemia severa (> 6,4 mEq/L). El seguimiento se realiza mediante el anión GAP y la medición directa de cuerpos cetónicos (beta-hidroxibutirato) sérico o capilar. Se considera la resolución de la CAD cuando se normalizan los parámetros y el anión GAP es < 12 mEq/L.

En el *coma hiperosmolar*, en cambio, la hiperglucemia normalmente es más severa, no asocia cetoacidosis y se acompaña de alteración del grado de consciencia (estupor o coma). Además, el curso clínico es más insidioso y larvado. El tratamiento es similar al de la cetoacidosis.

Trastornos tiroideos

Tormenta tiroidea o crisis tirotóxica

Es una emergencia médica que consiste en un agravamiento extremo de los síntomas del hipertiroidismo. Es una complicación poco frecuente, pero muy grave. Se presenta con taquicardia, congestión cardíaca, sudoración, fiebre y alteración del grado mental. El tratamiento, además de medidas de soporte orgánico y corrección de los trastornos hidroelectrolíticos, incluye el uso de betabloqueantes, tionamidas (metimazol) y glucocorticoides (hidrocortisona).

Coma mixedematoso

Se define como el déficit grave de hormonas tiroideas que origina una disminución del grado de consciencia. Se asocia a hipotermia e insuficiencia respiratoria. Es una emergencia médica muy poco frecuente, pero con una alta tasa de mortalidad. Debe ser manejada precozmente y con agresividad, instaurando las medidas de soporte orgánico que requiera el paciente, iniciando glucocorticoides y hormona tiroidea.

Trastornos hidroelectrolíticos graves

Independientemente de la etiología pueden tener repercusión hemodinámica o eléctrica (hipo/hipercalcemia, hipo/hiperpotasemia e hipomagnesemia o hipofosfatemia) o producir alteración del grado de consciencia (hipo/hipernatremia). Si son graves o producen inestabilidad clínica o hemodinámica, requieren monitorización, vigilancia y tratamiento en una UCC.

PATOLOGÍA RENAL Y GENITOURINARIA

Fracaso renal agudo o agudo sobre crónico

Se trata de una disminución abrupta y, generalmente, reversible de la tasa de filtración glomerular (TFG). Esto da como resultado una elevación del nitrógeno ureico en sangre (BUN), la creatinina y otros productos de desecho metabólicos. Además, si se acompaña de disminución del ritmo diurético, puede producirse retención de líquidos y sobrecarga de volumen. Puede tener múltiples causas; las más frecuentes son las de origen prerrenal: hipovolemia/deshidratación, bajo gasto, síndrome hepatorrenal tipo I, disminución de la resistencia periférica y alteración de la hemodinámica renal (sepsis). Como consecuencia de los trastornos hidroelectrolíticos asociados o por el inadecuado manejo de la volemia, estos pacientes pueden requerir TDER de forma urgente. Está indicado en ingreso en la UCC en pacientes que no podrían tolerar una sesión de diálisis convencional por su inestabilidad, o con necesidad de monitorización estrecha por las alteraciones iónicas y metabólicas Indicaciones de diálisis urgente: sobrecarga de líquidos refractaria al tratamiento con diuréticos, hiperpotasemia grave (concentración plasmática de potasio > 6,5 mEq/L), encefalopatía urémica, acidosis metabólica grave (pH < 7,1) a pesar del tratamiento médico y algunas intoxicaciones por alcohol y drogas susceptibles de terapia extracorpórea.

OTROS

Pacientes intoxicados

Los pacientes intoxicados por alcohol, drogas de abuso o sobredosificación farmacológica con/sin ideación autolítica pueden sufrir las siguientes complicaciones: deterioro del grado de consciencia por depresión de sistema nervioso central, convulsiones, síndrome neuroléptico maligno, alteraciones del ritmo cardíaco e hipotensión/hipertensión, trastornos metabólicos y fracaso renal por toxicidad. Será necesario su ingreso en la UCC para asegurar la vía aérea (consecuencia del deterioro del grado de consciencia), para monitorización, para depuración extrarrenal (TDER) si presenta fracaso renal o como tratamiento en sí mismo (como, por ejemplo, intoxicación por metformina o metanol). Debe considerarse el uso de antídotos, como flumazenilo (benzodiacepina) o naloxona (opioide), puesto que pueden reducir los efectos secundarios dañinos, aunque no se recomienda su uso indiscriminado y rutinario, ya que, al revertir el efecto de las benzodiacepinas, pueden aparecer convulsiones si el paciente ha ingerido algún otro tóxico excitante o proconvulsivante.

Reacción anafiláctica

Aunque es un trastorno potencialmente mortal, si el tratamiento se inicia de manera precoz, es muy infrecuente el ingreso en la UCC y que el cuadro se prolongue más de 24 horas. Los pilares del tratamiento son retirar la causa desencadenante, resucitación volumétrica, oxígeno suplementario, corticoides y adrenalina/epinefrina en caso de shock.

BIBLIOGRAFÍA

De la Torre Rubio P, Martínez-Cara JG. Pacientes críticos en aparato digestivo: patologías y criterios de derivación a UCI, revisiones temáticas. Rapd Online 2012;35(6):3. Disponible en: https://www.sapd.es/rapd/2012/35/6/03.

Gaínza de los Ríos FJ. Insuficiencia Renal Aguda. En: Lorenzo V, López Gómez JM (editores). Nefrología al día. ISSN: 2659-2606. Disponible en: https://www.nefrologiaaldia.org/317.

Hande KR, Garrow GC. Acute tumour lysis syndrome in patients with high-grade non-Hodgkin's lymphoma. Am J Med. 1993;94(2):133.

Lee DW, Gardner R, Porter DL, et al. Current concepts in the diagnosis and management of cytokine release syndrome. Blood J Am Soc Hematol. 2014;124:188–95.

Savage MW, Dhatariya KK, Kilvert A, Rayman G, Rees JA, Courtney CH, Hilton L, Dyer PH, Hamersley MS, Joint British Diabetes Societies. Joint British Diabetes Societies guideline for the management of diabetic ketoacidosis. Diabet Med. 2011;28(5):508.

Suárez Montero JC, Caballero González AC, Martín Aguilar L, et al. Síndrome de neurotoxicidad asociada a células inmunoefectoras: un enfoque terapéutico en el paciente crítico. Medicina Intensiva. 2022;46(4):201-12.

? **AUTOEVALUACIÓN**

Cirugía cardíaca

D. Monzón Díaz, S. Solís Gallego y P. Camón García

6

PUNTOS CLAVE

- La cirugía cardíaca es una cirugía resolutiva con buenos resultados, pero que exige en la mayoría de los casos una estancia en UCC de 24-48 horas.
- Las cirugías más frecuentes son la cirugía de *bypass* coronario y la cirugía de reparación o sustitución valvular. El abordaje global más frecuente es la esternotomía media, aunque en nuestro medio cada vez son más frecuente los abordajes mínimamente invasivos.
- El paciente operado de cirugía cardíaca mejora con una movilización precoz.
- La rehabilitación respiratoria, el chaleco esternal y la educación postural son las medidas fundamentales en el postoperatorio inmediato de una esternotomía.

INTRODUCCIÓN

La cirugía cardíaca es una cirugía resolutiva, pero que conlleva en algunos casos una morbilidad importante para el paciente, sobre todo, en el postoperatorio inmediato, ya que la movilidad se reduce durante las primeras 24-48 horas, debido a la necesidad de administrar fármacos intravenosos y recibir un control hemodinámico exhaustivo.

TIPOS DE PACIENTES SOMETIDOS A CIRUGÍA CARDÍACA Y TRATAMIENTO QUIRÚRGICO (FIG. 6-1)

Cardiopatía isquémica

Cirugía de bypass coronario: pacientes con cardiopatía isquémica o enfermedad coronaria.

Cardiopatía valvular

Cirugía de reparación o sustitución valvular. Endocarditis. TAVI. Las válvulas cardíacas pueden sufrir diversas patologías. Las válvulas más comúnmente afectadas son la válvula aórtica, la mitral y la tricúspide. La etiología más frecuente es la degenerativa calcificada, que en muchos casos obliga a una cirugía de sustitución valvular por una prótesis biológica o mecánica en función de las características del paciente. La prótesis mecánica obliga a iniciar anticoagulación a dosis plenas, factor que debe tenerse en cuenta en el proceso de rehabilitación ante la posibilidad de caídas o golpes inadvertidos. En centros especializados es frecuente poder llevar a cabo cirugías de reparación valvular o plastias, lo que garantiza mejores resultados a largo plazo y la ausencia de anticoagulación en estos pacientes (v. **Fig. 6-1**).

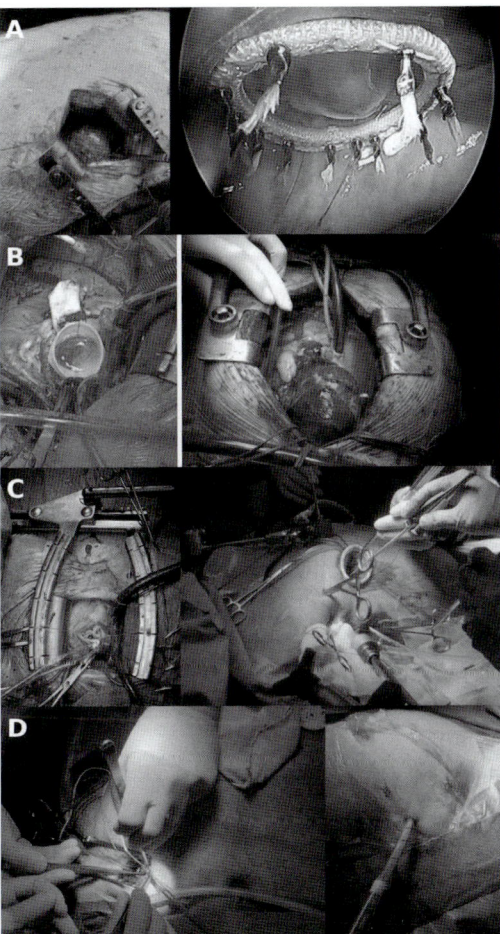

Figura 6-1. A - Cirugía valvular. A la izquierda mini-toracotomía izquierda tras implante de prótesis TAVI vía transapical. A la derecha imagen de reparación mitral/plastia con anillo protésico. **B** - Cirugía de aorta. A la izquierda cirugía de David con resuspensión valvular aórtica. A la derecha disección aórtica. **C** - Abordajes mínimamente invasivos. A la izquierda mini-esternotomía superior. A la derecha cirugía video asistida de reparación mitral, abordaje derecho. **D**- Abordajes mínimamente invasivos. A la izquierda acceso subclavio izquierdo para implante de prótesis TAVI. A la derecha abordaje toracoscópico.

La etiología endocardítica requiere mención especial aparte, ya que suelen ser pacientes agudos con cuadros sistémicos y embolización a otros órganos, con mayores tiempos de ingreso debido a la antibioterapia prolongada, de cuatro a seis semanas.

En pacientes no candidatos a cirugía convencional por elevado riesgo quirúrgico se puede plantear el abordaje con las prótesis transcatéter tipo TAVI (v. **Capítulo 1**).

Aneurismas de aorta y síndrome aórtico agudo: Cirugía de sustitución aórtica

El paciente con un aneurisma de aorta ascendente acude de forma programada a un reemplazo del tejido aneurismático por un tubo protésico de dacrón, que es lo que se conoce como "tubo supracoronario". Si esa dilatación no solo afecta a la aorta ascendente y afecta al arco aórtico o a la raíz aórtica, la cirugía gana en complejidad, ya que precisa, en muchos casos, el reimplante de los troncos supraaórticos o de las arterias coronarias en el tubo protésico, respectivamente. La cirugía de arco aórtico puede requerir hipotermia intraoperatoria como método de protección cerebral, debido a periodos de parada circulatoria o periodos donde el único órgano perfundido por la circulación extracorpórea es el cerebro. La cirugía de raíz aórtica con reimplante de las arterias coronarias conlleva actuar sobre la válvula aórtica bien con técnicas reparadoras de preservación valvular (cirugía de David o Yacoub) o con técnicas de sustitución valvular aórtica (cirugía de Bentall). Cuando el paciente acude a Urgencias con un síndrome aórtico agudo (disección aórtica, hematoma intramural o úlcera penetrante) que afecta a la aorta ascendente, la historia natural es completamente diferente y el paciente se opera de manera emergente, frecuentemente, con problemas asociados neurológicos o de otros órganos, con una evolución más tórpida en el postoperatorio y mayor tiempo de ingreso.

Insuficiencia cardíaca terminal: Trasplante cardíaco y asistencia ventricular

En pacientes con insuficiencia cardíaca avanzada, el tratamiento *gold standard* es el trasplante cardíaco. Las asistencias ventriculares (DAV) son dispositivos mecánicos que pueden utilizarse en diferentes escenarios clínicos: como puente al trasplante cardíaco, como puente a tomar una decisión hasta estabilizar al paciente, como puente a una posible candidatura a trasplante o como tratamiento definitivo de por vida (terapia destino). Los dispositivos empleados varían según el escenario. Son pacientes complejos que tienen un ingreso prolongado; en el caso del trasplante, por el postoperatorio y el ajuste de la inmunosupresión, y en el caso de las asistencias, por el ajuste de la anticoagulación y la recuperación en muchos casos de la miopatía del paciente crítico. Son cirugías, principalmente, la de los DAV, con alto riesgo de sangrado y complicaciones, pero que han demostrado aumentar la supervivencia.

Bradiarritmias: Marcapasos

En pacientes con arritmias que les impiden tener una frecuencia cardíaca apta para desempeñar su vida diaria sin otra alternativa terapéutica, o con arritmias malignas o disfunción ventricular, se implantan dispositivos de cardioestimulación: marcapasos, desfibriladores y resincronizadores. Son procedimientos que, generalmente, se realizan con anestesia local y la recuperación es temprana, con ingresos que oscilan entre 24 y 48 horas.

Taquiarritmias: Cirugía de ablación de la fibrilación auricular o MAZE

A los pacientes con fibrilación auricular, la cirugía cardíaca les ofrece (de manera aislada o concomitante con otra cirugía) la posibilidad de ablacionar el tejido que produce dicha arritmia con la cirugía MAZE y el cierre de la orejuela izquierda, donde se forman los trombos, con dispositivos como Atriclip. Existe la posibilidad de realizarlo por abordaje mínimamente invasivo y es lo que se conoce como TTMAZE (*total thoracoscopic* MAZE). La cirugía MAZE añade entre 30-50 min a la cirugía convencional, y en el caso del TTMAZE, el procedimiento tiene una duración de unas 3 horas, aproximadamente.

Miocardiopatía hipertrófica: Cirugía de Morrow

Los pacientes con obstrucción del tracto de salida del ventrículo izquierdo, debida a una hipertrofia del septo interventricular, tienen la opción quirúrgica de llevar a cabo una miectomía septal quirúrgica de manera aislada o concomitante a otras patologías cardíacas, ya que no es infrecuente la afectación mitral asociada.

Taponamiento cardíaco: Ventana pleuropericárdica

En algunas circunstancias, el corazón se ve comprometido en su función por un derrame pericárdico excesivo. El tratamiento depende de la urgencia del proceso. En pacientes con estabilidad hemodinámica, el tratamiento consiste en comunicar el pericardio con la pleura mediante una toracotomía lateral o acceso toracoscópico. Es lo que se conoce como ventana pleuropericárdica y este procedimiento permite además un diagnóstico anatomopatológico de líquido y pericardio. En condiciones de urgencia se opta por la pericardiocentesis si hay cámara para poder realizar la punción, o el acceso subxifoideo más accesible en pacientes operados.

Cardiopatía congénita

La patología congénita en adultos es equiparable al resto de cirugías de cardiopatía adquirida del adulto, aunque suelen tratarse de reoperaciones que exigen más tiempo quirúrgico y, por tanto, más tiempo de estancia hospitalaria y recuperación.

ABORDAJES EN CIRUGÍA CARDÍACA

Esternotomía media: es el abordaje más frecuente, al ser el que permite una mejor exposición del corazón. Se realiza una apertura esternal en sentido longitudinal por la línea media. Con este acceso se pueden realizar, prácticamente, todas las cirugías cardíacas.

Mini-esternotomía superior: se realiza una incisión de unos 6 cm y una esternotomía parcial en J, que une la escotadura esternal con el cuarto espacio intercostal. Este acceso es ideal para la valvulopatía y la patología aórtica.

Mini-esternotomía inferior: igual que el abordaje previo, solo se realiza la apertura de la mitad del esternón, pero en este caso desde el apéndice xifoides hasta el 4º-6º espacio intercostal. Este acceso suele utilizarse en patología valvular tricuspídea (típicamente, en reoperaciones), o en colocación de electrodos epicárdicos de marcapasos.

Toracotomía izquierda: se realiza una incisión de unos 4-5 cm por debajo de la mamila a través del 4º-5º espacio intercostal izquierdo. Este acceso se utiliza en la ventana pleuropericárdica y en el bypass coronario mínimamente invasivo (MIDCABG).

Toracotomía derecha: se realiza una incisión de unos 4-5 cm por debajo de la mamila a través del 4º-5º espacio intercostal derecho. Este acceso se utiliza en la cirugía mitral mínimamente invasiva.

Accesos subclavios: se trata de incisiones que van paralelas al borde inferior de la clavícula. Se emplean tanto en el implante de marcapasos con electrodos endocavitarios, como en cirugías que requieran de canulación de la circulación extracorpórea en los vasos axilares, tales como la disección aórtica o el implante de una asistencia ventricular o una TAVI.

Acceso subxifoideo: se realiza una incisión de 4 cm en la piel adyacente a la xifoides y en muchos casos se extirpa la misma para tener mejor acceso. Es un acceso habitualmente empleado en el paciente con derrame pericárdico, sobre todo, en el postoperado de cirugía cardíaca.

Accesos inguinales: para el acceso de los vasos femorales tanto en las reintervenciones de cirugías cardíacas que requieran circulación extracorpórea como para el implante de asistencias ventriculares.

Puertos toracoscópicos: en los espacios intercostales segundo, cuarto y sexto. El número de puertos oscila en función de la cirugía: ablación toracoscópica de fibrilación auricular mediante TTMAZE (acceso bilateral), ligadura de orejuela izquierda (acceso izquierdo), ventana pleuropericárdica, cirugía robótica, etcétera.

Para cada tipo de acceso quirúrgico existen unas medidas específicas que podemos ver en la **tabla 6-1**.

POSTOPERATORIO DE CIRUGÍA CARDÍACA: MEDIDAS GENERALES DEL PACIENTE POSTOPERADO CARDÍACO Y MEDIDAS ESPECÍFICAS SEGÚN EL ABORDAJE. GUÍA PÁGINA WEB

De manera ideal, la rehabilitación cardíaca comienza en el preoperatorio, con información acerca del procedimiento y su recuperación en la consulta del ciru-

Tabla 6-1. Medidas específicas según el abordaje

Cirugía-abordaje	Sí	No
Esternotomía media	• Chaleco de protección esternal • Deambulación • Ejercicio con miembros inferiores • Dormir en decúbito supino	• Coger peso con miembros superiores • Levantar los brazos o usarlos al incorporarse de la cama o el sillón • Dormir de lado
Subclavio-marcapasos	• Deambulación • Ejercicio con miembros inferiores • Dormir en decúbito supino o del lado no intervenido • Vendaje compresivo durante 24-48 horas	• Coger peso con el brazo del lado intervenido • Levantar el brazo o usarlo para incorporarse de la cama o el sillón • Dormir sobre el lado intervenido • Chaleco de protección esternal
Mini-esternotomía	Recomendaciones iguales a las de la esternotomía media, aunque con menor riesgo de dehiscencia esternal	
Toracotomía	• Deambulación • Ejercicio con miembros inferiores • Dormir en decúbito supino o sobre el lado no intervenido	• Dormir sobre el lado intervenido • Chaleco de protección esternal • No debe coger peso con el lado intervenido o levantar mucho ese brazo por dolor debido a la herida reciente

jano cardiovascular y del médico rehabilitador, así como en la consulta virtual por el paciente y su familia de la página web www.guiacirugiacardiaca.com. En general, el postoperado de cirugía cardíaca sale a una UCC, donde estará un mínimo de 24-48 horas. Después de la cirugía, el médico rehabilitador hará una evaluación general con valoración integral (v. **Capítulo 29**), iniciándose la fase I intrahospitalaria de la rehabilitación, cuyo objetivo es que el paciente alcance la máxima autonomía en la realización de las ABVD una vez estabilizada su cardiopatía (v. **Capítulos 36 a 38**).

A continuación, se sigue con la fase II ambulante del programa de rehabilitación cardíaca, cuyo objetivo es la adquisición de un estilo de vida cardiosaludable mediante el entrenamiento físico adecuado, que se prescribirá cuando se haya realizado la estratificación del riesgo del paciente, teniendo en cuenta que el entrenamiento físico de rehabilitación cardíaca de pacientes de moderado-alto riesgo necesita supervisión médica en todas las sesiones.

Con estas medidas se pretende solucionar y paliar los problemas más frecuentes: complicaciones respiratorias, fatiga y debilidad general con sensación de inestabilidad, dolor, estrés y ansiedad. La rehabilitación cardíaca tiene tres ventajas: es individualizada, reduce el riesgo de complicaciones respiratorias y mejora la recuperación funcional, disminuyendo, por tanto, la estancia media en el hospital. Esta recuperación debe individualizarse y prolongarse hasta 6-8 semanas después de la cirugía.

BIBLIOGRAFÍA

Bojar RM. Atención postoperatoria temprana. En: RM Bojar (sexta edición). Manual of Perioperative Care in Adult Cardiac Surgery. Wiley-Blackwell, 2020: 362-414.

Byrne RA, Rossello X, Coughlan JJ, et al. 2023 ESC Guidelines for the management of acute coronary syndromes: Developed by the task force on the management of acute coronary syndromes of the European Society of Cardiology (ESC) European Heart Journal. 2023;44(38):3720–826. https://doi.org/10.1093/eurheartj/ehad191.

Engelman DT, Ben Ali W, Williams JB, et al. Guidelines for Perioperative Care in Cardiac Surgery: Enhanced Recovery After Surgery Society Recommendations. JAMA Surg. 2019;154(8):755–66. doi:10.1001/jamasurg.2019.1153.

Erbel R, Aboyans V, Boileau C, et al. 2014 ESC Guidelines on the diagnosis and treatment of aortic diseases: Document covering acute and chronic aortic diseases of the thoracic and abdominal aorta of the adult. The Task Force for the Diagnosis and Treatment of Aortic Diseases of the European Society of Cardiology (ESC), European Heart Journal. 2014;35(41):2873–926. https://doi.org/10.1093/eurheartj/ehu281.

Gómez-González A, Miranda-Calderín G, Pleguezuelos-Cobos E, et al. Recomendaciones sobre rehabilitación cardíaca en la cardiopatía isquémica de la Sociedad de Rehabilitación Cardio-Respiratoria (SORECAR). Rehabilitación (Madrid. Internet). 2015;49(2):102–24.

Jiménez Rivera JJ, Llanos Jorge C, López Gude MJ, et al. Perioperative management in cardiovascular surgery. Med Intensiva (Engl Ed). 2021;45(3):175-83. English, Spanish. doi: 10.1016/j.medin.2020.10.006. Epub 2020 Dec 25. PMID: 33358388.

McDonagh TA, Metra M, Adamo M, et al. 2023 Focused Update of the 2021 ESC Guidelines for the diagnosis and treatment of acute and chronic heart failure: Developed by the task force for the diagnosis and treatment of acute and chronic heart failure of the European Society of Cardiology (ESC) With the special contribution of the Heart Failure Association (HFA) of the ESC. European Heart Journal. 2023;44(37):3627–39, https://doi.org/10.1093/eurheartj/ehad195.

SEC-Excelente-Asistencia Ventricular Mecánica. Secardiologia.es. Recuperado el 19 de enero de 2023, de https://secardiologia.es/images/SEC-Excelente/AVMProcedimientoFinal.pdf

Vahanian A, Beyersdorf F, Praz F, et al. 2021 ESC/EACTS Guidelines for the management of valvular heart disease: Developed by the Task Force for the management of valvular heart disease of the European Society of Cardiology (ESC) and the European Association for Cardio-Thoracic Surgery (EACTS). European Heart Journal. 2022;43(7): 561–632. https://doi.org/10.1093/eurheartj/ehab395.

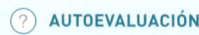

AUTOEVALUACIÓN

Posquirúrgicos de cirugía torácica y abdominal

7

I. Solchaga Sánchez, R. Sevilla Bayón y P. Benito Saz

PUNTOS CLAVE

- En los últimos años, la edad y las comorbilidades asociadas de la población quirúrgica han aumentado, así como la complejidad de las intervenciones a las que son sometidos los pacientes.
- Un porcentaje importante de los pacientes quirúrgicos necesitarán ingreso en la UCI por el riesgo de la cirugía o por las complicaciones asociadas.
- La atención postoperatoria en la UCI después de un procedimiento de alto riesgo quirúrgico permite un reconocimiento precoz y un mejor manejo de las complicaciones posoperatorias, reduciendo así la morbilidad y mortalidad a largo plazo.
- Los programas ERAS son protocolos multidisciplinares que engloban estrategias para reducir el estrés secundario a una cirugía y mejorar la recuperación funcional, disminuyendo las complicaciones perioperatorias, la estancia hospitalaria y los costes.

INTRODUCCIÓN

Los pacientes quirúrgicos de alto riesgo continúan siendo una proporción sustancial de las admisiones en la UCI en la mayoría de los países desarrollados. Esto se debe a que la edad media de los pacientes sometidos a una intervención quirúrgica ha aumentado sustancialmente en los últimos años, al igual que la presencia de comorbilidades asociadas a esta población y la realización de cirugías cada vez más complejas. Se estima que el porcentaje de pacientes que pueden llegar a necesitar ingreso en Unidades de Cuidados Intensivos (UCI) puede superar el 10% de todas las cirugías.

Entre las comorbilidades más frecuentemente asociadas a la población quirúrgica están la hipertensión arterial, proceso oncológico, enfermedad pulmonar obstructiva crónica (EPOC) o diabetes mellitus. Otras patologías, como enfermedad renal crónica, insuficiencia cardíaca congestiva, enfermedad valvular cardíaca y enfermedad vascular periférica, son factores de riesgo asociados a complicaciones perioperatorias e ingresos no previstos en UCI tras una intervención.

El ingreso en UCI del paciente posquirúrgico depende de varios factores: procedimientos de alto riesgo, pacientes de alto riesgo por la presencia de comorbilidades, aparición de complicaciones no previstas intra o posoperatorias y la logística propia de cada centro hospitalario.

La atención postoperatoria en una UCI después de un procedimiento de alto riesgo quirúrgico facilita el reconocimiento y el manejo correcto de las complicaciones posoperatorias, reduciendo así la morbilidad y mortalidad a largo plazo.

CIRUGÍA ABDOMINAL

La cirugía de la cavidad abdominal comprende las especialidades de Cirugía general y del Aparato digestivo, Ginecología, Urología y Cirugía Vascular. Suponen un porcentaje muy alto del total de intervenciones realizadas a diario en nuestros hospitales.

El riesgo asociado a la cirugía se basa en el riesgo de muerte por causa cardiovascular a los 30 días de la intervención, teniendo en cuenta solamente la intervención que se realiza, sin tener en cuenta las comorbilidades del paciente. Se dividen en bajo riesgo (< 1 % de riesgo de muerte), intermedio (1-5 %) o alto (> 5 %) (Tabla 7-1).

En general, aunque dependiendo de los recursos, la organización y protocolos propios de cada centro hospitalario, las cirugías de alto riesgo tienen indicación de ingreso programado en UCI para vigilancia posoperatoria. Entre ellas, por su riesgo, complejidad y principales complicaciones destacamos las siguientes:

Tabla 7-1. Riesgo quirúrgico según el tipo de intervención

Bajo riesgo (< 1 %)	Riesgo intermedio (1-5 %)	Alto riesgo (> 5 %)
• Cirugía menor • Mama o ginecología • Dental • Tiroides • Ocular • Reconstructiva • Carotídea asintomática • Ortopédica menor • Urología menor	• Intraperitoneal • Carotídea sintomática • Vascular periférica • Reparación de aneurisma endovascular • Cabeza y cuello • Neurológica y ortopédica mayor • Urológica o ginecológica menor • Trasplante renal • Cirugía torácica no mayor	• Cirugía aórtica y vascular mayor • Revascularización abierta de miembros, amputación o tromboembolectomía • Cirugía duodenopancreática • Cirugía hepática o de vías biliares • Esofagctomía • Cirugía de perforación intestinal • Resección adrenal • Cistectomía radical • Neumonectomía • Trasplante hepático

- Esofagectomía: se realiza fundamentalmente para el tratamiento del cáncer de esófago. Es una cirugía con una elevada incidencia de complicaciones (hasta el 60%) y un riesgo de mortalidad de hasta el 20% en algunas series. Su abordaje quirúrgico puede ser abdominal, torácico o combinado, tanto abierto como laparoscópico y/o toracoscópico. Las complicaciones más frecuentes asociadas a esta cirugía son las respiratorias (neumonía, derrame pleural, distrés respiratorio e intubación prolongada), cardíacas, desarrollo de fístulas, tromboembolismo pulmonar, sepsis y otras complicaciones infecciosas.

- Resección hepática mayor. Es la resección de tres o más segmentos hepáticos y conlleva una alta tasa de complicaciones (4-45%) y de mortalidad (hasta del 9%). Las complicaciones más frecuentemente asociadas son hemorragia significativa, insuficiencia hepática, fuga biliar y complicaciones respiratorias.

- Cirugía citorreductora: está indicada en el tratamiento quirúrgico de tumores abdominales localmente avanzados o asociados a carcinomatosis peritoneal, pudiendo incluir la administración de quimioterapia intraoperatoria hipertérmica (HIPEC). Entre las principales complicaciones posoperatorias están las respiratorias (hasta del 16%, principalmente, por derrame pleural y neumonía), dehiscencia de anastomosis, íleo paralítico, toxicidad hematológica secundaria a la HIPEC, insuficiencia renal (2-4%), enfermedad tromboembólica venosa (4%) y complicaciones infecciosas.

- Duodenopancreatectomía cefálica: es el tratamiento quirúrgico de los adenocarcinomas de páncreas resecables, y alcanza una incidencia de complicaciones de hasta el 60%. Entre ellas, las más frecuentes son íleo paralítico y retraso en el vaciamiento gástrico, dehiscencia de sutura de anastomosis, fístula pancreática o biliar, hemorragia significativa e infección de herida quirúrgica e intraabdominal.

- Tratamiento quirúrgico del aneurisma de aorta abdominal: puede realizarse mediante abordaje abierto o endovascular (EVAR), en auge en los últimos años y que presenta menor tasa de complicaciones y mortalidad que la reparación abierta, que puede alcanzar el 4% a los 30 días. Las principales complicaciones tras la cirugía electiva abierta son cardíacas (arritmias e isquemia miocárdica), neumonía, fracaso renal agudo, sangrado significativo, infección de herida quirúrgica e isquemia intestinal y de miembros inferiores.

- Trasplante hepático: se realiza en pacientes con cirrosis descompensada (7 puntos en la clasificación Child-Pugh y una puntuación > 10 en el sistema MELD [*Model for End-stage Liver Disease*]), insuficiencia hepática aguda grave o tumores hepáticos. Actualmente, la supervivencia de los trasplantados hepáticos supera el 90% al año. Es una cirugía que asocia una elevada tasa de complicaciones posoperatorias, entre las que destacan las respiratorias, relacionadas con el injerto (rechazo, sangrado, anastomosis), fracaso renal agudo, alteraciones cardiovasculares, etcétera.

Vías de acceso a la cavidad abdominal

El abordaje de la cavidad abdominal puede realizarse mediante cirugía abierta o laparoscópica (**Fig. 7-1**). El tipo de incisión quirúrgica que se realiza tiene impacto en la recuperación del paciente, dolor posoperatorio y aparición de complicaciones.

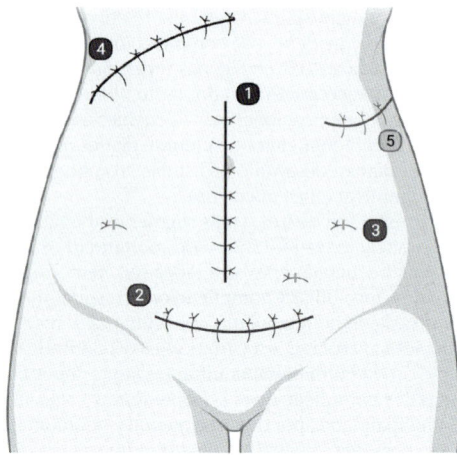

Figura 7-1. Vías de acceso a la cavidad abdominal. **1.** Laparotomía vertical. **2.** Laparotomía transversal tipo Pfannenstiel. **3.** Laparoscopia. **4.** Laparoscopia subcostal. **5.** Lumbotomía.

Las laparotomías verticales (supraumbilical, infraumbilical o xifopúbica) son las más comunes y también las más dolorosas; disminuyen la función respiratoria en mayor grado que las transversales y que el abordaje mínimamente invasivo. La laparoscopia consiste en realizar pequeñas incisiones por las que se introducen trócares. Permiten el acceso a la cavidad abdominal y la visualización mediante una lente óptica. En los últimos años, y cada vez con mayor frecuencia, la cirugía laparoscópica ha ido desplazando a la cirugía abierta. Ha demostrado disminuir el traumatismo sobre la pared abdominal, la tasa de dolor posoperatorio y reducción en las complicaciones infecciosas, hemorrágicas, evisceraciones, etcétera.

CIRUGÍA TORÁCICA

La cirugía torácica es una especialidad en la que se llevan a cabo distintos procedimientos sobre las estructuras del tórax, de alta complejidad y por diferentes vías de abordaje. En general, los pacientes que se someten a este tipo de cirugías, especialmente la que conlleva resección pulmonar, tienen comorbilidades importantes tanto a nivel respiratorio como cardiovascular.

La cirugía torácica favorece, por múltiples razones, la aparición de complicaciones respiratorias y cardíacas, añadidas a las inherentes a la técnica quirúrgica. Actualmente, la mortalidad se estima inferior al 2 %, con una incidencia de complicaciones pulmonares cercana al 20 %. Esta incidencia ha disminuido de forma importante en los últimos años por la implementación de técnicas quirúrgicas mínimamente invasivas y de los programas de rehabilitación multimodal.

La neumonectomía es una cirugía de alto riesgo, que requiere ingreso programado en UCI para el posoperatorio inmediato. Su mortalidad ronda el 5 % y la morbilidad puede alcanzar el 60 %. Entre las complicaciones más frecuentes están las cardiovasculares (arritmias, fundamentalmente, las supraventriculares, hasta en el 25 % de los pacientes, isquemia miocárdica, herniación cardíaca e hipertensión pulmonar), respiratorias (15-45 %, neumonía, síndrome de distrés respiratorio agudo, empiema, fístula broncopleural) y hemorragia significativa (1-4 %).

Similares complicaciones pueden aparecer en el resto de las cirugías que conllevan resección pulmonar, como lobectomías, segmentectomías o resecciones atípicas, aunque en menor porcentaje.

Vías de acceso a la cavidad torácica

El tórax y el mediastino pueden abordarse por vía abierta o toracoscópica (Fig. 7-2). La toracotomía posterolateral es una incisión amplia que conlleva una lesión muscular y de partes blandas no despreciable y, por lo tanto, aumenta el dolor y el tiempo de recuperación respecto a las técnicas menos invasivas. La esternotomía media es ampliamente utilizada en cirugía cardíaca y para la resección de masas mediastínicas anteriores y timectomía. La videotoracoscopia o cirugía torácica asistida por vídeo (VATS) es una técnica mínimamente invasiva y con gran auge en los últimos años. Sus principales beneficios son menor lesión de los tejidos, menor incidencia de complicaciones (neumonía, fibrilación auricular, etc.), menor intensidad de dolor posoperatorio, recuperación más rápida, menor estancia hospitalaria y mejor resultado estético en comparación con los abordajes abiertos.

PROGRAMAS ERAS

Los programas de recuperación intensificada ERAS (*Enhanced Recovery After Surgery*) son programas multidisciplinares que engloban una serie de medidas y

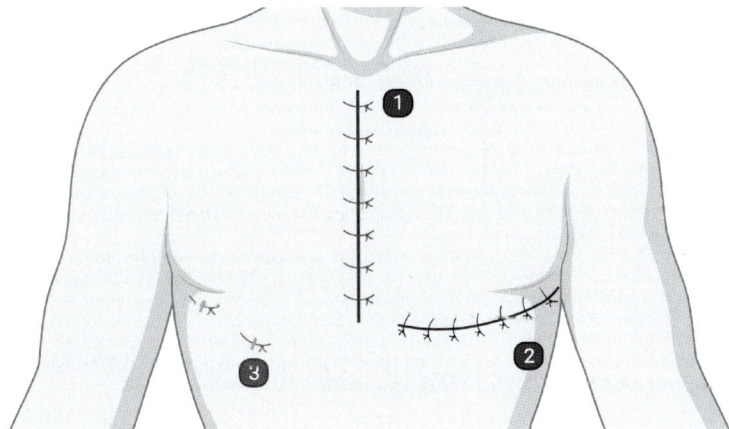

Figura 7-2. Vías de acceso a la cavidad torácica. 1. Esternotomía media. 2. Toracotomía posterolateral. 3. Videotoracoscopia.

estrategias con evidencia para reducir el estrés secundario a una cirugía y mejorar la recuperación funcional, disminuyendo así las complicaciones perioperatorias, la estancia hospitalaria y los costes. Fueron inicialmente aplicados en la cirugía colorrectal y, dados los buenos resultados, han ido posteriormente incorporándose a otras especialidades quirúrgicas.

Los protocolos ERAS tienen recomendaciones específicas para cada especialidad quirúrgica y medidas generales comunes que se resumen en la tabla 7-2.

Tabla 7-2. Resumen de las medidas englobadas en los programas ERAS

Fase preoperatoria	Fase intraoperatoria	Fase posoperatoria
• Información y educación del paciente • Optimización nutricional • Prehabilitación • Tratamiento de la anemia • Tromboprofilaxis • Ayuno preoperatorio y sobrecarga de carbohidratos 2 horas antes de la cirugía	• Cirugía mínimamente invasiva • Anestesia combinada • Evitar la sobrecarga hídrica • Profilaxis antibiótica • Prevención de la hipotermia • Prevención de náuseas y vómitos posoperatorios	• Movilización precoz • Retirada precoz de drenajes, catéteres y sondas • Tolerancia oral temprana • Control del dolor, evitar opioides

BIBLIOGRAFÍA

Batchelor TJ, Rasburn NJ, Abdelnour-Berchtold E, et al. Guidelines for enhanced recovery after lung surgery: recommendations of the Enhanced Recovery After Surgery (ERAS®) Society and the European Society of Thoracic Surgeons (ESTS). Eur J Cardiothorac Surg. 2019;55(1):91-115. doi: 10.1093/ejcts/ezy301. PMID: 30304509.

Chaikof EL, Dalman RL, Eskandari MK, et al. The Society for Vascular Surgery practice guidelines on the care of patients with an abdominal aortic aneurysm. J Vasc Surg. 2018;67(1):2–77.e2. doi:10.1016/j.jvs.2017.10.044.

Granell-Gil M, Murcia-Anaya M, Sevilla S, et al. Clinical guide to perioperative management for videothoracoscopy lung resection (Section of Cardiac, Vascular and Thoracic Anesthesia, SEDAR; Spanish Society of Thoracic Surgery, SECT; Spanish Society of Physiotherapy). Rev Esp Anestesiol Reanim (Engl Ed). 2022;69(5):266-301. doi: 10.1016/j.redare.2021.03.015. PMID: 35610172.

Jin S, Fu Q, Wuyun G, et al. Management of post-hepatectomy complications. World J Gastroenterol. 2013;19(44):7983-91. doi: 10.3748/wjg.v19.i44.7983. PMID: 24307791.

Mehta SS, Gelli M, Agarwal D, et al. Complications of Cytoreductive Surgery and HIPEC in the Treatment of Peritoneal Metastases. Indian J Surg Oncol. 2016;7(2):225-9. doi: 10.1007/s13193-016-0504-6. Epub 2016 Feb 10. PMID: 27065713; PMCID: PMC4818615.

Zampieri FG, Lone NI, Bagshaw SM. Admission to intensive care unit after major surgery. Intensive Care Med. 2023;49(5):575–8. doi: 10.1007/s00134-023-07026-7.

 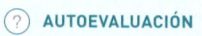
AUTOEVALUACIÓN

Politraumatismos

8

A. Calvo García, S. Ramos Cerro e I. Solchaga Sánchez

PUNTOS CLAVE

- La morbimortalidad del traumatismo grave es actualmente una pandemia global, parcialmente evitable si se mejora la atención de estos pacientes.
- La atención interdisciplinar eficaz del paciente politraumatizado ha demostrado disminuir la morbimortalidad y el tiempo de ingreso el hospital, y culmina con la estabilización completa del paciente tras el tratamiento definitivo de sus lesiones, lo que permitirá en el futuro su reinserción a la vida laboral y social.
- El médico rehabilitador debe conocer el tipo y la gravedad de las lesiones de los diferentes órganos y sistemas afectados, así como el impacto de las intervenciones quirúrgicas realizadas, para planificar el abordaje rehabilitador.

INTRODUCCIÓN

El paciente politraumatizado (PLT) o con enfermedad traumática grave (ETG) es aquel que presenta lesiones traumáticas que afectan a dos o más regiones corporales, órganos o sistemas, una de las cuales, al menos, puede comprometer su vida.

La ETG es la primera causa de morbilidad, mortalidad y discapacidad en pacientes entre 10 y 40 años. Su pronóstico depende de varios factores: mecanismo lesional, patrón de las lesiones, edad, y precocidad y eficacia de los tratamientos administrados. La mortalidad del traumatismo grave parece seguir un patrón unimodal o bimodal. El fallecimiento temprano (en minutos u horas) suele producirse por daño neurológico, seguido de la exanguinación por lesiones abdominales o torácicas, mientras que los pacientes que mueren más tardíamente (en días o semanas) lo hacen por síndrome de disfunción multiorgánica (SDMO).

De acuerdo con los datos aportados por el Registro Nacional de Trauma Grave en UCI (RETRAUCI), realizado en 2012-2015, el PLT prototipo en nuestro medio es un varón de mediana edad con traumatismo cerrado por accidente de tráfico, caída causal o precipitación, que presenta principalmente traumatismo craneoencefálico (TCE) y torácico. El 75 % ingresan en UCI, consumiendo una cantidad

53

importante de recursos. Hasta el 37,2% necesita una intervención quirúrgica urgente y el 24%, no urgente. El 69,5% necesita VMI, de los cuales, 1 de cada 4 posteriormente precisa una traqueostomía. Si bien la mortalidad es relativamente baja (16%), la estancia es prolongada: 5 días en la UCI (3-13 días) y 9 días en el hospital (5-19 días).

ESCALAS DE VALORACIÓN DE LA GRAVEDAD DEL TRAUMATISMO

Se han desarrollado diferentes escalas con el objetivo de identificar a los pacientes con mayor riesgo de fallecer y estandarizar la evaluación de la gravedad del traumatismo: escalas anatómicas [*Abbreviated Injury Scale (AIS), Injury Severity Score (ISS), New Injury Severity Score (NISS)*], escalas fisiológicas [*Glasgow Coma Scale (GCS), Revised Trauma Score (RTS)*] o ambas [*Trauma and Injury Severity Score (TRISS)*]. A pesar de que todavía no existe una escala ideal para apoyar la toma de decisiones, universalmente se define como traumatismo grave aquel con un ISS ≥ 16, con una probabilidad de mortalidad aproximada del 15%.

ASISTENCIA INICIAL DEL TRAUMATISMO GRAVE

Evaluación primaria

Según las guías de ATLS (*Advanced Trauma Life Support*), en el momento del contacto con el paciente se debe realizar una valoración rápida y estructurada, definida como "ABCDE". Esta secuencia prioriza el tratamiento de las posibles lesiones amenazantes (vía área no permeable, hipoxemia y *shock* hemorrágico) de la **A** (*Airway* o vía aérea con control cervical) sobre la **B** (*Breathing* o ventilación y respiración) y la **C** (*Circulation* o circulación con control de la hemorragia), evaluando posteriormente la **D** (*Disability* o déficit neurológico) y la **E** (*Exposure* o exposición y control ambiental). Así mismo, durante la valoración primaria se realiza la reanimación inicial del paciente y se solicitan pruebas de laboratorio (analítica completa, gasometría, tests viscoelásticos y tóxicos) y de imagen (radiografías de tórax y pelvis, y ecografía), dirigidas al despistaje del foco de inestabilidad hemodinámica.

Evaluación secundaria

Al finalizar la evaluación primaria y reanimación inicial, si el paciente permanece estable hemodinámicamente, se realiza una evaluación secundaria que consiste en una anamnesis dirigida, así como en la búsqueda sistemática de las lesiones por aparatos y sistemas. Las lesiones más frecuentes son hemorragia subaracnoidea, hematoma subdural, fractura de la base del cráneo, fracturas costales múltiples, neumotórax, contusión pulmonar y fractura de apófisis transversas. Según el mecanismo lesional, existen lesiones que se asocian a un determinado patrón (**Tabla 8-1**).

Tabla 8-1. Mecanismos y patrones lesionales sospechados

Mecanismo lesional	Patrón lesional
Atropello	TCE, rotura aórtica, lesión visceral abdominal, fracturas y/o amputación de extremidades inferiores
Colisión automóvil	Traumatismo múltiple, TCE, lesión en tórax (hemo-neumotórax, fracturas costales, lesión cardíaca), abdomen (pelvis, bazo, hígado), fracturas de la columna dorsolumbar ± lesión medular, amputación de miembros
Accidente de moto o bicicleta	Lesiones faciales, TCE, fracturas de extremidades superiores, lesiones de las viscerales abdominales
Precipitación	Traumatismo múltiple, TCE, lesión visceral abdominal, fracturas de extremidades superiores e inferiores (calcáneos), pelvis y columna dorsolumbar

TCE: Traumatismo craneoencefálico

REANIMACIÓN Y CIRUGÍA DEL TRAUMATISMO GRAVE

Simultáneamente a la revisión primaria se debe realizar una reanimación de las funciones vitales y control del foco hemorrágico mediante hemostáticos, cirugía y/o radiología intervencionista. En los últimos años se ha propuesto un manejo de la ETG basado en el concepto de "control de daños" (CCD), que prioriza la administración de hemoderivados, la prevención y corrección del diamante letal (acidosis, coagulopatía, hipotermia e hipocalcemia), así como técnicas quirúrgicas breves e incompletas, reduciendo así el estrés adicional o "segundo golpe", ocasionado por las intervenciones terapéuticas.

De acuerdo con ello, se establece una secuencia de tratamiento de la ETG en tres etapas:

1ª Etapa. Selección del paciente y cirugía temporal para el control de la hemorragia y la contaminación: el CCD solo se limita a los pacientes que, tras la resucitación, se encuentran inestables hemodinámicamente o extremadamente graves. Las técnicas quirúrgicas vienen determinadas por el tipo de lesión, pero, en general, se incluyen como procedimientos de CCD: craniectomía descompresiva, drenaje torácico y pericárdico, toracotomía, laparotomía, empaquetamiento de compartimentos abdominales, amputaciones, colocación de fijadores externos, tracciones o angioembolización. En pacientes con riesgo de hipertensión intraabominal, al término de la cirugía inicial se suele dejar el abdomen abierto (bolsa de Bogotá o técnica de "sandwich" o vacuum pack).

2ª etapa. Restauración fisiológica en UCI: se deben aplicar los principios de la RCD (reanimación de control de daños). La RCD es un concepto vanguardista que incluye no solo lo inherente a la cirugía de control de que permita restaurar las funciones vitales (oxigenación, perfusión, transporte de oxígeno, temperatura, etc.) del paciente, sino también corregir las alteraciones del diamante letal, administrar antibioterapia y nutrición adecuada, entre otros.

3ª etapa. Reexploración, cirugía definitiva y reconstrucción: a las 24-72 horas de la cirugía inicial se debe volver a explorar al paciente para valorar el tratamiento definitivo de las lesiones, aunque, a veces, este puede retrasarse días o semanas, precisando varias revisiones quirúrgicas. Los procedimientos de cirugía definitiva incluyen lavado, resección y desbridamiento de tejidos contaminados o desvitalizados, reconstrucción del tránsito gastrointestinal y cierre de la pared abdominal. En cuanto a la fijación de fracturas de huesos mayores (fémur, pelvis, cotilo y columna), el tratamiento definitivo de pacientes inestables o extremadamente graves se debe realizar idealmente en las primeras 36 horas, si han respondido a la resucitación.

TIPOS DE TRAUMATISMOS

Traumatismo craneoencefálico (TCE)

El daño producido por el TCE incluye una lesión primaria o directa (contusión, hemorragia y/o fractura craneal), y un daño secundario por edema, hipoxia, hipertensión intracraneal (HTIC), isquemia cerebral y/o hidrocefalia, desencadenadas por la lesión primaria. El manejo en UCI comprende el control de la presión intracraneal, el mantenimiento de la presión de perfusión cerebral, así como cirugía en caso de hemorragias intracraneales y/o HTIC refractaria.

Traumatismo torácico

El traumatismo torácico puede lesionar cualquiera de las estructuras que constituyen el tórax: pared costal, pulmón, pleura y diafragma. Su presencia aumenta la morbimortalidad por insuficiencia respiratoria, neumonías, atelectasias, hemoptisis, neumotórax y/o hemotórax, entre otros. El tratamiento incluye un correcto control del dolor mediante analgesia intravenosa multimodal y/o analgesia regional (epidural o paravertebral), fisioterapia respiratoria precoz y humidificación para facilitar la movilización de secreciones. A veces, puede ser necesaria la inserción de un drenaje pleural, oxigenoterapia, presión positiva continua mediante cánulas nasales de alto flujo o ventilación mecánica no invasiva, reservándose la intubación y conexión a ventilación mecánica para los casos más graves.

Traumatismo abdominopélvico

Las lesiones abdominales de órganos sólidos pueden producir shock hemorrágico, mientras que las lesiones viscerales huecas se asocian con shock séptico por contaminación abdominal. El tratamiento de estos pacientes es complejo. Lo primero que debe hacerse es identificar a los pacientes que presentan indicación de laparotomía urgente: inestables hemodinámicamente con o sin eco-FAST (*Focu-*

sed *Abdominal Sonography for Trauma Scan*) positivo, peritonismo, evisceración, herida por arma blanca o empalamiento.

Las fracturas pélvicas suelen presentarse asociadas a otras lesiones abdominales. El manejo de estos pacientes se realiza en función de la estabilidad mecánica y hemodinámica de la pelvis. Las indicaciones de fijación externa temporal son las fracturas en las que el anillo se abre (Tile BI-BIII y C) y pacientes hemodinámicamente inestables, siempre que las lesiones óseas posteriores no se produzcan a nivel del íleon. A veces puede ser necesaria angioembolización.

Traumatismo musculoesquelético

Las lesiones frecuentemente asociadas a las extremidades incluyen fracturas óseas, amputaciones, luxaciones y lesiones vasculares. Se debe vigilar la aparición del síndrome compartimental en brazo, antebrazo y tibia, en cuyo caso se realizará una fasciotomía.

Traumatismo vertebromedular

El traumatismo vertebromedular puede afectar a todas las estructuras de la columna vertebral. Si existe lesión medular, esta puede ser completa o incompleta. Los síntomas varían, dependiendo de la localización de la lesión, lo que condiciona la necesidad de soporte hemodinámico y ventilatorio: dificultad respiratoria (cervical), disautonomía y shock medular (torácico) y disfunción de esfínteres (lumbosacro). Se recomienda cirugía de descompresión medular y/o fijación lo más precoz posible si existen déficits neurológicos, compresión medular o inestabilidad disco-ligamentaria grave. Tras la fase aguda pueden aparecer varias complicaciones, como úlceras por presión, edema de extremidades inferiores, enfermedad tromboembólica venosa, hipertonía, espasticidad, dolor neuropático, etcétera.

Traumatismo maxilofacial

El traumatismo maxilofacial puede suponer un riesgo vital en caso de obstrucción de la vía aérea y/o hemorragia grave, situaciones que obligan al aislamiento de la vía aérea mediante intubación orotraqueal o traqueotomía/cricotiroidotomía.

Quemaduras

El paciente quemado necesita una resucitación agresiva y prolongada durante los 3-4 primeros días, desbridamiento y cobertura de las quemaduras, nutrición temprana y prevención de infecciones. Los principales procedimientos quirúrgicos incluyen la escarotomía de quemaduras circunferenciales de tórax, abdomen y miembros, así como las fasciotomías. El momento ideal para la cirugía de desbridamiento suele ser entre el 3º y 7º día de ingreso, en varias sesiones, en las que solo se debe desbridar un 10-20 % de la superficie corporal total.

BIBLIOGRAFÍA

American College of Surgeons (633 N. Saint Clair). Advanced trauma life support, ATLS®,2018. Soporte vital avanzado en Trauma (10ª edición). ISBN 78-0-9968262-3-5.

Duque P, Piñeiro P, Varela JA. Manejo avanzado del paciente politraumatizado. Cuidados después de la primera hora. Madrid: Editorial Médica Panamericana, 2020. ISBN 978-84-9110-392-9.

Registro de Trauma en UCI (RETRAUCI). Epidemiología del traumatismo grave en España. Fase piloto n.d. https://www.medintensiva.org/es-pdf-S0210569115001710.

Rossaint R, Afshari A, Bouillon B, et al. The European guideline on management of major bleeding and coagulopathy following trauma: sixth edition. Crit Care. 2023;27(80). https://doi.org/10.1186/s13054-023-04327-7

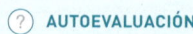

AUTOEVALUACIÓN

Equipo interdisciplinar en el manejo del paciente crítico: competencias profesionales

Introducción

9

A. Inocencio Sánchez y G. Rico Hernansanz

PUNTOS CLAVE

- La colaboración y coordinación entre los profesionales de una Unidad de Cuidados Críticos (UCC) es esencial en la atención del paciente crítico para abordar, no solo los aspectos clínicos, sino también los emocionales y sociales.
- El paciente y la familia deben ser el centro del sistema.
- Existen diferentes modelos de trabajo en equipo, siendo el interdisciplinar el más colaborativo y completo.
- En el paciente crítico, un adecuado trabajo en equipo es esencial para garantizar una atención integral, segura y efectiva, mejorando las posibilidades de recuperación del paciente y su bienestar general.

INTRODUCCIÓN

Los pacientes críticos suelen presentar procesos complejos y requerir una monitorización continua. Por esto, su atención no debe de ser proporcionada por un solo profesional, sino por un equipo de profesionales de la salud altamente capacitados para entornos especializados, cuyo objetivo es el de mejorar la supervivencia y la calidad de vida del paciente libre de discapacidad.

Además, se debe tener en cuenta otro integrante fundamental en estas situaciones: la familia, que desempeña un papel imprescindible. Una buena dinámica familiar, con participación y apoyo del enfermo es esencial para el bienestar del paciente y puede tener un impacto significativo en el proceso de recuperación. Este aspecto se desarrollará en el **capítulo 15**.

TRABAJO EN EQUIPO Y COMUNICACIÓN INTERPROFESIONAL

Dentro de las 10 estrategias descritas por Hodgson et al. para optimizar la movilización temprana y Rehabilitación en el paciente crítico, se encuentra la creación de equipos multidisciplinares y la promoción de una adecuada comunicación interprofesional.

Estos aspectos serán fundamentales para implementar un programa de Rehabilitación, el cual forma parte del paquete de medidas ABCDEF, que se reseñará en próximos capítulos. En este paquete, la multidisciplinariedad se considera un facilitador y las dificultades de comunicación, una barrera. De todo ello se deduce la importancia de desarrollar un trabajo en equipo coordinado, el cual cobra su máxima expresión en el modelo interdisciplinar, como se desarrollará más adelante.

MODELOS DE ATENCIÓN AL PACIENTE CRÍTICO

En la literatura se han descrito varios enfoques o posibles modelos de atención:

Interprofesional: un miembro del equipo es el proveedor principal o representante de los demás componentes del grupo y es quien presta servicios al paciente.

Multidisciplinar: cada especialidad trabaja de forma independiente para alcanzar sus objetivos concretos, a favor de un objetivo común mayor.

Interdisciplinar: es un modelo de trabajo colaborativo, conjunto y simultáneo de todas las especialidades que atienden al paciente.

En la tabla 9-1 se pueden consultar las características de cada uno de los modelos.

Actualmente, por su mayor evidencia, se está apostando por los equipos interdisciplinares. Se trata de grupos de profesionales de la salud que trabajan de manera colaborativa en la atención de las complejas necesidades médicas, emocionales y sociales de los pacientes que se encuentran en las UCC, emergencias o situaciones médicas de alta complejidad. Es lo que se ha denominado cuidados centrados en el paciente crítico y su familia (Fig. 9-1).

Tabla 9-1. Modelos de atención al paciente crítico		
INTERPROFESIONAL	**MULTIDISCIPLINAR**	**INTERDISCIPLINAR**
Interacción colaborativa	Interacción informal	Interacción informal + formal
	Valoración independiente	Valoración independiente o conjunta
	Trabajo en conjunto para un objetivo común, logrando objetivos concretos de manera independiente	Trabajo en conjunto para un objetivo en común, de manera colaborativa entre todos sus miembros
		Intercambio de información de manera simultánea

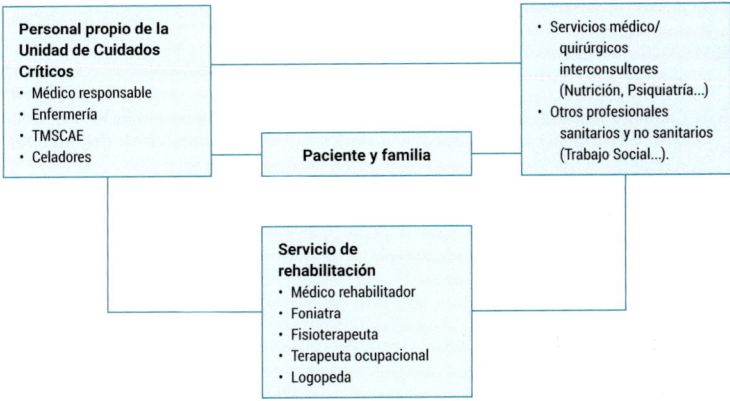

Figura 9-1. Componentes del equipo interdisciplinar en UCC.

El trabajo colaborativo interdisciplinar del equipo descrito en la UCC conlleva una mayor efectividad en los resultados y mayor satisfacción de los trabajadores, así como una mejora del clima laboral. Todos los miembros del equipo trabajan de forma coordinada en las distintas fases del proceso, estableciendo y revisando los objetivos consensuados.

De hecho, las rondas diarias por el equipo implicado forman parte de los indicadores de calidad asistencial del paciente crítico de la SEMICYUC (Sociedad Española de Medicina Intensiva Crítica y Unidades Coronarias), demostrando la disminución del riesgo de eventos adversos, facilitando el trabajo en equipo y mejorando la comunicación interprofesional.

En resumen, un adecuado trabajo en equipo en el cuidado del paciente crítico es esencial para garantizar una atención integral, segura y efectiva, mejorando las posibilidades de recuperación del paciente y su bienestar general.

BIBLIOGRAFÍA

Baggs JG. Interprofessional, Interdisciplinary, or Multidisciplinary? Am J Crit Care. 2022 Jan 1;31(1):7. doi: 10.4037/ajcc2022459. PMID: 34972841.

Behm J, Gray IN. Interdisciplinary Rehabilitation Teams. In: Mauk K (Editor). Rehabilitation Nursing: A Contemporary Approach to Practice. Sudbury, MA, USA: Jones & Bartlett Learning; 2012: 51–61.

Gutiérrez Bezón C, Jiménez Rojas, A. I. Corregidor Sánchez. El equipo interdisciplinar: Tratado de Geriatría para residentes. Capítulo 7: 89-93.

Hodgson CL, Schaller SJ, Nydahl P, et al. Ten strategies to optimize early mobilization and rehabilitation in intensive care. Crit Care. 2021 Sep 3;25(1):324. doi. 10.1186/s13054-021-03741-z. PMID: 34479621; PMCID: PMC8414658.

Körner M. Interprofessional Teamwork in Medical Rehabilitation: A Comparison of Multidisciplinary and Interdisciplinary Team Approach. Clin Rehabil. 2010;24(8):745-55.

Moraes FDS, Marengo LL, Moura MDG, et al. ABCDE and ABCDEF care bundles: A systematic review of the implementation process in intensive care units. Medicine (Baltimore).

2022;101(25):e29499. doi: 10.1097/MD.0000000000029499. PMID: 35758388; PMCID: PMC9276239.

SEMICYUC: Indicadores de calidad del enfermo crítico. [Citado el 27 de mayo de 2024]. Disponible en: https://semicyuc.org/wp-content/uploads/2018/10/indicadoresdecalidad2017_semicyuc_spa-1.pdf.

Tang-Candiotti R, De la Cerna-Luna R, et al. Implementación de un Programa Interdisciplinario de Medicina Física y Rehabilitación en la UCI. Octubre, 2020. doi: 10.6084/m9.figshare.13077944.

White MJ, Gutierrez, A, McLaughlin C, et al. A Pilot for Understanding Interdisciplinary Teams in Rehabilitation Practice. Rehabilitation Nursing. 2013;38:142–52.

(?) **AUTOEVALUACIÓN**

Médico responsable de la unidad de críticos

10

E. López Gil, M. Power Esteban y A. Calvo García

PUNTOS CLAVE

- Las unidades de cuidados críticos (UCC) son servicios de carácter polivalente, donde se trata a pacientes con disfunción de uno o varios órganos o sistemas, lo que representa una amenaza para la vida, pero que son susceptibles de recuperación.
- Los especialistas que ejercen en dichas unidades necesitan conocimientos, habilidades y actitudes propias del nivel asistencial especializado y complejo que precisan los pacientes gravemente enfermos en un sistema de atención progresiva.
- Las competencias transversales más relevantes en el desarrollo profesional del médico responsable de las UCC son: trabajo en equipo, liderazgo, comunicarse con eficacia, humanizar la atención y el cuidado, tener autocontrol y resistencia al estrés, así como escuchar, conocer y entender al paciente y a su entorno.

INTRODUCCIÓN

Las Unidades de Cuidados Críticos (UCC) son servicios de carácter polivalente, que funcionan en íntima relación con los demás servicios hospitalarios y del Área de Salud para tratar a pacientes cuyo denominador común es una situación crítica, ya sea actual o potencial. Dichos pacientes presentan una disfunción de uno o varios órganos o sistemas que representan una amenaza para la vida, pero que son susceptibles de recuperación. Por tanto, en dichas unidades se tratan pacientes con diferentes patologías, tanto médicas como quirúrgicas, que precisan un tratamiento determinado, cuya frecuencia de aplicación, requerimientos en personal y tecnología está muy por encima de los ofertados en áreas de hospitalización convencional.

Los especialistas que ejercen en dichas unidades deben tener conocimientos, habilidades y actitudes propias del nivel asistencial especializado y complejo que precisan los pacientes gravemente enfermos en un sistema de atención progresiva. Generalmente, son los médicos intensivistas (Unidad de Medicina Intensiva) o los intensivistas anestesistas (Unidad de Cuidados Críticos de Anestesia) los que dan soporte en estas unidades.

REQUISITOS

Básicos

- Título de Licenciado o Grado en Medicina y Cirugía.
- En España se exige la Especialidad en Medicina Intensiva o Anestesiología y Reanimación: MIR o titulación equivalente expedida por el Ministerio de Educación y Formación profesional o departamento ministerial competente. Consta de 5 años de formación en caso de Intensivos y 4 años de formación en caso de Anestesiología. En el caso de titulaciones obtenidas en el extranjero se deberá estar en posesión de la credencial que acredite su homologación y/o reconocimiento del departamento ministerial competente o en condiciones de poder obtenerla.

Valorables

- Se considera recomendable una Experiencia y Formación acreditada de al menos 6 meses en Unidades de Cuidados Críticos en los 2 últimos años, incluyendo la experiencia adquirida durante el periodo de residencia.

COMPETENCIAS TÉCNICAS DE ACTUACIÓN CLÍNICA ESPECÍFICA EN EL PACIENTE CRÍTICO

Las competencias necesarias para la práctica de medicina intensiva y la atención de pacientes críticos han sido estudiadas en todo el mundo. En Europa, la colaboración de CoBaTriCE (*Collaboration, Competency Based Training in Intensive Care Medicine*) es un acuerdo internacional con amplia participación de países europeos, cuyo objetivo es determinar el estándar común mínimo de competencias clínicas de un especialista de las unidades de críticos. Incluye 12 dominios más un apartado de ciencias básicas (Anatomía, Fisiología y Bioquímica, Farmacología, Mediciones Físicas y Clínicas y Métodos de Investigación).

Por tanto, en el ámbito del paciente crítico, el Facultativo Especialista en Medicina Intensiva o Anestesiología y Reanimación deberá ser capaz de manejar los siguientes dominios:

Resucitación y manejo inicial del paciente grave

- Saber adoptar un enfoque estructurado y oportuno para el reconocimiento, evaluación y estabilización del paciente grave con fisiología disfuncional.
- Conocer el manejo de:
  - La resucitación cardiopulmonar.
  - El paciente tras su resucitación.
  - El paciente con traumatismo y/o quemado.
  - Víctimas múltiples.
- Saber seleccionar y priorizar de manera apropiada a los pacientes que requieran ingreso en la UCI.

Diagnóstico: evaluación investigación, monitorización e interpretación de los datos

- Obtener una adecuada historia clínica y exploración física del paciente crítico.
- Realizar e interpretar los estudios oportunos y apropiados, con un adecuado diagnóstico diferencial. Entre los estudios destacan: ecocardiografías transtorácicas y transesofágicas, electrocardiogramas, radiografías de tórax, análisis de muestras microbiológicas y de muestras de gasometría.

Manejo de la enfermedad

- Conocer el manejo del paciente crítico con enfermedades agudas específicas, identificando las implicaciones de las enfermedades crónicas y la comorbilidad en el paciente agudo grave.

Intervenciones terapéuticas/soporte orgánico en el fracaso multiorgánico o de un solo órgano

- Ser capaces de prescribir tratamientos farmacológicos y no farmacológicos de manera segura: fluidos, hemoderivados, vasoactivos/inotrópicos y antimicrobianos, entre otros.
- Conocer el funcionamiento de los dispositivos de asistencia mecánica para soporte cardiovascular.
- Saber iniciar, manejar y retirar la ventilación mecánica invasiva y no invasiva, así como el tratamiento de reemplazo renal.
- Reconocer y manejar las alteraciones de electrolitos, glucosa y equilibrio ácido-base.
- Coordinar y proporcionar valoración y soporte nutricional.

Procedimientos prácticos

Mostrar conocimientos en los siguientes procedimientos y dispositivos:

- *Sistema respiratorio:* manejo de la vía aérea, usando los diversos dispositivos de administración de oxígeno, fibrobroncoscopio, traqueostomía percutánea y toracocentesis mediante drenaje torácico.
- *Sistema cardiovascular:* cateterización venosa periférica, central y cateterización arterial, haciendo uso de la ecografía para la localización vascular si se precisase, desfibrilación y cardioversión eléctrica, estimulación cardíaca con marcapasos, pericardiocentesis, y método para medir el gasto cardíaco y las variables hemodinámicas derivadas.
- *Sistema nervioso central:* punción lumbar (intradural/espinal) y administración de fármacos analgésicos a través de catéter epidural.
- *Sistema gastrointestinal y urinario:* sondas nasogástricas, sondas Sengstaken (o equivalentes), paracentesis abdominal y cateterización urinaria.

Atención perioperatoria

- Manejar el cuidado pre y postoperatorio del paciente quirúrgico, incluyendo el de alto riesgo (cirugía cardíaca, neurocirugía con craneotomía, trasplante de órgano sólido o traumatizado).

Confort y recuperación

- Saber identificar e intentar reducir las consecuencias físicas y psicosociales de las enfermedades críticas para los pacientes y sus familiares.
- Evaluar, prevenir y tratar el dolor y el delirio.

Atención a pacientes terminales

- Tener conocimientos sobre la discusión de la atención en enfermedades terminales con los pacientes y sus familiares o representantes legales.
- Manejar los cuidados paliativos de los pacientes críticos.
- Saber realizar pruebas de diagnóstico de muerte encefálica y manejar el soporte fisiológico del donante de órganos.

Atención pediátrica

- Reconocer al niño gravemente enfermo y el manejo inicial de emergencias pediátricas.

Transporte

- Saber transportar al paciente crítico y ventilado mecánicamente fuera de la UCC.

Seguridad del paciente y manejo de los sistemas de salud

- Identificar los riesgos ambientales y promover la seguridad para los pacientes y el personal.
- Identificar y reducir el riesgo de incidentes críticos y eventos adversos.

COMPETENCIAS TRANSVERSALES

Se consideran fundamentales las siguientes:

- Trabajo en equipo.
- Liderazgo.

- Comunicarse con eficacia.
- Escuchar, conocer y entender al paciente y a su entorno.
- Humanizar la atención y el cuidado.
- Tener autocontrol y resistencia al estrés.

BIBLIOGRAFÍA

Abizanda R, Perales N, de la Torre FJ. Humanización y aspectos éticos de la asistencia al paciente grave. Med. Intensiva 1994;18:67-8.

CoBaTrICE Collaboration [Corporate Author]. International standards for programmes of training in intensive care medicine in Europe. Intensive Care Med. 2011;37(3):385-93.

European Society of Anesthesiology (ESA). Education, 2019.

Guía de Formación de Especialistas. Madrid: Ministerio de Sanidad y Consumo, 1996.

Programa elaborado por la Comisión Nacional de la Especialidad de Medicina Intensiva y aprobado por la Secretaría de Estado de Universidades e Investigación del Ministerio de Educación y Ciencia por Resolución de fecha 25 de abril de 1996.

Roca J, Ruiz J, Fernández Mondéjar E, et al. Grupo PAEEC y Grupo de Planificación y Gestión. La medicina Intensiva ante los retos del siglo XXI. Estrategias de adaptación y cambio. Documento Sierra Nevada 1997. Med Intensiva. 1998;22:254-8.

Vázquez G, Esteban A, Tomasa A. La Medicina Intensiva en España. Una perspectiva histórica. Medicina Intensiva. 1987;11:429-31.

AUTOEVALUACIÓN

Médico rehabilitador

11

S. Esteban Román y A. Sánchez López

PUNTOS CLAVE

- Medicina Física y Rehabilitación es una especialidad médica que diagnostica, evalúa, previene y trata la discapacidad con el fin de facilitar, mantener o devolver el mayor grado de capacidad funcional e independencia posible a los pacientes.
- Como competencia técnica clínica prínceps, el médico rehabilitador debe demostrar conocimientos sobre la evaluación, exploración y diagnóstico de las distintas patologías que provoquen discapacidad, así como saber planificar, indicar y reevaluar las distintas terapias oportunas para la mejora funcional del paciente. Es, además, el coordinador del equipo propio de Rehabilitación.
- Las competencias transversales más relevantes en el desarrollo profesional del médico rehabilitador son las que se relacionan con el trabajo en equipo y la involucración del paciente y su familia en el proceso propio.

INTRODUCCIÓN

La Medicina Física y Rehabilitación (MFYR) es una especialidad médica que se ocupa de diagnosticar, evaluar, prevenir y tratar la discapacidad para poder facilitar, mantener o devolver el mayor grado de capacidad funcionalidad e independencia posible a los pacientes.

REQUISITOS

Básicos

- Título de Licenciado o Grado en Medicina.
- En España se exige la **Especialidad en Medicina Física y Rehabilitación (MYFR):** vía MIR o titulación equivalente expedida por el Ministerio de Educación y Formación profesional o departamento ministerial competente. Consta de 4 años de formación.

Valorables

- Se considera recomendable una Experiencia y Formación acreditada al menos 6 meses, en servicios de Medicina Física y Rehabilitación, con asistencia a pacientes hospitalizados en los 2 últimos años, incluyendo la experiencia adquirida durante el periodo de residencia.

COMPETENCIAS TÉCNICAS

De actuación clínica general

El Facultativo Especialista en Medicina Física y Rehabilitación deberá ser capaz de:

- Identificar los grados de discapacidad y dependencia en los distintos procesos patológicos y en cualquier momento de la vida.
- Tener conocimientos de la Clasificación Internacional del Funcionamiento, de la Discapacidad y de la Salud (CIF) de la OMS, como marco de referencia en la intervención (valoración y medidas de resultados tras la intervención, entre otros) en las diferentes patologías que pueden ocasionar discapacidad.
- Conocer la composición, roles y funcionamiento general del equipo multi-interdisciplinar de Rehabilitación que atiende al paciente.
- Realizar una evaluación general, exploración y diagnóstico de la patología rehabilitadora.
- Orientar el manejo, pautar y reevaluar las técnicas básicas empleadas en la valoración, prevención y rehabilitación de la persona con diversidad funcional, basándose en la metodología investigadora y en la evidencia científica.
- Demostrar sus conocimientos sobre la indicación y uso terapéutico de las distintas terapias de rehabilitación en las diferentes etapas de los procesos patológicos (fisioterapia, terapia ocupacional, logopedia, electroterapia y termoterapia, entre otras).
- Coordinar y gestionar el inicio, seguimiento y finalización de las terapias de rehabilitación (fisioterapia, terapia ocupacional y logopedia).
- Poseer conocimientos y habilidades para la indicación, prescripción y chequeo en ortesis, ayudas técnicas y prótesis.
- Realizar la indicación y el manejo general de las técnicas de tratamiento intervencionista.
- Gestionar los recursos bajo los criterios de calidad asistencial y seguridad del paciente.
- Realizar actividad docente e investigadora.
- Utilizar las herramientas técnicas necesarias para la prestación de la asistencia y el registro de esta.

De actuación clínica específica en el paciente crítico

El Facultativo Especialista en Medicina Física y Rehabilitación deberá ser capaz de:

- Demostrar sus conocimientos sobre las estrategias de prevención de secuelas potencialmente previsibles, así como perseguir una ergonomía adecuada en las distintas fases de la enfermedad.
- Fomentar la movilización precoz.
- Demostrar sus conocimientos en el ámbito de la Rehabilitación del paciente crítico en la valoración, diagnóstico, prevención y tratamientos de las distintas enfermedades que producen discapacidad, con el objetivo de devolver la mayor función posible al paciente.
- Saber diferenciar déficits funcionales secundarios a patología neurológica, deterioro funcional o síndrome de debilidad adquirida en UCI.
- Saber valorar, mediante escalas, las alteraciones en cada área del déficit funcional.
- Demostrar sus conocimientos sobre:
  - Escalas y técnicas instrumentales de exploración que miden la discapacidad, entre ellas, la asociada a la estancia en Unidades de Críticos.
  - Banderas rojas de seguridad en los tratamientos del paciente crítico.
  - Proceso de destete y su intervención rehabilitadora.
  - Aparatos específicos empleados en el proceso rehabilitador del paciente crítico.
- Saber realizar valoración, seguimiento funcional, indicación, reevaluación y diseño de un plan rehabilitador, mediante el establecimiento de objetivos terapéuticos realistas.
- Dirigir y coordinar el equipo propio de Rehabilitación.
- Demostrar sus conocimientos sobre las diversas opciones rehabilitadoras al alta de la Unidad de Críticos para la consecución de los objetivos funcionales.
- Informar a pacientes y familiares o cuidadores, con empoderamiento del proceso rehabilitador.

Médico Rehabilitador-Foniatra

La Foniatría es una subespecialización médica dentro de la especialidad de Medicina Física y Rehabilitación encargada de la prevención, diagnóstico y tratamiento de las alteraciones del lenguaje, el habla y la voz, como vehículos de la comunicación verbal, así como de los trastornos de la audición que inciden sobre ellas y los trastornos de la deglución.

Según los recursos disponibles, esta figura se integra en el mismo médico rehabilitador responsable de la Unidad de Críticos y, en otras, es una figura aparte.

El Facultativo Especialista en MFYR-Foniatría deberá saber realizar una valoración y pautar el tratamiento más oportuno en las siguientes patologías:

- Trastornos del lenguaje ya establecido, sensoriomotrices del habla, de fonación, de la fluidez verbal, de la audición, funcionales dentofaciales, que cursen con una disfunción en la deglución, en la respiración, en la tonalidad muscular de los órganos orofaciales y/o en el habla (dislalia), del desarrollo del lenguaje en niños y de la deglución y comunicación que desarrollan los pacientes ingresados en la UCI como consecuencia de patologías de base o por tratamientos e intervenciones usadas para preservar la vida.
- Alteraciones morfológicas de los órganos articulatorios (Disglosias).
- Laringectomía.

COMPETENCIAS TRANSVERSALES

La MFYR es una especialidad con un carácter eminentemente interdisciplinar, tanto dentro del propio equipo de rehabilitación, en el que ejerce de coordinador, como con el resto de los especialistas médicos y profesionales que atienden al paciente crítico (v. **Capítulo 9**).

Se consideran fundamentales las siguientes competencias: mentalidad de Servicio, trabajo en equipo, liderazgo, comunicarse con eficacia; escuchar, conocer y entender al paciente y a su entorno; facilitar la participación y respetar la autonomía del paciente; autocontrol y resistencia al estrés.

BIBLIOGRAFÍA

Catálogo de competencias del Servicio Madrileño de Salud (SERMAS). En: [https://saludanv.salud.madrid.org/gestion-por-competencias/Paginas/default.aspx].

Gómez Cruz JM, Caneiro González LT, Polo Amarante RA, et al. Clinical Practice Guidelines for Rehabilitation of Patients in critical Condition. Guía de práctica clínica para la rehabilitación del paciente en estado crítico. Revista Electrónica de las Ciencias Médicas en Cienfuegos. Medisur 2009;7(1)Suppl. ISSN:1727-897X.

Guía Formativa de la Especialidad de Medicina Física y Rehabilitación. Hospital Universitario Virgen de las Nieves de Granada. Servicio Andaluz de Salud. Edición 4, 2019. En: [https://www.huvv.es/sites/default/files/usuarios/admin/profesionales/guias_formativas/Guia%20Itinerario%20Formativo%20Residente%20Medicina%20F%C3%ADsica%20y%20Rehabilitaci%C3%B3n-2020.pdf].

Mapa de Competencias del SSCA. Médico/a Especialista en Medicina Física y Rehabilitación. Agencia de Calidad Sanitaria de Andalucía. Consejería de Salud. Abril 2015. En: [https://www.sspa.juntadeandalucia.es/agenciadecalidadsanitaria/archivo/ME-1-19-03-Manual-de-Competencias-M%C3%A9dico-Especialista-Rehabilitaci%C3%B3n.pdf].

McClelland DC. Testing for competence rather than for "intelligence". Am Psychol. 1973;28(1):1-14. doi: 10.1037/h0034092. PMID: 4684069.

ORDEN SCO/846/2008, de 14 de marzo, por la que se aprueba y publica el programa formativo de la especialidad de Medicina Física y Rehabilitación. BOE núm. 77. 29 marzo 2008.PAG 17966. En: [https://www.sanidad.gob.es/areas/profesionesSanitarias/formacionEspecializada/consejoNacional/docs/programaMedFisRehabilitacion.pdf[

Tang R, De la Cerna-Luna RR, Calderón A, et al. (2020). Implementación de un Programa Interdisciplinario de Medicina Física y Rehabilitación en la UCI. Figshare. Preprint. En: [https://doi.org/10.6084/m9.figshare.13077944.v13]

AUTOEVALUACIÓN

Enfermería y técnico medio sanitario en cuidados auxiliares de enfermería (TMSCAE) 12

C. Díez Sáenz, M. G. Sánchez Fernández y C. Sotillo Díaz

PUNTOS CLAVE

- El personal de enfermería que presta servicio en la UCI debe tener formación específica en Unidades de Cuidados Críticos (UCC), que le aporte un profundo conocimiento científico de los procesos fisiopatológicos de los pacientes y de las respuestas del paciente a la enfermedad.
- El personal de enfermería de la UCC debe estar familiarizado con una amplia gama de técnicas y procedimientos, y estar capacitado para la valoración y planificación de los cuidados de pacientes en situación crítica.
- La función del personal de enfermería es valorar, planificar y proporcionar cuidados de enfermería a los pacientes ingresados en la UCC y evaluar sus respuestas, y ante situaciones críticas, saber reconocerlas y tomar decisiones y medidas de forma independiente.
- Las competencias transversales de enfermería más destacables son el trabajo en equipo, la comunicación eficaz, escuchar, conocer y entender al paciente y a su entorno, facilitar la participación y respetar la autonomía del paciente.
- Los Técnicos Medios Sanitarios en Cuidados Auxiliares de Enfermería (TMSCAE), aunque no se les exige una preparación especial ni se requiere experiencia ni cualificación específica, desempeñan un papel fundamental en el cuidado diario del paciente y deben estar entrenados en el manejo del paciente crítico.

ENFERMERÍA

Introducción

El enfermero de Unidades de Cuidados Críticos (UCC) es un profesional con unas características específicas para el desempeño de su actividad, en situaciones de urgencia vital, lo que le hace estar formado en el manejo de las distintas patologías, dispositivos y técnicas, sin perder la esencia de la enfermería, que es el cuidado del paciente. En la actualidad no está reconocida la especialidad de "Enfermería de pacientes críticos", aunque es una realidad que debe tener unas competencias específicas.

Requisitos

Básicos

- Título de **Diplomado o Grado en Enfermería**.

Valorables

- Se considera recomendable una Experiencia y Formación acreditada de al menos **6 meses** con asistencia en servicios de UCC.

Competencias técnicas

De actuación clínica general

Según se detalla la Orden CIN/2134/2008, de 3 de julio, el enfermero debe tener conocimientos y capacidades para, entre otras competencias, ser capaz de:

- Conocer el trabajo colaborativo eficaz con otros actores del sector sanitario, incluida la participación en la formación práctica del personal sanitario (…), así como establecer una comunicación profesional completa, cooperando con el resto de los miembros del sector sanitario.
- Saber diagnosticar de forma independiente los cuidados de enfermería necesarios, utilizando para ello los conocimientos teóricos y clínicos, y para programar, organizar y administrar cuidados de enfermería al tratar a los pacientes (…), con el fin de mejorar la práctica profesional.
- Saber tomar medidas inmediatas de forma independiente para mantener la vida y aplicar medidas en situaciones de crisis y catástrofe.
- Tener conocimientos sobre los derechos y deberes del paciente.
- Ser capaz de forma independiente de:
  - Responsabilizar a las personas, familias y grupos de que desarrollen unos hábitos de vida sanos y de los cuidados de la propia salud (…).
  - Dar consejo e indicaciones y prestar apoyo a las personas que necesitan cuidados y a sus allegados.
  - Garantizar y analizar la calidad de los cuidados de enfermería y evaluarlos, mejorando la propia práctica profesional.

De actuación clínica específica en el paciente crítico

El enfermero de la UCC deberá ser capaz de:

- Valorar el riesgo y establecer las medidas adecuadas en relación con la seguridad del paciente.
- Conocer los aspectos relacionados con la medicación empleada en la UCC, así como su dispensación, preparación y administración.

- Tener conocimientos sobre el cuidado integral del paciente crítico, por ejemplo, valorar y registrar los signos y síntomas de un paciente crítico, realizar las intervenciones derivadas de dicha intervención, conocer el manejo de los distintos dispositivos y procedimientos propios de una UCC, así como de sus cuidados básicos, entre otros.
- Saber realizar las actividades necesarias para facilitar la continuidad asistencial y desarrollar las trasferencias entre profesionales de forma segura.
- Conocer estrategias para comunicarse de forma efectiva con el paciente crítico y con su familia.

Competencias transversales

Se consideran fundamentales las siguientes: mentalidad de Servicio, trabajo en equipo, comunicarse con eficacia, escuchar, conocer y entender al paciente y a su entorno; facilitar la participación y respetar la autonomía del paciente, así como tener autocontrol y resistencia al estrés.

TÉCNICO MEDIO SANITARIO EN CUIDADOS AUXILIARES DE ENFERMERÍA (TMSCAE)

Los TMSCAE merecen una mención especial en la UCC porque, aunque no se les exige una preparación especial ni se requiere experiencia ni cualificación específica, desempeñan un papel fundamental en el cuidado diario del paciente y deben estar entrenados en el manejo del paciente crítico. Realizan movilizaciones, aseo, uso de aparataje, preparación de material y asistencia en técnicas habituales en una unidad de estas características. Por ello, se recomienda el conocimiento del aparataje más utilizado, como ventiladores y monitores, entre otros.

BIBLIOGRAFÍA

All ICU Nurses Need These 8 Skills (Do You Have Them?). Daily Nurse. The pulse of nursing. 2022; Jan 31. Disponible en https://dailynurse.com/all-icu-nurses-need-these-8-skills-do-you-have-them/.

Grado de Enfermería UCM. Competencias. https: //www.ucm.es/gradoenfermeria/competencias

Comisión de Educación de la Federación Europea de Asociaciones Enfermeras de Cuidados Intensivos (2013): Waters D (Reino Unido), Kokko A (Finlandia), Strunk H (Alemania), et al. Competencias enfermeras según la EfCCNa para las enfermeras de cuidados intensivos en Europa (Federación Europea de Asociaciones de Enfermería de Cuidados Intensivos 2013). chrome-extension://efaidnbmnnnibpcajpcglclefindmkaj/https://seeiuc.org/wp-content/uploads/2017/10/competencias_enfermeras.pdf

HGUGM. Manual de competencias en enfermería.

ORDEN CIN/2134/2008, de 3 de julio, por la que se establecen los requisitos para la verificación de los títulos universitarios oficiales que habiliten para el ejercicio de la profesión de Enfermero. (Chrome-extension://efaidnbmnnnibpcajpcglclefindmkaj/https://www.boe.es/boe/dias/2008/07/19/pdfs/A31680-31683.pdf)

Orden CIN 2134/2010 de 3 de julio (BOE núm. 174, Sábado, 19 julio 2008 31681). chrome-extension://efaidnbmnnnibpcajpcglclefindmkaj/https://www.boe.es/boe/dias/2008/07/19/pdfs/A31680-31683.pdf

Real Decreto 546/1995, de 7 de abril, por el que se establece el título de Técnico en Cuidados Auxiliares de Enfermería y las correspondientes enseñanzas mínimas.

Real Decreto 581/2017, de 9 de junio, por el que se incorpora al ordenamiento jurídico español la Directiva 2013/55/UE del Parlamento Europeo y del Consejo, de 20 de noviembre de 2013, por la que se modifica la Directiva 2005/36/CE relativa al reconocimiento de cualificaciones profesionales y el

Reglamento (UE) n.º 1024/2012 relativo a la cooperación administrativa a través del Sistema de Información del Mercado Interior (Reglamento IMI). (chrome-extension://efaidnbmnnnibpcajpcglclefindmkaj/https://www.boe.es/buscar/pdf/2017/BOE-A-2017-6586-consolidado.pdf)

Resumes & Cover letters. ICU Nursing skills: definition and examples, written by indeed editorial team, updated July 2, 2024. https://www.indeed.com/career-advice/resumes-cover-letters/icu-nursing-skills

AUTOEVALUACIÓN

Terapeutas

M. García de Francisco, V. Rueda Villasante y P. Matthew Burnham

13

PUNTOS CLAVE

- La terapia ocupacional en la UCI es un conjunto de técnicas, que previene y mantiene la salud, favorece la restauración de la función, suple los déficits del paciente, y aumenta la independencia y la reinserción del individuo en los aspectos laboral, mental, físico y social.
- Las competencias específicas del logopeda en la UCI abarcan el manejo de las dificultades inherentes o adquiridas en relación con la voz, la deglución y la comunicación.
- La fisioterapia en la UCI se centra en el tratamiento, prevención y recuperación de problemas o alteraciones del movimiento y de la funcionalidad del cuerpo.

INTRODUCCIÓN

Se define la **terapia ocupacional** como el conjunto de técnicas, métodos y actuaciones, que, a través de actividades aplicadas con fines terapéuticos, previene y mantiene la salud, favorece la restauración de la función, suple los déficits invalidantes y valora los supuestos comportamentales y su significación profunda para conseguir la mayor independencia y reinserción posible del individuo en todos sus aspectos: laboral, mental, físico y social.

La **logopedia** se ocupa de la investigación, prevención, detección, evaluación, diagnóstico y tratamiento de todas las alteraciones que afectan a la audición, deglución, habla, comunicación, lenguaje, voz, y funciones orales no verbales en cualquier etapa de la vida.

Por su parte, la **fisioterapia** es una disciplina de la salud que se centra en el tratamiento, prevención y recuperación de problemas o alteraciones del movimiento y la funcionalidad del cuerpo.

REQUISITOS ACADÉMICOS Y EXPERIENCIA

Básicos

Los tres profesionales deben estar en posesión del título de grado o diplomatura universitaria.

Valorables

Es valiosa su formación y experiencia con pacientes de UCI y de planta de hospitalización durante 6 meses, al menos, en los 2 últimos años.

COMPETENCIAS TÉCNICAS

De actuación clínica general

- Capacidad de valoración del estado funcional del paciente desde su formación básica, considerando los aspectos físicos, psíquicos, sociales, comunicativos y laborales del mismo.
- Diseño y ejecución del plan de intervención terapéutica, atendiendo a objetivos comunes del equipo.
- Usar criterios de adecuación, validez y eficiencia, habilidades de resolución de problemas y razonamiento clínico, y herramientas terapéuticas propias que respeten la individualidad del paciente.
- Reconocimiento de signos de alarma que impliquen modular o suspender la intervención terapéutica en función de la respuesta.
- Intervención en los ámbitos de prevención, desarrollo y recuperación del paciente y adaptación de su entorno. Educación para la salud y promoción de la participación activa del paciente en su tratamiento cuando proceda.

Específicas de Terapia Ocupacional: elaboración de férulas y entrenamiento del paciente en productos de apoyo en las diferentes ABVD.

Específicas de Fisioterapia: empleo de métodos físicos, como ejercicios terapéuticos, técnicas manuales, termoterapia, crioterapia, electroterapia e hidroterapia, entre otros, para mejorar la movilidad, aliviar el dolor, corregir disfunciones físicas, prevenir discapacidades y promover la salud y el bienestar general; mostrar capacidad para instruir en ergonomía, pautas de ejercicio, cuidados posturales y recomendaciones para evitar recaídas.

De actuación clínica específica en el paciente crítico

Terapia ocupacional

- Colaborar en el tratamiento postural del paciente crítico para la prevención de úlceras y deformidades osteoarticulares.
- Confeccionar férulas y asesorar sobre productos de apoyo para fomentar y promover la autonomía del paciente.
- Entrenamiento de las ABVD, adaptándose al entorno y a las limitaciones de la UCI.
- Aplicación de escalas de valoración y técnicas de estimulación cognitiva y orientación a la realidad.

Logopedia

- Desarrollar intervenciones para la recuperación de la voz, el habla y la deglución segura, derivadas de la propia patología o de procedimientos en UCI, adaptando y entrenando tecnologías o sistemas de apoyo, si fuera necesario.
- Capacitar al paciente, a los familiares y al personal de la UCI en el manejo, maniobras y/o adaptaciones de la deglución en el paciente adulto hospitalizado.
- Facilitar una forma de comunicación verbal o no verbal funcional al paciente, que optimice su bienestar psicosocial y la toma de decisiones.

Fisioterapia

- Saber abordar los problemas respiratorios, con todas sus técnicas posibles, déficit motor y orientación temporo-espacial y personal.
- Demostrar conocimientos sobre parámetros y modos ventilatorios, lo que permite optimizar los tratamientos durante la fase de destete, y saber interpretar los sistemas de monitorización del paciente, empleados durante los tratamientos.
- Conocer el uso de los dispositivos de Rehabilitación en el paciente crítico (TENS, cicloergómetro, etc.).

COMPETENCIAS TRANSVERSALES

Se consideran fundamentales las siguientes: mentalidad del servicio, trabajo en equipo, comunicarse con eficacia, escuchar, conocer y entender al paciente y a su entorno, facilitar la participación y respetar la autonomía del paciente.

BIBLIOGRAFÍA

Asociación Profesional Española de Terapeutas Ocupacionales. Temario específico de terapia ocupacional. APETO, 2016.

Belli S, Prince I, Savio G, et al. Airway Clearance Techniques: The Right Choice for the Right Patient. Front Med (Lausanne). 2021 Feb 4;8:544826. doi: 10.3389/fmed.2021.544826. PMID: 33634144; PMCID: PMC7902008.

Berney S, Haines K, Denehy L. Physiotherapy in critical care in australia. Cardiopulm Phys Ther J. 2012 Mar; 23(1):19-25. PMID: 22807651; PMCID: PMC3286496.

Colegio Profesional de Terapeutas Ocupacionales de la Comunidad de Madrid. Guía clínica de intervención de terapia ocupacional en pacientes con COVID-19. COPTOCAM, 2020.

Gosselink R, Bott J, Johnson M, et al (2008). Physiotherapy for adult patients with critical illness: Recommendations of the European Respiratory Society and European Society of Intensive Care Medicine Task Force on Physiotherapy for Critically Ill Patients. Intensive Care Medicine.2008;34(7):1188-99. doi:10.1007/s00134-008-1026-7

Hanekom S, Louw Q, Coetzee A. The effectiveness of physical rehabilitation for patients admitted to an intensive care unit: A systematic review. Clinical Rehabilitation. 2012;26(12):1052-63. doi:10.1177/0269215512448254.

Kayambu G, Boots R, Paratz J. Physical therapy for the critically ill in the ICU: a systematic review and meta-analysis. Crit Care Med. 2013 Jun;41(6):1543-54. doi: 10.1097/CCM. 0b013e31827ca637. PMID: 23528802.

Likar R, Aroyo I, Bangert K, et al. Management of swallowing disorders in ICU patients - A multinational expert opinion. J Crit Care . 2024;79(154447):154447.

McRae J, Montgomery E, Garstang Z, et al. The role of speech and language therapists in the intensive care unit. J Intensive Care Soc. 2020;21(4):344–8.

Morris PE, Goad A, Thompson C, et al. Early intensive care unit mobility therapy in the treatment of acute respiratory failure. Crit Care Med. 2008;36(8):2238-43. doi: 10.1097/CCM.0b013e318180b90e. PMID: 18596631.

Needham DM, Korupolu R, Zanni JM, et al. Early physical medicine and rehabilitation for patients with acute respiratory failure: a quality improvement project. Arch Phys Med Rehabil. 2010;91(4):536-42. doi: 10.1016/j.apmr.2010.01.002. PMID: 20382284.

Parry SM, Puthucheary ZA. The Impact of Extended ICU Stays on Patients' Long-Term Outcomes. Critical Care Clinics. 2015;31(3):509-19. doi:10.1016/j.ccc.2015.03.010

Piñeiro J, Pérez-Pérez J, Vargas F, et al. Atención temprana en el contexto hospitalario. Madrid: Ediciones Pirámide, 2014. ISBN: 978-84-368-3143-6.

Rodríguez-Riaño L-J, Duarte-Valderrama A. Fonoaudiología/logopedia en cuidado intensivo: el valor de la comunicación, más allá de las alteraciones de deglución. Rev Logop Foniatr Audiol. 2018;38(2):84–91.

Servicio Madrileño de Salud. Catálogo de competencias. BVCM050882-2-21561012

Sommers J, Engelbert RH, Dettling-Ihnenfeldt D, et al. Physiotherapy in the intensive care unit: an evidence-based, expert driven, practical statement and rehabilitation recommendations. Clin Rehabil. 2015;29(11):1051-63. doi: 10.1177/0269215514567156. Epub 2015 Feb 13. PMID: 25681407; PMCID: PMC4607892.

Tisaire de Dios A, Ordóñez Miyar B. Guía de Intervención Logopédica en las Disfagias. Madrid: Editorial Sintesis, 2021. ISBN: 978-84-1357-115-7.

? AUTOEVALUACIÓN

Trabajo social

14

M. Lorente Williams, P. González Carbajo y P. Mangas Pérez

PUNTOS CLAVE

- El Trabajo Social en el ámbito de la salud tiene como misión mejorar la salud y la calidad de vida de las personas a las que atiende, poniendo a su disposición los recursos, servicios, técnicas y estrategias necesarias de la intervención social como proceso de apoyo a la continuidad asistencial en el proceso clínico en salud.
- La atención al paciente ingresado en una unidad de críticos ha de ser un *continuum* en el proceso de hospitalización. Se evaluarán de manera integral e integrada las necesidades del paciente y de la familia para asegurar todos los niveles de intervención que de este ingreso puedan deducirse.
- Es necesario contar con el Trabajo Social desde el inicio del proceso de hospitalización.

INTRODUCCIÓN

Para Amaya Ituarte (2020), el Trabajo Social Sanitario es "la actividad profesional de tipo clínico, que implica, por una parte, el diagnóstico psicosocial de la persona afectada como aportación al diagnóstico global y al plan de tratamiento y, por otra, el tratamiento (individual, familiar o grupal) de la problemática psicosocial que incide o está relacionada con el proceso de salud-enfermedad, siempre dentro de un contexto general de tratamiento y en el orden de objetivos de salud a conseguir".

Entendemos que la intervención de trabajo social ha de ser lo más temprana posible. De este modo, garantizamos el soporte, apoyo y contención emocional a la familia y mitigamos el estrés asociado a la incertidumbre y los temores que lleva aparejado el ingreso. También se asegura, en caso de que el paciente haya venido sin familia, la localización familiar y la correcta identificación.

Un buen acompañamiento familiar va a determinar el trabajo en planta y su posterior derivación, si procede, a los diferentes recursos de la red sanitaria, así como las valoraciones de discapacidad y/o dependencia que de estos procesos se puedan generar.

La intervención de trabajo social, por lo tanto, se inicia en un proceso de intervención en crisis, en el ingreso hospitalario en UCI y continúa con la planificación al alta en el ingreso en planta.

REQUISITOS

Básicos

• Título de Diplomado o Graduado en Trabajo Social.

Valorables

• Se considera recomendable una experiencia de al menos 6 meses y/o formación acreditada de 40 horas, al menos.

COMPETENCIAS TÉCNICAS

De actuación clínica general

El Itinerario Formativo basado en competencias de profesionales del Trabajo Social sanitario del Colegio Oficial de Trabajo Social de Madrid (2023) desglosa las competencias profesionales técnicas de la forma siguiente:

• Desempeñar sus actuaciones profesionales, reconociendo, valorando e integrando los diferentes factores del contexto y de la realidad social que afectan a las enfermedades de las personas, los grupos y las comunidades, bajo el marco político y legal vigente.
• Desarrollar intervenciones sociales en las dimensiones de prevención, promoción, atención y recuperación, fundamentadas en el análisis de aspectos sociales, económicos y culturales, y de las situaciones de salud que afectan a las personas, los grupos y las comunidades, desde una perspectiva de derechos.
• Identificar, analizar y evaluar los estados de funcionamiento de la salud de las personas, los grupos y las comunidades a partir de los criterios establecidos, aplicando los procesos, procedimientos y herramientas propias del contexto terapéutico y de otros sistemas que provean información para la toma de decisiones.
• Establecer y aplicar mecanismos orientados a la resolución de conflictos y a la conciliación de aspectos que intervienen en las problemáticas de salud de las personas, los grupos y las comunidades, desde una perspectiva de equidad y de convivencia ciudadana.
• Diseñar, aplicar y evaluar estrategias y procedimientos de intervención y seguimiento, a las acciones de promoción, prevención, diagnóstico social sanitario, tratamiento y rehabilitación desarrolladas con las personas, los grupos y las comunidades, que generen estados de salud y de bienestar a lo largo del ciclo vital.
• Responder de manera asertiva y oportuna a situaciones de emergencia y contextos de crisis que puedan afectar a la salud y a la integridad de las personas, los grupos y las comunidades, aplicando los procedimientos y protocolos adecuados.
• Participar en el diseño e implementación de programas y estrategias integrales de rehabilitación y de continuidad asistencial en coordinación con los demás

sistemas, con el objetivo de contribuir al restablecimiento de la salud de las personas, los grupos y las comunidades.

- Acompañar en el proceso crónico mediante una atención centrada en la persona, en cualquier nivel asistencial de intervención.

- Direccionar el trabajo colaborativo e interdisciplinar de los distintos equipos, con el fin de desarrollar intervenciones individualizadas en los procesos de duelo y final de vida, ofreciendo a los pacientes y familiares estados de calidad durante todas las etapas.

- Promover y orientar procesos participativos de la ciudadanía que lleven a la identificación e implementación de alternativas de solución a problemas sociales que afectan a las condiciones de salud de las personas, los grupos y las comunidades, desde un enfoque diferencial, y que les permita participar en los órganos de decisión de las diferentes estructuras del sistema de salud.

- Conocer y dominar los códigos y lenguajes propios del sistema de salud en todos sus ámbitos, y del contexto hospitalario, así como los asociados a las situaciones de emergencia, que permitan la correcta interpretación de informes y diagnósticos sociales y sanitarios, y su aplicación a la atención de las personas, los grupos y las comunidades.

- Manejar los procesos legales y técnicos propios del sistema de salud, instituciones de salud y sectores afines, buscando establecer mecanismos de trabajo colaborativo entre los distintos actores, y desarrollar estrategias integrales y prácticas, según la complejidad de las problemáticas.

- Movilizar equipos y redes en el diseño e implementación de planes y procesos institucionales, interinstitucionales e intersectoriales que aseguren la normal prestación del servicio, como base del cuidado integral y defensa del derecho a la salud de las personas, los grupos y las comunidades

De actuación clínica específica en el paciente crítico

En las Unidades de Críticos, los trabajadores sociales poseen las capacidades y destrezas para intervenir en situaciones de crisis con el paciente y su familia, y para elaborar un diagnóstico social que permita establecer un plan de cuidados sociosanitarios. Se crea un plan individualizado de atención al paciente, informando de las prestaciones, recursos y servicios a su disposición. Se requiere un trabajo en red que coordine las intervenciones tanto en el equipo multidisciplinar que atiende al paciente como con los recursos y servicios externos al hospital.

COMPETENCIAS TRANSVERSALES

Se considera que "Escuchar, conocer y entender al paciente y a su entorno" es una de las competencias más importantes a la hora de elaborar un diagnóstico sociosanitario.

BIBLIOGRAFÍA

Colegio Oficial de Trabajo Social de Madrid. (2023). Itinerario formativo basado en competencias de profesionales del trabajo social sanitario. Disponible en: https://www.comtrabajosocial.com/publicaciones-profesionales/

Dirección General de Humanización. Consejería de Sanidad. Comunidad de Madrid Recomendaciones de estilo para los profesionales del Servicio Madrileño de Salud, 2024. https://gestiona3.madrid.org/bvirtual/BVCM051268.pdf

García Meré B, Juesas Celorio R, Álvarez Alonso M, et al. Revista Médica y de Enfermería Ocronos. Trabajo social sanitario: una revisión de la evolución del trabajo social en el ámbito de la salud [Internet]. Ocronos - Editorial Científico-Técnica. 2020 [citado el 27 de febrero de 2024]. https://revistamedica.com/trabajo-social-sanitario-evolucion/

Garcés Carranza CM. Intervención del trabajador social con los familiares de pacientes con demencia en la unidad de cuidados intensivos. Portularia [Internet]. 2011;11(1):111–7. Disponible en: http://dx.doi.org/10.5218/prts.2011.0010

Hospital General Universitario Gregorio Marañón. Trabajo Social [Internet]. 2021 [citado el 21 de diciembre de 2023]. https://www.comunidad.madrid/hospital/gregoriomaranon/ciudadanos/trabajo-social

Vicente M, González Carbajo P. Modelo de Trabajo social en la Urgencia del H.G.U Gregorio Marañón. Congreso Estatal de la Asociación Española de Trabajo Social y salud, 2023.

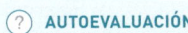
AUTOEVALUACIÓN

La familia

15

J. C. Sotillo Díaz, R. González Cortés

PUNTOS CLAVE

- La enfermedad crítica afecta tanto al paciente como al núcleo familiar, alterando las dinámicas familiares y generando estrés, angustia, miedo y dificultad en la toma de decisiones.
- La atención centrada en el paciente y la familia orienta la asistencia sanitaria hacia la autonomía y el respeto a pacientes y familiares, permitiendo la humanización de los espacios sanitarios y favoreciendo una mayor satisfacción en los cuidados.
- Medidas como la identificación del cuidador principal, el acompañamiento prolongado o la participación en los cuidados (con una supervisión y entrenamiento adecuados) forman parte de esta estrategia.
- La cooperación y el apoyo en el núcleo familiar es uno de los aspectos más importantes en la rehabilitación del paciente.

INTRODUCCIÓN

La enfermedad crítica, tanto en el adulto como en edades pediátricas, no solo afecta al paciente, sino que se hace extensiva a todo el núcleo familiar. La atención centrada en el paciente y la familia es una estrategia asistencial que combina múltiples actuaciones con el fin de facilitar la acogida, la información, las visitas y el acompañamiento, la toma de decisiones, la participación y continuidad en los cuidados de los familiares de los pacientes ingresados en las UCI, minimizando el daño que se pueda generar a medio o largo plazo.

LA FAMILIA EN LA ENFERMEDAD CRÍTICA DEL ADULTO

Las personas que sufren una patología crítica, independientemente del riesgo vital inherente a la situación de gravedad a la que se encuentran expuestos, experimentan problemas físicos, cognitivos y emocionales que perduran más allá del alta hospitalaria. Es lo que se conoce como síndrome post-cuidados intensivos o PICS (v. **Capítulo 50**). La identificación y caracterización de este síndrome ha supuesto un cambio de paradigma en el ámbito de los cuidados intensivos, en

86

el que la mortalidad/supervivencia en la UCI ya no es el objetivo final, sino el impacto en el medio o largo plazo.

La Sociedad de Medicina Crítica (SCCM) promovió el desarrollo e implantación del paquete de medidas ABCDEF (v. **Capítulos 18 y 25**). Estas propuestas iniciales han tenido su continuidad en el tiempo, asentando recomendaciones ampliamente aceptadas en el ámbito asistencial del paciente crítico.

La atención centrada en el paciente y la familia, como una forma de orientar la asistencia sanitaria hacia la autonomía y el respeto tanto a pacientes como a familiares, pone a estos últimos como eje central asistencial, permitiendo la humanización de los espacios sanitarios y favoreciendo una mayor satisfacción en los cuidados, minimizando el estrés psicológico, facilitando la búsqueda de la mejor calidad de vida del paciente o, en su defecto, permitiendo el acompañamiento al final de la vida.

Toda enfermedad crítica tiene un marcado impacto en la familia, generando una crisis situacional donde se agrupan aspectos tales como la disrupción de las dinámicas familiares, el caos emocional (ansiedad, estrés, incertidumbre, tristeza, miedo, …), el aumento de cargas, la incapacidad de recabar información médica y la necesidad de llegar a acuerdos o velar por los deseos del paciente, especialmente, en situaciones donde el enfermo pierde la capacidad de tomar decisiones.

En una segunda fase, la familia se reorganiza, reajustándose. Se mantienen tranquilos, comparten experiencias, aprenden las dinámicas de trabajo de la UCI y conviven con todo lo anteriormente expuesto. Todo esto puede generar resiliencia, adaptación y aprendizaje positivo y permite alianzas terapéuticas, pero también puede derivar en conflictos en la toma de decisiones, arrepentimiento y diferentes formas de estrés postraumático.

Las UCI deben garantizar los siguientes aspectos:

- La existencia de un equipo de trabajo que coordine la información y la visita familiar (incluido el acompañamiento prolongado o permanente, si llegara el caso), actualice protocolos, facilite el acceso de menores de manera estructurada e integre la formación a sanitarios y familiares en disciplinas que promuevan comunicación efectiva y empática y resuelvan conflictos.
- La creación y mantenimiento de espacios de acogida, información y estar para familiares, folletos explicativos y cartelería que identifique dichos espacios, horarios, estructura, funcionamiento y profesionales.
- La identificación del cuidador principal y del resto de miembros de la familia. Garantizar la información (presencial, telefónica, telemática) y la participación de ellos en la toma de decisiones, consentimientos y continuidad en los cuidados.
- El bienestar del paciente y familiares, mediante un correcto manejo de la analgesia, sedación, delirio, movilización temprana y rehabilitación, facilitando la privacidad, el descanso nocturno, el control del ruido y la luz, la personalización del espacio, la orientación y comunicación, y el soporte social, psicológico y espiritual.

La cooperación y el apoyo en el núcleo familiar es uno de los aspectos más importantes en la rehabilitación del paciente.

LA FAMILIA EN LAS UCI-P

A pesar de que los padres son los cuidadores naturales de los niños, durante la enfermedad crítica, el rol de cuidador es transferido parcialmente a los profesionales sanitarios, por la complejidad de los cuidados requeridos.

La adaptación de los niños al ámbito de los cuidados intensivos es un importante reto, en el que el acompañamiento de los padres resulta crucial. Más allá del mero acompañamiento, la participación de las familias en los cuidados es esencial para favorecer la recuperación.

Al igual que en el adulto, los cuidados centrados en la familia son una estrategia dirigida a la planificación, realización y evaluación de la atención sanitaria, basada en el establecimiento de relaciones de beneficio mutuo entre los pacientes, sus familias y los profesionales sanitarios. Esta estrategia ha demostrado mejorar los resultados para todos los elementos implicados, y favorecer un uso más efectivo de los recursos sanitarios.

La adopción de la estrategia de cuidados centrados en la familia en el ámbito pediátrico se basa en seis principios que hacen que los cuidados sean respetuosos y responsivos con las preferencias, necesidades y valores de los pacientes y sus familias:

1. Escuchar y respetar a cada niño y a su familia.
2. Garantizar la flexibilidad de la organización para adaptarse al paciente y a su familia.
3. Compartir información completa, honesta e imparcial con los pacientes y sus familias.
4. Proporcionar y asegurar apoyo para el niño y su familia.
5. Colaborar con los pacientes y sus familias en todos los niveles del cuidado sanitario.
6. Reconocer y construir sobre las fortalezas de los pacientes y sus familias.

El reconocimiento de la importancia de los cuidados de los padres ha dado lugar a que las políticas de visitas restrictivas hayan sido desterradas de la mayoría de las unidades, adoptándose regímenes abiertos con presencia de los padres las 24 horas del día. Algunas organizaciones abogan por favorecer la presencia de familiares durante determinados procedimientos (incluso durante maniobras de reanimación), con el fin de favorecer la sensación de control y comprensión de la situación clínica de sus hijos. Por otra parte, el acompañamiento familiar puede ir más allá de los padres, incluyendo la posibilidad de visitas de otros familiares, como abuelos o hermanos.

Las familias identifican como necesidades prioritarias asegurar la privacidad e intimidad, disponer de espacio adecuado y el control del ruido y la iluminación. En el marco de la implicación en los cuidados, muchas unidades están adoptando la participación de familiares en los pases de visita, en la realización de algunos procedimientos como el aseo, la nutrición, las curas o procedimientos rehabilitadores, colaborando con el personal sanitario.

La participación de las familias como cuidadores debe acompañarse de una adecuada supervisión y entrenamiento a los padres, garantizando la seguridad y la provisión de unos cuidados apropiados. Concretamente, en el ámbito pediátrico es esencial la adopción de cuidados adaptados al desarrollo, valorando la edad y situación clínica de los pacientes.

El apoyo psicosocial a las familias de niños con enfermedades graves es imprescindible de cara a prevenir la aparición de resultados desfavorables desde el punto de vista psicológico en los pacientes y familiares, como la ansiedad, el estrés postraumático o la depresión, entre otros. Todos ellos se enmarcan en el denominado PICS.

La participación en los cuidados y el apoyo a las familias debe extenderse más allá de la estancia en la propia UCI-P, asegurando tanto una adecuada preparación de las familias para el alta a unidades de menor complejidad o a sus domicilios, como un seguimiento que asegure la mejor recuperación posible tras el alta hospitalaria. En este marco, muchas UCI-P han instaurado programas específicos de formación para padres de pacientes con enfermedades crónicas complejas y consultas especializadas de seguimiento para pacientes que han presentado episodios de enfermedad grave con posible repercusión a medio-largo plazo.

BIBLIOGRAFÍA

Committee on hospital care and institute for patient- and family-centered care. Patient- and family-centered care and the pediatrician's role. Pediatrics. 2012 Feb;129(2):394-404. doi: 10.1542/peds.2011-3084. Epub 2012 Jan 30. PMID: 22291118.

Craig JW, Glick C, Phillips R, et al. Recommendations for involving the family in developmental care of the NICU baby. J Perinatol. 2015;35(Suppl 1):S5-8. doi: 10.1038/jp.2015.142. PMID: 26597804; PMCID: PMC4660048.

Davidson JE, Aslakson RA, Long AC, et al. Guidelines for Family-Centered Care in the Neonatal, Pediatric, and Adult ICU. Crit Care Med. 2017;45(1):103-28. doi: 10.1097/CCM.0000000000002169. PMID: 27984278.

Duque-Ortiz C, Arias-Valencia MM. La familia en la unidad de cuidados intensivos frente a una crisis situacional. Enfermería Intensiva. 2022;33:4-19. Doi:10.1016/enfi.2021.02.003.

Grupo de trabajo de certificación de Proyecto HU-CI. Manual de buenas prácticas de humanización en Unidades de Cuidados Intensivos. Madrid: Proyecto HU-CI; 2019 [acceso 22 de mayo de 2019]. Disponible en: https://proyectohuci.com/es/buenas-practicas/

Long A, Kross E, Curtis J. Randal. Family-centered outcomes during and after critical illness: current outcomes and opportunities for future investigation. Current Opinion in Critical Care. 2016;22(6):613-20, DOI: 10.1097/MCC.0000000000000360.

McPeake J, Sevin CM, Mikkelsen ME. Functional outcomes following critical illness: epidemiology, current management strategies and the future priorities. Current Opinion in Critical Care. 2021;27(5):506-12. DOI: 10.1097/MCC.0000000000000856.

Meert KL, Clark J, Fggly S. Family-centered care in the pediatric intensive care unit. Pediatr Clin North Am. 2013;60(3):761-72. doi. 10.1016/j.pcl.2013.02.011. Epub 2013 Mar 7. PMID: 23639667; PMCID: PMC3767974.

O'Meara A, Akande M, Yagiela L, et al. Family Outcomes After the Pediatric Intensive Care Unit: A Scoping Review. J Intensive Care Med. 2022;37(9):1179-98. doi: 10.1177/08850666211056603. Epub 2021 Dec 17. PMID: 34919003.

Pun BT, Balas MC, Barnes-Daly MA, et al. Caring for Critically Ill Patients with the ABCDEF Bundle: Results of the ICU Liberation Collaborative in Over 15,000 Adults. Crit Care Med. 2019 Jan;47(1):3-14. doi: 10.1097/CCM.0000000000003482.

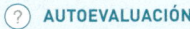 ⑦ **AUTOEVALUACIÓN**

Soporte respiratorio del paciente crítico III

Oxigenoterapia y ventilación mecánica no invasiva

16

G. Castañeda Alvarado, C. Álvarez Calonge y N. Cango Picoita

PUNTOS CLAVE

- La ventilación mecánica no invasiva (VMNI) se define como la administración de ventilación mecánica a los pulmones sin necesidad de intubación endotraqueal.
- Puede estabilizar y resolver la insuficiencia respiratoria aguda del paciente y evitar así la ventilación mecánica y sus complicaciones.
- Actualmente, los pacientes con un beneficio probado de la VMNI son los que presentan EPOC exacerbada y edema agudo de pulmón cardiogénico.
- Es fundamental individualizar en cada caso, conocer la técnica y monitorizar sus efectos adversos para identificar precozmente el fracaso y proceder a la intubación y la ventilación mecánica invasiva sin demora.

INTRODUCCIÓN

La insuficiencia respiratoria aguda (IRA) es una indicación común de ingreso a una unidad de cuidados intensivos (UCI). El oxígeno (O_2) suplementario es fundamental para el tratamiento de la hipoxemia y se puede administrar a través de dispositivos de bajo y alto flujo, que suministran una gama de mezclas de gases, con o sin control de temperatura y humedad.

La ventilación mecánica invasiva (VMI) ha sido la piedra angular en el tratamiento de las formas graves de IRA desde los años cincuenta. Sin embargo, dadas las complicaciones y la mortalidad asociadas a esta, se ha prestado mayor atención en los últimos años a métodos no invasivos, como la ventilación mecánica no invasiva (VMNI).

OXIGENOTERAPIA

El O_2 proviene del aire, en la cual está concentrado en un 21 % de las presiones atmosféricas totales. Es transportado a través de la vía respiratoria superior e inferior para culminar en los alvéolos y difundirse hacia los capilares pulmonares, ser distribuido y ser utilizado a en las mitocondrias. El O_2 es una molécula que participa en el metabolismo aerobio de la glucosa para obtener trifosfato de adenosina (ATP). También participa en otras funciones vasomotoras.

Indicaciones

La indicación más común para la administración de oxígeno suplementario es la hipoxemia aguda o crónica. Las causas mas comunes son las neumonias, enfermedad pulmonar obstructiva crónica (EPOC), insuficiencia cardíaca congestiva, embolia pulmonar y s hock. La oxigenoterapia también puede ser beneficiosa en pacientes con quemaduras, intoxicación por monóxido de carbono o cianuro, embolia gaseosa u otras enfermedades. No existen contraindicaciones absolutas para la administración de oxígeno suplementario.

Complicaciones

La administración de oxígeno no está exenta de riesgos. Las concentraciones altas pueden causar vasoconstricción periférica y vasodilatación capilar pulmonar. Las concentraciones bajas presentan un efecto inverso. Las concentraciones altas también se asocian a bradicardia y aumento de la poscarga cardíaca, por lo que lo ideal es mantener normal la concentración arterial y alveolar. Si no se puede mantener una oxigenación adecuada, sin el desarrollo de retención de dióxido de carbono potencialmente mortal, es posible que se necesite ventilación mecánica (invasiva o no invasiva).

VENTILACIÓN MECÁNICA NO INVASIVA (VMNI)

La ventilación mecánica no invasiva se define como la administración de ventilación mecánica a los pulmones sin necesidad de intubación endotraqueal y se considera un estándar de atención para pacientes seleccionados con insuficiencia respiratoria aguda.

La aplicación de la VMNI a través de diferentes tipos de interfases puede reducir la necesidad de intubación y sus complicaciones relacionadas, reducir las tasas de mortalidad y acortar el tiempo de estancia hospitalaria para ciertos pacientes que requieren ventilación mecánica asistida. En los últimos años, la VMNI ha ganado protagonismo en el tratamiento de la IRA hipoxémica e hipercápnica, y su uso ha sido ampliamente utilizado en el SDRA por SARS CoV2, en donde se ha utilizado para hacer frente a la demanda masiva de asistencia respiratoria fuera de la unidad de cuidados intensivos (UCI).

Para algunas enfermedades, como el edema pulmonar cardiogénico y la enfermedad pulmonar obstructiva crónica (EPOC), el soporte respiratorio no invasivo ha demostrado ser beneficioso, mientras que, para la IRA, en presencia de patologías asociadas, como sepsis y shock, puede ser arriesgado y sus beneficios más difíciles de delinear.

Ventajas

La oxigenación no invasiva preserva las vías fisiológicas de protección de las vías respiratorias (tos y eliminación de secreciones) y puede, directamente, reducir las complicaciones relacionadas con la intubación endotraqueal. Además, evita la necesidad de sedación profunda y puede colaborar con la iniciación precoz de fisioterapia respiratoria y motriz.

La VMNI puede iniciarse de forma precoz, puesto que no se duda tanto en iniciarla como sucede con la decisión de intubar a un paciente, aunque siempre debe hacerse en unidades preparadas para ello. Su aplicación en la IRA permite reducir el porcentaje de intubación endotraqueal, la morbilidad, la mortalidad y la estancia hospitalaria.

Interfases

Se define como interfase la vía de acceso entre el ventilador y el paciente. La mayoría de las veces se trata de una máscara o mascarilla. Disponen de un sistema acolchado que efectúa un sellado, evitando las fugas de aire. Se fija mediante un arnés que permite la sujeción y adaptación adecuada. Existen diferentes interfases. Todas tienen ventajas e inconvenientes y la decisión de cuál elegir depende de la adaptación de cada paciente:

- Mascarilla oronasal.
- Mascarilla facial.
- Mascarilla nasal.
- Casco (*Helmet*).

Indicaciones

Insuficiencia respiratoria

La insuficiencia respiratoria tiene dos componentes principales: disfunción ventilatoria e hipoxemia. La disfunción ventilatoria provoca disnea, aumento del trabajo respiratorio y uso de músculos accesorios e hipercapnia. Esta situación se maneja mejor con un método que ofrezca apoyo ventilatorio franco. La hipoxemia refleja intercambio de gases inadecuado y justifica diferentes formas de oxigenoterapia y configuraciones específicas del dispositivo (principalmente, presión positiva) para mejorar el intercambio de gases:

- *IRA hipercápnica*: el paradigma es la exacerbación de la EPOC, en la que se produce un incremento de las resistencias de la vía aérea con hiperinsuflación dinámica y aumento del trabajo respiratorio y agotamiento de la musculatura respiratoria. También hay un desequilibrio en la ventilación-perfusión, que da lugar a la hipoxemia. En la actualidad existe una fuerte evidencia que apoya el uso de la VMNI como primera línea de tratamiento en la exacerbación de la EPOC, ya que mejora la disnea, los parámetros gasométricos, reduciendo la mortalidad, la necesidad de intubación y la estancia hospitalaria.

El objetivo en la IRA con hipercapnia es aumentar la ventilación alveolar con reducción de la $PaCO_2$ y estabilizar el pH arterial.

- *IRA hipoxémica*: El paradigma es el edema agudo de pulmón (EAP) cardiogénico, en el que, además, la VMNI, sobre todo, la CPAP, produciría un beneficio adicional por reducir el retorno venoso, el llenado ventricular y la precarga de ambos ventrículos.

El objetivo en esta situación es asegurar una PaO_2 adecuada. La ocupación de los espacios alveolares disminuye la relación ventilación-perfusión, generando un *shunt*. La VMNI, en este caso, reclutaría unidades alveolares no ventiladas y mejoraría la oxigenación.

En pacientes hipoxémicos por otros tipos de IRA (neumonía, SDRA, etc.), la VMNI puede ayudar a evitar la ventilación mecánica invasiva, pero conlleva el riesgo de provocar una lesión pulmonar autoinducida y puede provocar retraso en la intubación orotraqueal, lo cual tiene un claro impacto en la morbimortalidad de los pacientes.

Otras indicaciones

- Pacientes inmunodeprimidos: la VMNI en estos pacientes evitaría la intubación, reduciría las complicaciones infecciosas de la VMI y, probablemente, mejoraría la supervivencia.
- Pacientes con limitación del tratamiento de soporte vital (LTSV): de forma paliativa y transitoria.
- IRA postoperatoria: puede ser útil para mejorar la hipoxemia y/o la hipoventilación en determinados pacientes postoperados de cirugía abdominal mayor o cirugía torácica.
- Postintubación: En determinados pacientes podría ayudar a evitar la necesidad de reintubación.

Contraindicaciones

- Disminución del grado de conciencia.
- Vómito masivo y/o broncoaspiración.
- Parada cardíaca y/o respiratoria.
- Secreciones respiratorias abundantes y hemorragia digestiva alta.
- Cirugía maxilofacial compleja y/o traumatismo facial.
- Obstrucción mecánica de la vía aérea (edema de glotis).
- Cirugía gastrointestinal reciente (esofagogástrica), a individualizar para cada paciente.
- Traumatismo torácico con neumotórax.

Modos ventilatorios

La VMNI limitada por presión es la más adecuada para procesos agudos, ya que es más cómoda para el paciente que los modos controlados por volumen. En este modo, la variable independiente es la presión, mientras que el volumen depende de la presión programada y de la mecánica pulmonar. En VMNI se dividen básicamente en modo BIPAP (presión positiva en la vía aérea de doble nivel) y modo CPAP (presión positiva continua). La CPAP no se considera un modo de VMNI propiamente dicho, ya que no aporta presión de soporte; consiste en la aplicación de una presión positiva continua en la vía aérea a un único nivel, manteniéndose una presión constante durante todo el ciclo respiratorio. La acción de la CPAP se basa en la reducción del *shunt* intrapulmonar, mediante el reclutamiento de unidades alveolares colapsadas, con mejoría de la capacidad residual pulmonar y de la distensibilidad pulmonar. También puede contrarrestar la auto-PEEP (presión positiva al final de la espiración) en pacientes con EPOC. En el modo BIPAP, el paciente respira espontáneamente, aplicándose una presión en la vía aérea a dos niveles, uno inspiratorio (IPAP) y otro espiratorio (EPAP), siendo la diferencia entre ambas la presión de soporte efectiva. Es un modo limitado por presión y ciclado por flujo.

Se divide a su vez en tres modos:

1. *Modo S (spontaneous)*: la unidad cicla entre IPAP y EPAP, siguiendo el ritmo respiratorio del paciente. El respirador envía una presión positiva solo si el paciente es capaz de activar el *trigger*, de forma que es siempre el paciente el que marca la frecuencia respiratoria.
2. *Modo ST (spontaneous/timed)*: es igual que el modo S, pero si el paciente es incapaz de iniciar una respiración en un tiempo predeterminado, la unidad ciclará a IPAP e iniciará una respiración. En este caso, la frecuencia será la del paciente o la del respirador, en el que se programa una frecuencia respiratoria mínima de seguridad. Es el modo más usado.
3. *Modo T (timed)*: la unidad cicla entre IPAP y EPAP, en función de la frecuencia respiratoria programada en el respirador y la proporción de tiempo inspiratorio seleccionado.

Objetivos durante la VMNI

- Evitar la intubación y la ventilación mecánica y sus complicaciones.
- Reducir el trabajo respiratorio.
- Corregir la hipoxemia.
- Corregir la acidosis respiratoria

Duración y retirada de la VMNI

No existen pautas establecidas respecto al tiempo de soporte ventilatorio necesario, siendo la duración total de la VMNI muy variable, en función de la rapidez con que se resuelva o mejore la insuficiencia respiratoria y de la tolerancia del paciente.

Los factores más importantes que determinan el momento de retirar la VMNI están representados por la mejoría clínica y la estabilidad del paciente. Podría plantearse la retirada cuando la situación que condujo al fracaso respiratorio haya revertido o mejorado y el paciente se mantenga alerta, eupneico y sin entrar en acidosis tras un periodo mínimo de 8 horas sin VMNI.

Complicaciones de la VMNI

- Fuga de aire.
- Lesiones cutáneas por decúbito de la interfase.
- Ansiedad, claustrofobia.
- Sequedad de mucosas.
- Barotrauma, neumotórax: poco frecuente.
- Fracaso de la VMNI: es de suma importancia la detección precoz del fracaso de la VMNI. Un retraso en la intubación por una VMNI inadecuadamente prolongada, aumenta la morbimortalidad de los pacientes.

BIBLIOGRAFÍA

Cammarota G, Simonte R, De Robertis E. Comfort During Non-invasive Ventilation. Front Med (Lausanne). 2022 Mar 24;9:874250. Doi: 10.3389/fmed.2022.874250. Erratum in: Front Med (Lausanne). 2023 Apr 04;10:1193466. PMID: 35402465; PMCID: PMC8988041.

Comellini V, Pacilli AMG, Nava S. Benefits of non-invasive ventilation in acute hypercapnic respiratory failure. Respirology. 2019 Apr;24(4):308-17. doi: 10.1111/resp.13469. Epub 2019 Jan 12. PMID: 30636373.

Del Castillo Otero D, Cabrera Galán C, Arenas Gordillo M, et al. Ventilación mecánica no invasiva [Internet]. Neumosur.net. [citado el 17 de febrero de 2024]. Disponible en: https://www.neumosur.net/files/ebooks/EB04-13_VMNI.pdf

Grieco DL, Maggiore SM, Roca O yet al. Non-invasive ventilatory support and high-flow nasal oxygen as first-line treatment of acute hypoxemic respiratory failure and ARDS. Intensive Care Med. 2021 Aug;47(8):851-66. doi: 10.1007/s00134-021-06459-2. Epub 2021 Jul 7. PMID: 34232336; PMCID: PMC8261815.

Munshi L, Mancebo J, Brochard LJ. Noninvasive Respiratory Support for Adults with Acute Respiratory Failure. N Engl J Med. 2022;387(18):1688-98. doi: 10.1056/NEJMra2204556. PMID: 36322846.

Rengasamy S, Nassef B, Bilotta F, et al. Administration of Supplemental Oxygen. N Engl J Med. 2021. 15;385(3):e9. doi: 10.1056/NEJMvcm2035240. PMID: 34260838.

Wang Q, Peng Y, Xu S, et al. The efficacy of high-flow nasal cannula (HFNC) versus non-invasive ventilation (NIV) in patients at high risk of extubation failure: a systematic review and meta-analysis. Eur J Med Res. 2023;14;28(1):120. doi: 10.1186/s40001-023-01076-9. PMID: 36915204; PMCID: PMC10012596.

 AUTOEVALUACIÓN

Ventilación mecánica invasiva

C. Álvarez Calonge, G. Castañeda Alvarado y N. Cango Picoita

17

PUNTOS CLAVE

- La VMI es una herramienta empleada con mucha frecuencia en las unidades de críticos, con la que se suple total o parcialmente la capacidad respiratoria del paciente.
- La oxigenación del paciente va a depender de la cantidad de oxígeno que le dé el ventilador (FiO_2) y de la cantidad de alvéolos funcionantes (ajustable mediante la PEEP).
- La eliminación de CO_2 se realiza mediante el volumen que se moviliza en cada respiración (volumen tidal) y la frecuencia respiratoria.
- La mecánica pulmonar en el paciente intubado depende de las presiones en la vía aérea que genera el respirador y la resistencia del aparato respiratorio a las mismas. El mejor indicador de la mecánica pulmonar es la *compliance* o complianza pulmonar.
- La ventilación mecánica no está exenta de complicaciones, existen multitud de ellas, algunas intrínsecas y muy difícilmente evitables, y otras que se pueden paliar realizando un uso adecuado de la VMI.

INTRODUCCIÓN

La ventilación mecánica invasiva (VMI) se basa en la implantación de un ventilador para ayudar o suplir completamente de manera artificial la respiración. Para ello es necesario previamente tener la vía aérea aislada, ya sea mediante intubación orotraqueal o nasotraqueal, o con una cánula de traqueostomía (entre otros).

En las unidades de cuidados intensivos, un elevado porcentaje de los pacientes necesita VMI, ya sea por insuficiencia respiratoria, bajo nivel de consciencia, inestabilidad hemodinámica, agitación, etc., y la VMI implica un grado de sedación, ya sea pequeño. La sedación implica pérdida de masa muscular, y en algunas ocasiones, debilidad adquirida en UCI (DAUCI), por lo que la rehabilitación en estos pacientes cobra mucha importancia, ya que favorece el mantenimiento de la fuerza muscular en general (rehabilitación motora), y la extubación temprana de los pacientes (rehabilitación respiratoria).

Los ventiladores intentan de manera artificial realizar el intercambio gaseoso que ocurre de manera habitual, sin embargo, al ser máquinas, hay ciertas diferencias con respecto a la respiración fisiológica, siendo la más importante la presión positiva que se produce en la inspiración.

FISIOLOGÍA RESPIRATORIA

En la fase de inspiración de la fisiología respiratoria normal se produce la contracción de los músculos inspiratorios (principalmente, del diafragma), la caja torácica se ensancha y la presión pleural disminuye, haciendo que el alvéolo se distienda y la presión en su interior descienda por debajo de la presión atmosférica, permitiendo así la entrada del aire a los pulmones. La diferencia entre la presión alveolar y pleural (conocida como presión transpulmonar) es positiva, por lo que el volumen de los pulmones aumenta en una cantidad denominada volumen corriente.

En la fase de espiración, la propia elasticidad del tejido pulmonar genera un retroceso elástico, que, junto a la presión pleural, aumenta la presión alveolar por encima de la presión atmosférica, produciéndose así la salida de gas del alvéolo. En condiciones normales, este proceso es pasivo (no hay participación muscular), pero en determinados escenarios fisiológicos y patológicos existe un componente activo en la espiración, desencadenado por los músculos espiratorios (principalmente, la musculatura abdominal y los intercostales internos).

Durante la ventilación artificial, el ventilador genera una presión positiva sobre un volumen de gas, que moviliza, infundiéndolo sobre el pulmón (inspiración), y una vez terminado el flujo a presión positiva, el retroceso elástico del pulmón genera el flujo espiratorio.

De este modo, en la respiración normal se mueven unos determinados volúmenes que se intentarán reproducir en la VMI, sobre todo, el volumen corriente, que se intentará suplir mediante el volumen tidal (Vt) en el respirador.

FISIOLOGÍA DE LA VENTILACIÓN MECÁNICA

Para pautar un ventilador debemos tener en cuenta las dos funciones principales del intercambio gaseoso que ocurre en los pulmones: **oxigenación y ventilación**.

Para poder oxigenar bien a los pacientes tendremos que fijarnos en dos aspectos principales:

- El **oxígeno que le llega al paciente**, pautado a modo de **FiO$_2$** en el ventilador y representado o bien como valores del 0-1 o como porcentajes, en función de la cantidad de mezcla con aire que se paute. De este modo, un paciente que esté al 100 % (o 1) de FiO$_2$ estará recibiendo únicamente oxígeno, mientras que otro que tenga 50 % (o 0,5) de FiO$_2$, tendrá el oxígeno puro mezclado con aire, en una proporción de 50-50.
- La **cantidad de alvéolos** (unidades funcionales del pulmón) que están abiertos (y, por lo tanto, activos). Para ello, existe un parámetro que permite aumentar la presión a nivel alveolar, evitando el colapso de alvéolos abiertos, y en caso de aumentar dicha presión, "abrir" más alvéolos: la **PEEP** (presión positiva al final de la espiración). A mayor PEEP, mayor número de alvéolos abiertos, por

lo que, *a priori*, aumenta la capacidad de intercambio gaseoso y, por tanto, de la oxigenación. Sin embargo, llega un punto en el que, independientemente del aumento de PEEP, las unidades funcionales permanecen estancas y solo se consigue aumentar la presión pulmonar, con el riesgo de lesión que ello conlleva.

Cuando hablamos de ventilación, nos referimos a la eliminación de CO_2, que, a grandes rasgos, se consigue mediante los siguientes parámetros:

- **Volumen tidal (Vt)**: correspondiente al volumen corriente fisiológico. Se suele calcular un volumen a 6-8 mL/kg de peso ideal (peso que debería tener el paciente según su altura y sexo), aunque puede ser inferior en ciertas patologías pulmonares.
- **Frecuencia respiratoria (FR)**: fisiológicamente, respiramos a 14-20 rpm. Sin embargo, hay pacientes que, por sus características anatómicas o su patología, requieren mayor frecuencia respiratoria.
- **Volumen minuto (Vmin)**: este concepto deriva de los dos anteriores, en función del volumen tidal que tenga pautado y de las respiraciones del paciente se deriva un volumen minuto. Es el producto del Vt y la FR, y es el principal determinante de la cantidad de CO_2 en sangre. *Por ejemplo: un paciente que tiene pautado 450 mL y 16 rpm moviliza un volumen minuto de 7,2 L/min (450 x 16 = 7.200).*

Es decir, para que el ventilador realice la actividad de los pulmones, necesita de un volumen de oxígeno, mezclado con aire, que entra al sistema respiratorio con una determinada presión y se enfrenta a una resistencia. Con esto, el pulmón es capaz de modificar su tamaño y expandirse para adaptarse a las necesidades ventilatorias. Todos estos son los conceptos de la mecánica pulmonar.

MECÁNICA PULMONAR

El concepto de mecánica pulmonar intenta integrar todas las presiones y resistencias que interactúan en el momento de la respiración. Para que exista un flujo de aire (exterior-paciente) se necesita un gradiente, que dependerá de la ecuación de Poiseuille, que determina que el flujo de un fluido que se moviliza dentro de un cilindro depende del cociente entre el gradiente de presión y la resistencia:

$$Vol = \frac{P1 - P2}{R}$$

De manera fisiológica, y en un paciente sano, para que el aire pase hasta el alvéolo y se produzca el intercambio gaseoso, tiene que superar diferentes presiones:

- Presión atmosférica.
- Presión alveolar o intrapulmonar.
- Presión pleural: correspondiente a la presión existente entre las dos hojas pleurales. En el momento de la inspiración, el pulmón tira de una de las pleuras hacia adentro, y el tórax de la otra hacia fuera, generando una presión pleural negativa.
- Presión transpulmonar: corresponde a la presión transmural del aparato respiratorio. Es la diferencia entre la presión alveolar y la presión pleural.

La resistencia al flujo viene determinada por la zona anatómica que atraviesa y el tamaño del "tubo" por el que está pasando. En la vía aérea alta (nariz, boca, faringe, laringe), el aire entra con un flujo turbulento, por lo que la resistencia a este nivel es mayor. Luego, el flujo en tráquea y bronquios principales pasa a ser un flujo transicional, por lo que va descendiendo la resistencia, hasta hacerse laminar en los bronquio y alvéolos (zona de menor resistencia).

La capacidad que tiene el pulmón de modificar su tamaño y expandirse con cada respiración en función de este juego de presiones y resistencias, se denomina **complianza pulmonar**, y es uno de los principales determinantes de la mecánica pulmonar. Es la relación existente entre el volumen de aire y la presión de los pulmones.

Este concepto de complianza (o *compliance* en inglés) es el mayor indicativo del estado de los pulmones en los enfermos que se encuentran en VMI. Cuando tenemos un paciente conectado a un ventilador, los parámetros que debemos tener en cuenta para valorar la mecánica son:

- **Presión pico (Pp)**: correspondería a la presión de "vía aérea alta" y sus valores no deben superar los 40 cmH_2O. Incluye el tubo orotraqueal (o sistema con el que tengamos aislada la vía aérea del paciente), la presión de tráquea y de los bronquios. Además, en este caso, también se incluyen las tubuladuras del ventilador. De esta manera, cualquier problema a estos niveles podría elevar la presión pico. Por ejemplo: un paciente con broncoespasmo va a presentar Pp elevadas y agua en las tubuladuras o secreciones tanto en bronquios como en el tubo orotraqueal.
- **Presión meseta o presión pausa (Pm)**: correspondería a la presión a nivel alveolar y su valor no debe exceder los 30 cmH_2O. Para poder calcular una Pm debemos realizar una pausa inspiratoria en el ventilador de 3-5 segundos, en donde, manteniendo la presión inspiratoria, se interrumpe el flujo, es decir, se mide la presión inspiratoria con flujo 0. La Pm se podría elevar en caso de ocupación alveolar, bien por material inflamatorio, agua, fibrosis, y otras, que correspondería a nivel patológico con neumonías, o por edema agudo de pulmón, enfermedades intersticiales, distrés respiratorio del adulto, etcétera.
- **Compliance estática (Cest)**: corresponde al cociente entre el Vt y la diferencia entre la Pm y la PEEP, es decir, el volumen administrado entre la presión que se alcanza en situación de flujo 0. Su valor normal está por encima de 40 mL/ cmH_2O, y su disminución es indicativa de daño pulmonar.

MODALIDADES VENTILATORIAS

Hay multitud de modos ventilatorios en función del grado de participación del paciente y del parámetro predominante: *grosso modo*, podríamos dividirlos tal y como aparecen en la tabla 17-1.

Dentro del mismo grado de participación no hay una modalidad superior al resto, empleándose cada una en función de las costumbres de los servicios de críticos y características del paciente. La diferencia entre ellas radica en cuál es la variable de control o independiente y cuál o cuáles son las dependientes, cuyo valor dependerá de la primera. Por ejemplo:

Tabla 17-1. Modalidades ventilatorias

	PRESIÓN	VOLUMEN	MIXTO
CONTROLADA	PRESIÓN CONTROL (PC)	VOLUMEN CONTROL (CMV)	VOLUMEN CONTROL REGULADO POR PRESIÓN (VCRP)
ASISTIDA	APRV SIMV-P	ASV SIMV	
ESPONTÁNEA	PRESIÓN DE SOPORTE (PSV) CPAP	VOLUMEN SOPORTE (VS)	

Las siglas pueden variar en función del ventilador del que se disponga, siendo lo más importante fijarse en las dos siglas iniciales. Por ejemplo: VC-CMV sería una modalidad controlada por volumen y PC-CMV una modalidad controlada por presión.

- En volumen control se pautará una FiO_2, un Vt, una FR y una PEEP, y en función de estos parámetros, se determinará una presión en la vía aérea, que variará según la situación del enfermo y las presiones en vía aérea (broncoespasmo, tapones en el tubo orotraqueal, etc.). *Se podría representar de esta manera: CMV 0,6//420 x 18/+8*
- En presión control se pautará FiO_2, presión control (Pc) FR y PEEP, lo que determinará el volumen tidal del enfermo, que será variable en función de los cambios de presión que ocurren en la vía aérea (aumento de secreciones, atelectasia, etc.). *Por ejemplo: PC 0,4// 14 x 15/+10.*

En las modalidades espontáneas, el ventilador controlará la FiO_2 y se podrá mantener una PEEP constante. Sin embargo, la presión y el volumen, así como la FR, variarán en función del trabajo del paciente. En estas modalidades hay que tener en cuenta el *trigger* inspiratorio y espiratorio del enfermo:

- Trigger inspiratorio: determina la fuerza inspiratoria que tiene que vencer el paciente para que el respirador inicie el ciclo inspiratorio.
- Trigger espiratorio: fuerza que el paciente debe vencer para que se inicie el ciclo espiratorio.

De este modo, en modalidades espontáneas (generalmente, presión soporte o PSV), el paciente tiene que hacer una fuerza inspiratoria para que el ventilador inicie el ciclo, y el trigger espiratorio deberá estar ajustado para que cuando el paciente inicie la espiración, también lo haga el ventilador.

Cuando se desacoplan ventilador y paciente, ocurren las **asincronías**, detectables en las curvas del ventilador, y si se mantienen en el tiempo, causantes de daño pulmonar (por la lucha de presiones y resistencias derivados de la propia asincronía).

Las modalidades asistidas (ASV, APRV, SIMV) se caracterizan por detectar el impulso del paciente y activar el ciclo respiratorio en función de este (como en PSV), con la particularidad de ser capaces de realizar ciclos sin la participación del paciente, si detecta que no hay impulso. Pueden ser útiles en el inicio de la retirada del soporte ventilatorio si el paciente no tiene un esfuerzo respiratorio efectivo.

EVENTOS ADVERSOS Y COMPLICACIONES DERIVADAS DE LA VENTILACIÓN MECÁNICA

La VMI es una de las herramientas más empleadas en las unidades de críticos; sin embargo, lleva implícita la necesidad de sedación, lo que generalmente deriva en DAUCI. Además, la conexión al ventilador junto con la sedación favorece la aparición de neumonías. Para intentar evitar estas complicaciones se aboga por sedaciones cortas e intento de retirada diario si la situación clínica del paciente lo permite, así como cuidado permanente de la vía aérea e higiene de manos para evitar la aparición de neumonía asociada a ventilación mecánica (NAVM).

Estas dos complicaciones son las más frecuentes e importantes, pero no las únicas. Como se ha visto a lo largo de este capítulo, la ventilación mecánica implica la aplicación de presiones y volúmenes no fisiológicos en la vía aérea, lo que se puede traducir en lesión pulmonar inducida por el ventilador (VILI, según sus siglas en inglés). Hay multitud de mecanismos que pueden derivar en VILI y este concepto agrupa varios procesos, como pueden ser el neumotórax, distrés, o edema pulmonar entre otros, que conllevan mayor tiempo en VMI, dificultan la retirada de esta y pueden llegar a ser muy graves.

Para intentar evitar esta VILI, debemos pautar la VMI de la manera más fisiológica posible, teniendo en cuenta la mecánica pulmonar de nuestro paciente y ajustando diariamente los parámetros para reducir el daño.

BIBLIOGRAFÍA

Battaglini D, Robba C, Caiffa S, et al. Chest physiotherapy: an important adjuvant in critically ill mechanically ventilated patients with COVID-19. (internet). Respir Physiol Neurobiol. 2020 Nov;202:103529. DOI: 10.1016/j.resp.2020.103529, PMID: 32818606, PMCID: PMC7430249

Bayarm B, Sanci E. Invasive Mechanical ventilation in the emergency department (internet). Turk J Emerg Med. 2019 Apr, 19(2): 43–52. Published online 2019 Mar 29. DOI: 10.1016/j.tjem.2019.03.001. PMCID: PMC6495062. PMID: 31065603

Gertler R. Respiratory Mechanics (Internet). Anesthesiol Clin, 2021 Sep, 39(3): 415-40. Published online 2021 Aug 13. DOI: 10.1016/j.anclin.2021.04.003. PMCID: PMC8360707. PMID: 34392877.

Gordo Vidal F, Medina Villanueva A, Abella Álvarez A, et al. Fundamentos en ventilación mecánica del paciente crítico. Compendio. Las Palmas de Gran Canaria: Tesela Ediciones, 2019.

Hess DR. Evidence-Based respiratory care (internet). Respir Care. 2021;66(7):1105-19. DOI: 10.4187/respcare.08950, PMID: 333824175.

López-Herce J, Carrillo A. Ventilación mecánica: indicaciones, modalidades y programación y controles. (internet). Anales de Pediatría Continuada. 2008;6(6):321-9. DOI: 10.1016/S1696-2818(08)75597-5

Patel BK. Generalidades sobre la ventilación mecánica (internet). Manual MSD. Versión para profesionales. Cruidados críticos. 2022 May. Modificado 2022 dic. Disponible en: https://www.msdmanuals.com/es-es/professional/cuidados-cr%C3%ADticos/insuficiencia-respiratoria-y-ventilaci%C3%B3n-mec%C3%A1nica/generalidades-sobre-la-ventilaci%-C3%B3n-mec%C3%A1nica

Roberts KJ. 2018 years in review: adult invasive mechanical ventilation (internet) Respiratory Care. 2019;644(5):604-9. DOI: 10.4187/respcare.06927. PMID: 30940722.

 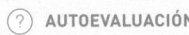

AUTOEVALUACIÓN

Analgesia, sedación y relajación neuromuscular

18

P. Benito Saz, I. Solchaga Sánchez y R. Sevilla Bayón

PUNTOS CLAVE

- La analgosedación es un concepto que considera como terapia de primera línea el control del dolor, antes de considerar la adición de agentes sedantes. Este enfoque prioriza la analgesia, mientras que se limita la sedación solo en los casos que sea clínicamente apropiado.
- Los principios fundamentales para elaborar un protocolo de analgosedación se basan en la prevención, la evaluación y el tratamiento, centrándose primero en el dolor, posteriormente, en el *delirium* y, por último, en la agitación y la sedación.
- Es necesario disponer de escalas validadas para hacer una evaluación sistemática de la analgesia, sedación y relajación neuromuscular. Cada unidad debe escoger una, en concreto, como referencia, aplicarla de forma adecuada y actuar en consecuencia de los datos obtenidos.
- Las estrategias de analgosedación deben individualizarse en función de las necesidades y patología de cada paciente y revaluar de forma constante su indicación, siendo, por tanto, estrategias flexibles y dinámicas.

INTRODUCCIÓN

Las unidades de cuidados críticos (UCC) deben disponer de protocolos de analgosedación para asegurar el confort, reducir el dolor, el estrés y la ansiedad. Estos protocolos de tratamiento permiten una recuperación más rápida del estado previo de salud, acortan los tiempos de ventilación mecánica, los días de ingreso o el síndrome postcuidados intensivos (PICS). Además, evitan la aparición de complicaciones durante el ingreso, derivadas de un mal control analgésico y de la presencia de infra o sobresedación.

Uno de los protocolos recomendados por las guías clínicas es el paquete de medidas **ABCDEF,** que se basa en 6 pilares fundamentales:

A. *Assess/treat pain*: analgesia como prioridad en el paciente crítico.
B. *Breathing/awakening trials*: búsqueda diaria de sedación cooperativa y liberación de la ventilación mecánica (VM)
C. *Choice of sedatives*: adecuada elección de fármacos analgésicos y sedantes.

D. *Delirium reduction*: diagnosticar, prevenir y tratar el *delirium*.
E. *Early mobility and exercise*: favorecer la rehabilitación y la movilización precoz.
F. *Family:* implicación de los familiares en el cuidado y recuperación de los pacientes.

La ejecución de este paquete reduce la mortalidad, los días de ventilación mecánica, los reingresos a cuidados intensivos, el delirio, el coma y el uso de restricciones mecánicas. El equipo rehabilitador, como parte clave del equipo de cuidados críticos, son esenciales para la implementación, desempeño y éxito del paquete de medidas ABCDEF.

En este capítulo haremos un breve resumen de cómo prevenir y evaluar el dolor y la sedación, así como los principales fármacos utilizados en los protocolos de analgosedación.

ANALGESIA

Se considera que todos los pacientes críticamente enfermos padecen dolor; la mayoría de ellos, moderado o intenso en reposo y durante la realización de procedimientos habituales diagnósticos y terapéuticos.

Es necesario realizar una adecuada valoración del dolor, conociendo de qué tipo de dolor se trata: agudo o crónico, según su cronicidad; visceral, somático o neuropático, según su origen, etc. Conocer el tipo de dolor nos va a permitir establecer una estrategia de tratamiento del dolor individualizada y adecuada para cada paciente. Un correcto manejo analgésico va a permitir una movilización y rehabilitación precoz del paciente, favoreciendo una recuperación más rápida y evitando complicaciones asociadas a ingresos prolongados.

Prevención

La prevención de la aparición del dolor debe ser primordial. La analgesia preventiva incluye todas las medidas implementadas para reducir o eliminar el dolor. Por ejemplo, antes de la realización de técnicas diagnósticas o terapéuticas, antes de las movilizaciones, de la higiene o de la realización de curas, etcétera.

Evaluación

Para la evaluación del dolor, el *gold standard* para pacientes comunicativos es **la escala visual analógica (EVA)** o **la escala verbal numérica (EVN),** donde 0 es ausencia de dolor y 10, dolor insoportable. Sin embargo, en pacientes que no pueden comunicarse disponemos de escalas conductuales validadas, como la Escala de Conductas Indicadoras de Dolor (ESCID), cuya puntuación oscila entre 0 y 10, la *Critical-Care Pain Observation Tool* (CPOT), con rango de puntuación de 0-8 puntos o la *Behavioral Pain Scale* (BPS), que varía entre 3 y 12 puntos. En pacientes con sedación profunda pueden utilizarse escalas objetivas, como *Analgesia Nociception Index* (ANI®) o el Índice integrado de nocicepción (NOL®), basados en el análisis del componente parasimpático del sistema nervioso autónomo. Sus valores varían entre 0 y 100, indicando existencia de dolor una puntuación 25 en el caso del NOL®, aunque todavía no está extendido su uso en las unidades.

Las escalas de dolor deben de aplicarse, al menos, cada 4 horas y siempre que se realicen procedimientos o movilizaciones que cambien la situación del paciente.

Tratamiento

Este tratamiento analgésico precisa un enfoque multimodal y multidisciplinar:

- Tratamiento no farmacológico: en la percepción del dolor se incluyen elementos emocionales, afectivos y cognitivos. Se debe fomentar el correcto posicionamiento de los pacientes, la estabilización de fracturas, eliminar estímulos físicos irritantes y realizar terapias como la musicoterapia, terapias de relajación, de frío, masaje, etcétera.
- Tratamiento farmacológico: se basa en un abordaje multimodal, de tal forma que, modulando las distintas vías y receptores involucrados en el dolor, conseguimos disminuir la dosis de analgésicos empleadas, así como los efectos secundarios y las complicaciones asociadas a los mismos. El tratamiento incluye analgésicos no opioides, analgésicos opioides y otros analgésicos coadyuvantes (Tabla 18-1).
- Bloqueos nerviosos: se pueden realizar bloqueos a nivel medular, como, por ejemplo, bloqueo epidural y bloqueos a nivel de nervios periféricos o bloqueos interfasciales. Estos bloqueos nerviosos pueden realizarse mediante punción única o, en la mayoría de las ocasiones, en forma de infusión continua a través de un catéter. Para la realización de estos bloqueos se emplean fármacos anestésicos, asociando o no opioides u otros coadyuvantes.

SEDACIÓN

Una vez asegurada una analgesia correcta, valoraremos si el paciente necesita la instauración de un tratamiento sedante. El objetivo de la sedación debe planificarse individualmente, según las necesidades de cada paciente y revaluado de forma periódica.

Estrategia de sedación

La estrategia de elección en el paciente crítico debe buscar la mínima sedación necesaria. Con respecto a la sedación profunda (escala RASS -4, -5), la sedación superficial ha demostrado que disminuye de tiempo de VM, estancia en UCI, y secuelas posteriores (PICS). Únicamente se planteará una estrategia de sedación profunda en pacientes, por ejemplo, con síndrome de distrés respiratorio (SDRA) grave, estatus epiléptico, hipertensión intracraneal (HIC), necesidad de bloqueo o relajación neuromuscular (BNM) e hipotermia inducida.

Tabla 18-1. Fármacos analgésicos de uso frecuente en UCI

FÁRMACOS	INDICACIÓN	EFECTOS SECUNDARIOS	DOSIS
ANALGÉSICOS NO OPIOIDES			
Paracetamol	Dolor leve-moderado	Precaución en insuficiencia hepática	10-15 mg/kg 6-8 h iv/vo
Antiinflamatorios no esterioideos (AINE)	Dolor leve moderado	Precaución en insuficiencia renal	Metamizol 2 g/8 h iv/vo Dexketoprofeno 50 mg/8 h iv, 25 mg/8 h vo Ibuprofeno 600 mg/6 h iv/vo
ANALGÉSICOS OPIOIDES			
Morfina	Dolor moderado o intenso de origen visceral o somático	Depresión respiratoria, hipotensión, estreñimiento, náuseas, vómitos	Bolo: 0,05-0,1 mg/kg/h iv Perfusión: 0,8-8 mg/h iv
Fentanilo	Dolor moderado o intenso	Depresión respiratoria, prurito, rigidez	Bolo: 50-100 μg iv Perfusión: 30-150 μg/h iv
Remifentanilo	Dolor moderado o intenso Pacientes intubados	Depresión respiratoria, rigidez muscular, bradicardia, hipotensión, hiperalgesia	Perfusión: 0,01-0,15 μg/kg/min iv
ANALGÉSICOS COADYUVANTES			
Ketamina	Dolor moderado o intenso	Alucinaciones, isquemia miocárdica, hipertensión arterial	Bolo: 0,1-0,25 mg/kg iv Perfusión: 0,1-0,3 mg/kg/h iv
Gabapentinoides	Dolor neuropático	Mareo, ataxia	Gabapentina 300-1.200 mg/8 h vo Pregabalina 150-600 mg/12 h vo
Sulfato de magnesio	Dolor nociceptivo o neuropático. Antiarrítmico, broncodilatador	Hipotensión arterial	Bolo: 40 mg/kg iv Perfusión: 10 mg/kg/h iv
Lidocaina	Dolor nociceptivo o neuropático. Antiarrítmico	Intoxicación por anestésicos locales	Bolo: 1,5mg/kg iv Perfusión: 0,5-1,5 mg/kg/h iv

Estas estrategias deben valorar la interrupción diaria de la sedación o disminución de la dosificación, evitando en todos los casos la sobresedación. En el caso de la VM, la sedación superficial debe combinarse con periodos de ventilación espontánea y con sesiones de fisioterapia respiratoria y motora para intentar acortar el tiempo de conexión a la VM y reducir la debilidad adquirida en la UCI.

Evaluación

Para la evaluación de la sedación también disponemos de distintas escalas validadas siendo las más utilizadas la escala de agitación-sedación de Richmond (RASS), con puntuación entre –5 y +4 y la escala de sedación-agitación (SAS). Se recomienda su uso una vez, al menos, cada 6-8 horas.

Existen monitores objetivos para la neuromonitorización de la sedación para pacientes con necesidad de sedación profunda y bloqueo neuromuscular, como los basados en el electroencefalograma (EEG) o en el electromiograma (EMG), como el *Bispectral Index*™ (BIS™), aunque ninguno se considera el gold standard en la actualidad.

El objetivo de puntuación de dichas escalas dependerá del grado de sedación que precise el paciente. Una escala RASS 0, –1 o –2 se considera sedación consciente y superficial. Una escala RASS -3, sedación moderada y una escala RASS –4, –5 y/o un BIS < 60, sedación profunda. Un BIS adecuado para sedación profunda sería un rango entre 40 y 60, ya que un BIS menor de 40, así como la aparición de tasas de supresión, se considera sobresedación y, por lo tanto, no es recomendable.

Tratamiento

Para instaurar un tratamiento sedante, al igual que para instaurar el tratamiento analgésico, debemos evaluar de forma individualizada a cada paciente, estableciendo un objetivo y una estrategia clara de sedación para conseguir los efectos deseados. Es preciso fomentar una sedación dinámica y ajustada a las circunstancias cambiantes del paciente a lo largo del día.

Dentro de las estrategias de sedación, lo primero será asegurar una correcta analgesia. Posteriormente, se debe establecer un objetivo de sedación. Para una sedación ligera utilizaremos fármacos con inicio de acción rápido y vida media corta. Por el contrario, para conseguir una sedación profunda utilizaremos fármacos con vida media más larga (**Tabla 18-2**).

RELAJANTES NEUROMUSCULARES

El empleo de estos fármacos en los pacientes críticos debe restringirse a los casos estrictamente necesarios y revaluar con regularidad su indicación, manteniéndolos el mínimo tiempo posible. Su uso prolongado aumenta la polineuropatía en los pacientes críticos, con una rehabilitación más lenta y prolongada.

Tabla 18-2. Fármacos sedantes y relajantes neuromusculares de uso frecuente en UCI

FÁRMACOS	PROPIEDADES	EFECTOS SECUNDARIOS	DOSIS
SEDANTES			
Propofol	Hipnótico, antiemético	Riesgo de hipertrigliceridemia	Bolo: 1-2 mg/kg iv Perfusión: 1-4 mg/kg/h iv
Midazolam	Benzodiacepina. Inicio de acción rápida y vida media corta	*Delirium*, riesgo de dependencia	Bolo: 0,1-0,2 mg/kg iv. Perfusión: 0,03-0,2 mg/kg/h iv
Remifentanilo	Opioide potente y vida media muy corta	Rigidez muscular, bradicardia, hipotensión arterial	Perfusión: 0,01-0,15µg/kg/min iv
Agonistas α2-adrenérgicos	Ansiolítico, sedante y analgésico	Hipotensión arterial, bradicardia	Dexmedetomidina 0,2-1,4µg/kg/h iv Clonidina 0,15 mg/6-24 h vo
Ketamina	Anestesia disociativa. Analgésico y broncodilatador	Alucinaciones, hipertensión arterial, taquicardia	Bolo: 1-2 mg/kg iv Perfusión: 0,5-2 mg/kg/h iv
Antipsicóticos típicos	Antagonista de los receptores de dopamina. Antiemético	Síndrome neuroléptico maligno, arritmias, extrapiramidalismo	Haloperidol 2,5-10 mg/8 h iv/vo
Antipsicóticos atípicos	Antagonistas de los receptores 5HT2	Riesgo de delirium inducido	Quetiapina 25-100 mg/24 h vo Olanzapina 5-10 mg/24 h vo Risperidona 0,25-0,5 mg/12 h vo Tiaprizal 100-300 mg/24 h iv/vo
Antidepresivos	Inhibidor de la recaptación de serotonina	Hipotensión arterial	Trazodona 25-300 mg/24 h vo
Sedación inhalatoria	Broncodilatador, evita tolerancia a fármacos iv	Hipertermia maligna	Isofluorano 2-7 mL/h Sevofluorano 2,5-6,5 mL/h
RELAJANTES NEUROMUSCULARES			
Rocuronio	Inducción para intubación. Pacientes críticos	Incuficiencia renal, hepática	Bolo: 0,6-1,2 mg/kg iv Perfusión: max 16 µg/kg/min iv
Cisatracurio	Pacientes críticos		Bolo: 0,1-1,2 mg/kg iv Perfusión: max 2 µg/kg/min iv

Solo ciertas condiciones clínicas tienen indicación de utilización de fármacos relajantes neuromusculares para realizar un bloqueo neuromuscular y conseguir una parálisis neuromuscular completa; por ejemplo, en pacientes con SDRA y asincronías ventilatorias, estatus asmático, hipertensión intracraneal y estados patológicos que exijan disminuir el consumo de oxígeno.

Antes de realizar dicho bloqueo es preciso asegurar una correcta profundidad anestésica y una ventilación mecánica. La forma de monitorizar objetivamente esta profundidad anestésica es mediante un EEG o BIS™. Para monitorizar el bloqueo neuromuscular de forma objetiva disponemos de la aceleromiometría.

Los relajantes neuromusculares se dividen en:

- Bloqueantes neuromusculares despolarizantes: por ejemplo, succinilcolina. Con un inicio de acción y recuperación muy rápido, produce fasciculaciones por la despolarización. Su uso se suele limitar para inducciones anestésicas.
- Bloqueantes neuromusculares no despolarizantes: son los más empleados. Entre ellos se encuentran, por ejemplo, el rocuronio y el cisatracurio (v. **Tabla 18-2**).

BIBLIOGRAFÍA

Caballero J, García-Sánchez M, Palencia-Herrejón E, et al. Sobresedación Zero como herramienta de confort, seguridad y gestión en las unidades de cuidados intensivos. Med Intensiva. 2020;44(4):239-47.

Celis-Rodríguez E, Díaz Cortés JC, Cárdenas Bolívar YR, et al. Guías de práctica clínica basadas en la evidencia para el manejo de la sedoanalgesia y delirium en el paciente adulto críticamente enfermo. Med Intensiva. 2020;44(3):171-84.

Devlin JW, Skrobik Y, Gélinas C, et al. Clinical Practice Guidelines for the Prevention and Management of Pain, Agitation/Sedation, Delirium, Immobility, and Sleep Disruption in Adult Patients in the ICU. Crit Care Med. 2018;46(9):e825-e873.

Marra A, Ely EW, Pandharipande PP, et al. The ABCDEF Bundle in Critical Care. Crit Care Clin. 2017;33(2):225-43.

Mart MF, Brummel NE, Ely EW. The ABCDEF Bundle for the Respiratory Therapist. Respir Care. 2019;64(12):1561-73.

Pérez Lucendo A, Piñeiro Otero P, Matía Almudévar P, et al. Estrategias de analgesia, sedación, delirium y confort individualizado en el enfermo crítico: Una revisión narrativa. Rev Esp Anestesiol Reanim. 2023;70(9):509-35.

Vincent J-L, Shehabi Y, Walsh TS, et al. Comfort and patient-centred care without excessive sedation: the eCASH concept. Intensive Care Med. 2016;42(6):962-71.

? **AUTOEVALUACIÓN**

Cánulas traqueales

19

M. Power Esteban, P. Benito Saz y S. Ramos Cerro

PUNTOS CLAVE

- El objetivo de la traqueostomía es establecer una vía aérea segura y alternativa a la vía aérea superior.
- La necesidad de ventilación mecánica prolongada constituye la principal indicación de traqueostomía en el paciente crítico.
- La traqueostomía en el paciente crítico disminuye la duración de la ventilación mecánica y los requerimientos de sedación, favoreciendo el *confort* del paciente y un destete más rápido.
- El desarrollo de nuevos y mejores instrumentos y la estandarización de las técnicas han disminuido los riesgos asociados a esta intervención.
- En los cuidados de los pacientes traqueostomizados es fundamental la limpieza de la cánula, el cambio de esta y favorecer la expectoración, evitando los tapones de moco.

INTRODUCCIÓN Y DEFINICIONES

La traqueostomía está entre los procedimientos más antiguos que se conocen, siendo uno de los más frecuentes en las unidades de cuidados intensivos. Su uso está dirigido fundamentalmente a pacientes con insuficiencia respiratoria que requieren ventilación mecánica prolongada. Existe una gran controversia en cuanto a su indicación, el momento óptimo y la técnica ideal, no existiendo hasta la fecha guías clínicas exhaustivas basadas en la evidencia, sino solo recomendaciones y documentos de consenso limitados, además, a la traqueostomía percutánea.

Traqueostomía o **traqueotomía** son términos que se emplean indistintamente para referirse a la creación de un orificio (traqueostoma) en la pared anterior de la tráquea, a través del cuello. Su objetivo es establecer una vía aérea segura y alternativa a la vía aérea superior, transitoria o permanente.

Es un procedimiento programado, urgente o emergente, que puede realizarse mediante **técnica quirúrgica** en el quirófano, mediante la disección de tejidos pretraqueales e inserción de una cánula de traqueostomía bajo visión directa de la tráquea, o bien a pie de cama del paciente, mediante **técnica percutánea,** es decir, disección roma de los tejidos pretraqueales, empleando una guía, mediante la técnica de Seldinger (**Fig. 19-1**). Esta técnica es menos traumática, más rápida y

113

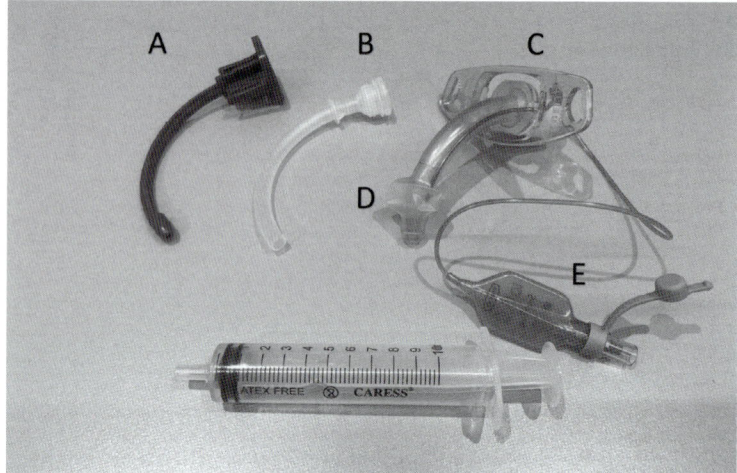

Figura 19-1. Partes de la cánula de traqueostomía. **A.** Guía o fiador. **B.** Cánula interna o macho. **C.** Cánula externa. **D.** Balón traqueal o de neumotaponamiento. **E.** Globo exterior de control, puerto piloto o dispositivo para hinchado del balón.

barata, al no requerir trasladar al paciente a quirófano, y se asocia, además, a un menor riesgo de infecciones en comparación a la traqueostomía quirúrgica. Por ello, en pacientes en los que sea posible, la técnica percutánea es la de elección.

INDICACIONES Y CONTRAINDICACIONES

Las principales indicaciones de la traqueostomía se describen en la tabla 19-1. La traqueostomía de emergencia tiene pocas indicaciones, ya que la cricotiroidectomía permite asegurar la vía aérea con mayor rapidez y menos riesgo de complicaciones inmediatas, siendo su única indicación el trauma cerrado de cuello con fractura del cartílago tiroides o cricoides.

Traqueostomía en los pacientes críticos

Actualmente, la indicación más frecuente de la traqueotomía en pacientes críticos es la **necesidad de ventilación mecánica prolongada,** con una frecuencia estimada que oscila entre el 1,3 y el 10 %. La traqueostomía frente al tubo orotraqueal disminuye el espacio muerto y las presiones respiratorias, al obviar la vía aérea superior, facilitando, de este modo, la ventilación asistida. Asimismo, disminuye las resistencias de las vías respiratorias, al facilitar la eliminación y movilización de secreciones, disminuyendo el riesgo de aspiración. Estas ventajas han demostrado disminuir el tiempo de ventilación mecánica y los requerimientos de sedación,

Tabla 19-1. Indicaciones de traqueostomía

Ventilación mecánica prolongada
Traumatismo facial
Cirugía de cabeza y cuello
Retención de secreciones
Obstrucción de la vía respiratoria superior
Protección del árbol traqueobronquial en pacientes con riesgo de broncoaspiración
Fracaso de extubación

favoreciendo un destete más rápido y un mayor confort. Sin embargo, carece de impacto significativo en la mortalidad y en la estancia en UCC y hospitalaria. Aunque la mayoría de los estudios sobre el impacto de la traqueostomía precoz en la incidencia de neumonía asociada a ventilación mecánica apuntan hacia una disminución de esta, no existe una clara evidencia.

Al no existir consenso en el número de días a partir de los cuales aparecen secuelas y complicaciones por intubaciones prolongadas, existe controversia en cuanto al momento de la realización de la traqueostomía. De este modo, hay autores que marcan 10 días, mientras que otros proponen 20 días.

El desarrollo de nuevos y mejores instrumentos, y la estandarización de las técnicas han permitido disminuir los riesgos asociados, eliminando prácticamente las contraindicaciones absolutas que clásicamente incluían: trastornos de la coagulación, cuello corto (circunferencia cervical mayor de 46 cm con una distancia cricoesternal menor de 2,5 cm), obesidad, infección de partes blandas del cuello, incapacidad para la extensión cervical, presencia de vasos pulsátiles en la región, malignidad local, antecedentes de cirugía o radioterapia cervical en las 4 semanas anteriores y alta demanda ventilatoria ($FiO_2 > 70$ %, PEEP > 10 cmH_2O).

COMPONENTES Y TIPOS DE CÁNULAS DE TRAQUEOSTOMÍA

La **cánula de traqueostomía** es un tubo con un diámetro menor al de la tráquea, que se introduce a través del traqueostoma y que sirve para evitar su cierre, permitiendo así la ventilación del paciente. Entre sus componentes encontramos los siguientes (v. **Fig. 19-1**):

- **Cánula externa.** Es el componente principal, que comunica la tráquea con el exterior. En su parte externa presenta unas aletas, donde figura la marca de la cánula y el número correspondiente al diámetro y la longitud de esta, con unos orificios que permiten la sujeción de la cánula al cuello mediante una cinta o venda. Las cánulas más frecuentemente usadas son las de un diámetro externo de 6-8 mm y una longitud de 56-90 mm, aunque existen cánulas extralargas que alcanzan hasta 130 mm.
- **Cánula interna o macho.** Es un dispositivo hueco de diámetro menor al de la cánula que se introduce dentro de la cánula externa, asegurando la permeabilidad de la vía aérea, ya que, en casos de oclusión, permite su retirada, manteniendo la cánula externa en la tráquea y evitando los cambios de cánula

en situaciones de exceso de secreciones o tapones de moco. Este dispositivo dispone en su extremo externo un cierre de seguridad.

- *Balón de neumotaponamiento.* Es un globo de baja presión y gran volumen que rodea el extremo distal de la cánula externa. Se comunica con otro globo exterior de control que permite el inflado del balón con aire, sellando, de este modo, la cavidad interna de la tráquea. La presión recomendada para evitar isquemias debe estar comprendida entre 15-25 cmH_2O (10-18 mmHg). Existen manómetros para controlar la presión de inflado de uso recomendado.

- *Fiador o guía.* Es un dispositivo que se emplea a la hora de colocar la cánula, sobre todo, en las primeras ocasiones y si se presentan problemas de recanalización. Al ser su extremo distal redondeado y romo, permite la mejor introducción y recanalización del estoma por la cánula. Una vez insertados, se retira el fiador y se coloca la cánula interna o macho.

- *Fenestraciones.* Son orificios en el cuerpo de las cánulas externa e interna que permiten el paso del aire y que el paciente pueda fonar.

Entre los materiales de los que puede estar fabricada una cánula de traqueostomía se encuentran los siguientes (**Fig. 19-2**):

- *Policloruro de vinilo o PVC.* Este tipo de cánula puede llevar balón de neumotaponamiento, aspiración subglótica y/o fenestras (**Fig. 19-3**), siendo, por tanto, las empleadas en pacientes críticos, ya que son las que permiten la conexión a la ventilación mecánica y el aislamiento completo de la vía aérea.

- *Acero inoxidable o plata.* Empleadas en las traqueotomías permanentes o temporales de larga evolución, que no necesiten conectarse a un respirador. No producen sellado de la vía aérea, al no disponer de balón. Existen variantes con fenestraciones.

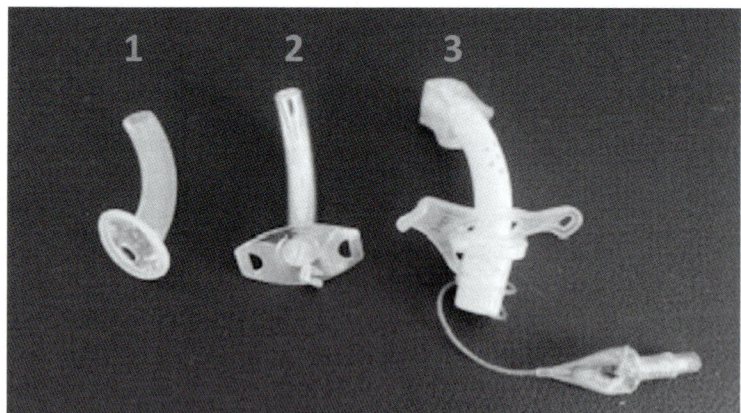

Figura 19-2. Tipos de cánulas según sus materiales. **1.** Cánula de silicona. **2.** Cánula de plata. **3.** Cánula de PVC con fenestras y balón de neumotaponamiento.

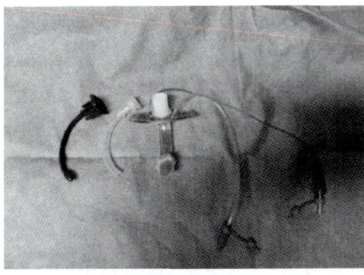 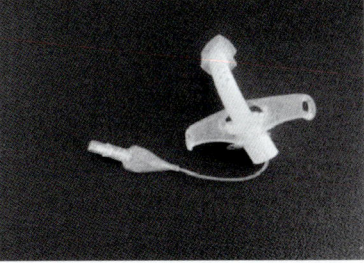

Figura 19-3. Izquierda: cánula con aspiración subglótica. **Derecha**: cánula con balón de neumotaponamiento y fenestras.

- *Silicona.* Material más suave y compatible con la mucosa traqueal que se emplea en caso de intolerancia a las cánulas de plata. Este tipo no trae cánula interna o macho.

CUIDADOS DEL PACIENTE TRAQUEOSTOMIZADO

- *Limpieza de la cánula.* Es imprescindible mantener limpia la cánula, sin secreciones adheridas en sus paredes que podrían ser causa de obstrucción. Para su limpieza debe sacarse la parte interna o macho de la cánula externa.
- *Cambio de cánula.* Tras la realización de la traqueostomía, se recomienda el primer cambio en 7-14 días. Posteriormente, la frecuencia del cambio dependerá de las necesidades clínicas y de las recomendaciones del fabricante.
- *Favorecer la expectoración y evitar tapones de moco.*
- *Balón de neumotaponamiento.* Deberá permanecer hinchado, al menos, durante las primeras 24 horas y siempre que el paciente necesite ventilación mecánica invasiva. Del mismo modo, este se desinflará para la desconexión de la ventilación mecánica.

COMPLICACIONES DE LA TRAQUEOSTOMÍA

La incidencia de complicaciones de la traqueostomía varía según las condiciones en las que se realiza, oscilando entre el 0,3 y el 3 % cuando es de forma electiva, y entre el 20 y el 40 % cuando se realiza en pacientes de alto riesgo con problemas neuroquirúrgicos y/o cardiovasculares.

Las complicaciones se dividen en: precoces, a corto plazo y tardías (Tabla 19-2).

Las complicaciones más importantes y habituales en los pacientes críticos son las siguientes:

- *Obstrucción de cánula por tapón mucoso.* La traqueostomía elimina las funciones de la vía aérea superior de humidificación, calentamiento y filtrado del aire, inhibiendo los cilios de la mucosa traqueal. Todo ello favorece la pro-

Tabla 19-2. Complicaciones de la traqueostomía

Precoces (< 24 h)	A corto plazo (1-7 días)	Tardías (>7 días)
Fracaso del procedimiento	Neumotórax	Neumonía
Embolismo aéreo	Neumomediastino	Aspiración
Aspiración	Hemorragia	Disfagia
Hemorragia	Infección del estoma	Decanulación accidental
Neumotórax	Ulceración del estoma	Granulomas traqueales
Lesión del cartílago cricoides	Disfagia	Fístula traqueocutánea
Lesión esofágica	Decanulación accidental	Fístula traqueoesofágica
	Obstrucción de la cánula debida a secreciones	Traqueomalacia
	Enfisema subcutáneo	Estenosis laringotraqueal
	Aspiración	
	Abscesos pulmonares	
	Traqueítis	
	Traqueobronquitis	
	Atelectasia	
	Desplazamiento de la cánula	

ducción de moco más denso, seco y adherente, que conlleva la formación de acúmulos de moco, que, a su vez, pueden desencadenar el reflejo tusígeno, lo que da lugar a accesos de tos, a veces, de manera violenta y continuada. Se debe sospechar la obstrucción por tapón de moco ante la aparición súbita o progresiva de signos de dificultad respiratoria (taquipnea, aumento del trabajo respiratorio, disminución o ausencia de ruidos respiratorios, agitación, pérdida de conciencia, cianosis, tiraje, desaturación y parada respiratoria). Ante la sospecha, se debe, en primer lugar, retirar la cánula interna y valorar su permeabilidad y aspirar secreciones traqueales. Si no se consigue extraer el tapón, se puede instilar solución salina o mucolítico por la traqueostomía, con posterior aspiración. Si persiste el problema, se procederá a la retirada de la cánula externa y valoración mediante visualización directa del trayecto traqueal. Si se objetiva el tapón, se puede intentar extraer con pinzas o continuar con instilaciones y aspiraciones hasta su expulsión. Para evitar la formación de tapones mucosos se aconseja mantener una hidratación adecuada, humidificación del ambiente, y administrar tratamiento mucolítico, si existen secreciones espesas, cambios de cánula frecuentes, aspiraciones a demanda y fisioterapia respiratoria.

- *Desplazamiento de cánula/decanulación accidental.* Si la fijación de la cánula es inadecuada, durante los movimientos del paciente, puede suceder que la cánula se desplace o se extruya. Debemos recolocar y fijar la cánula y, si no es posible, podemos colocar una cánula de menor tamaño o el macho, para posteriormente intentar recanular con su cánula habitual. En el caso de que no sea posible la recanulación, se debe asegurar la ventilación del paciente con ambú o mediante intubación orotraqueal.

- *Falsa vía.* En los cambios de cánula, especialmente, en los iniciales o en los intentos de recanulación tras su salida accidental, se puede formar una "falsa vía" en el tejido celular subcutáneo o peritraqueal, impidiendo la ventilación del paciente. El paciente, a pesar de estar aparentemente canulado, presentará insuficiencia respiratoria aguda, sin objetivarse salida de aire por la cánula. La forma de prevenirlo pasa por un cuidado estricto en los cambios de cánula, que deben realizarse siempre con luz suficiente y visualizando directamente el trayecto traqueal, pudiéndose emplear guías.

- *Broncoaspiración/salida de alimento periestomal.* En pacientes traqueostomizados, durante la deglución pueden aparecer cuadros de tos, ahogamiento o salida de alimento o líquido a través del estoma o de la cánula. En este caso, lo primero es interrumpir la alimentación y, posteriormente, limpiar la cánula y la zona periestomal, con y, posteriormente, aspiración. La broncoaspiración se puede prevenir administrando espesantes y alimentos de consistencia densa, vigilando al paciente mientras come y bebe e insistiendo al paciente en que realice una adecuada masticación y deglución de manera relajada, manteniendo una postura adecuada para la deglución y, por último, si fuera necesario, debería ser valorado por el especialista.

BIBLIOGRAFÍA

Caravaca García A. Manual de manejo de la traqueotomía para sanitarios y pacientes (1ª edición). Albacete: LiberLibro.com, 2014.

Che-Morales JL, Díaz-Landero P, Cortés-Tellés A. Manejo integral del paciente con traqueostomía. Neumol Cir Tórax. 2014;73:254-62.

Chorath K, Hoang A, Rajasekaran K, et al. Association of Early vs Late Tracheostomy Placement With Pneumonia and Ventilator Days in Critically Ill Patients: A Meta-analysis. JAMA Otolaryngol Head Neck Surg. 2021;147(5):450-9.

Hospital de la Santa Creu i Sant Pau de Barcelona. Protocolos y procedimientos del Servicio de Neumología del Hospital de la Santa Creu i Sant Pau de Barcelona (2ª edición). Madrid: Ergon, 2015.

Raimondi N, Vial MR, Calleja J, et al. Evidence-based guides in tracheostomy use in critical patients. Med Intensiva. 2017;41(2):94-115. English, Spanish.

Samiei Nasr D, Khoundabi B, Monshizadeh Azar G, et al. Beneficial Outcomes of Early Tracheostomy in Patients Requiring Prolonged Mechanical Ventilation. Tanaffos. 2020;19(4):350-5.

? **AUTOEVALUACIÓN**

Destete, extubación y decanulación

20

S. Ramos Cerro, E. López Gil y M. Power Esteban

PUNTOS CLAVE

- El destete de la ventilación mecánica es un proceso clave en la fase de recuperación de los pacientes ingresados en las unidades de cuidados críticos.
- Tanto los días de ventilación mecánica innecesarios como los fracasos de la extubación o la decanulación añaden morbimortalidad a los pacientes. Por ello, una adecuada valoración multidisciplinar en todo el proceso de destete es imprescindible.
- Las pruebas de ventilación espontánea son el paso clave que permite la extubación de los pacientes. Deben realizarse de manera diaria para detectar de manera precoz a los pacientes candidatos.
- Antes de extubar o decanular a un paciente hay que evaluar minuciosamente su capacidad para proteger la vía aérea.

INTRODUCCIÓN

La ventilación mecánica es una herramienta fundamental en las unidades de cuidados críticos, pero, a la vez, es causa de morbimortalidad sustancial. El número de días en ventilación mecánica se relaciona con la aparición de neumonía, prolongando la estancia en la UCC y la mortalidad. Por ello, el *weaning*, destete o liberación de esta es un proceso muy importante en la fase de recuperación de los pacientes críticos y debe realizarse en cuanto sea posible. Hasta un 35 % de los pacientes que han estado bajo ventilación mecánica más de 48 h no son destetados en 90 días. Por otra parte, los fracasos de la extubación también aumentan la morbimortalidad de estos pacientes. Por lo tanto, se debe asegurar que los pacientes realicen un *weaning* sin riesgo y efectivo es fundamental para su buena evolución. Se considera que tiene tres fases: preparación o disminución progresiva del soporte ventilatorio, test de ventilación espontánea y extubación (o decanulación en el caso de que sean portadores de una traqueostomía).

DESTETE Y EXTUBACIÓN

Todos los pacientes que hayan estado intubados durante más de 24 horas deberían ser sometidos a este proceso.

Fase 1. Preparación y disminución progresiva del soporte ventilatorio

El primer paso del proceso de destete es determinar cuándo el paciente está preparado para iniciarlo. Para ello tiene que cumplir una serie de criterios, que se recogen en la tabla 20-1. Un 30 % de los pacientes intubados no llegan a cumplir todos estos criterios, pero pueden ser extubados con éxito; por esto, la valoración individualizada por parte de los facultativos forma parte indispensable de este proceso.

Aparte de estos criterios clínicos existen otros índices predictores del éxito del destete, algunos más complicados de realizar, que nos pueden ayudar en pacientes complejos. El más usado es el índice de Tobin y Yang (RSBI, *rapid shallow breathing index*): frecuencia/volumen tidal. Este índice debe realizarse sin soporte respiratorio o ajustando el respirador a 0 cmH$_2$O sobre 0 cmH$_2$O de PEEP. El destete es improbable si el RSBI > 105 respiraciones/minuto/litro.

Además de estos índices clínicos, la ecografía diafragmática se ha empezado a posicionar como una herramienta útil para determinar la probabilidad de éxito en el destete. Una excursión diafragmática, realizada durante el test de ventilación espontánea, superior a 1 cm y una fracción de acortamiento superior al 30 % son predictores de éxito para la extubación.

Tabla 20-1. Criterios para iniciar el destete respiratorio

Criterios necesarios	Criterios adicionales
La causa del fracaso respiratorio ha mejorado	Hemoglobina > 7 g/dL
Estabilidad hemodinámica (ausencia o dosis bajas de vasopresores)	Paciente alerta o fácilmente despertable (RASS entre -2 y 1)
Esfuerzo inspiratorio efectivo	Temperatura central $\leq$ 38 °C
pH > 7,25	
PaO$_2$/Fi O$_2$ $\geq$ 150 o Sat. O$_2$ $\geq$ 90 % con FiO$_2$ 40 % y PEEP $\leq$ 5*	

FiO$_2$: fracción inspiratoria de oxígeno. PaO$_2$: presión arterial de oxígeno. PEEP: presión positiva al final de la espiración. Sat. O$_2$: saturación periférica de oxígeno. RASS escala de agitación-sedación de Richmond. *Hay pacientes que requieren PEEP más elevadas durante la ventilación mecánica para evitar atelectasias como por ejemplo obesos o aquellos con distensión abdominal.

Fase 2. Pruebas de ventilación espontánea

Estos tests son esencialmente una simulación para comprobar si el paciente sería capaz de tolerar la retirada de manera definitiva del soporte respiratorio. Normalmente, la duración de estos oscila entre 30 minutos y 2 horas. La duración depende de los factores de riesgo para la extubación: en pacientes más complejos, con más comorbilidades, especialmente, cardíacas, se prefieren tests de mayor duración. En cuanto a la técnica, existen varias alternativas que dependen de los ventiladores disponibles en las unidades y de la preferencia del facultativo. Los más habituales son: presión soporte baja (PS-SBT) con 5-8 cmH_2O sobre 5 cmH_2O de PEEP y compensación automática de tubo (ATC). Tradicionalmente, se utilizaba la llamada prueba de oxígeno en T (TT), en la que se desconectaba al paciente del respirador y se le colocaba una pieza en T a través de la cual se administraba el oxígeno suplementario. Está en desuso, puesto que la PS-SBT ha demostrado ser superior, logrando una mejor tasa de éxito en la extubación que la prueba de TT (**Fig. 20-1**).

Para determinar si una prueba de ventilación espontánea ha sido satisfactoria o no, se monitorizan las funciones vitales y los parámetros del respirador. La aparición de: taquipnea, respiración paradójica, taquicardia superior a 140 latidos por minuto, hipertensión superior a 180 mmHg, desaturación inferior al 90 % (con una FiO_2 del 40 %) o un aumento de la pCO_2 superior a 10 mmHg con respecto a los valores basales, implicaría un fracaso en la prueba de ventilación espontánea. Además, se debe explorar al paciente y comprobar si presenta agitación o delirio y preguntarle si tiene disnea o dolor torácico. Además, hay que vigilar la aparición de signos de isquemia miocárdica en la monitorización. No es imprescindible la realización de gasometría arterial al finalizar la prueba, pero suele ser la práctica habitual, especialmente, en pacientes con intubaciones prolongadas, debilidad muscular adquirida en UCI o con patología respiratoria previa.

Si un paciente fracasa en la prueba de ventilación espontánea, normalmente, no se suele intentar realizar otra hasta pasadas 24 horas, salvo que el motivo

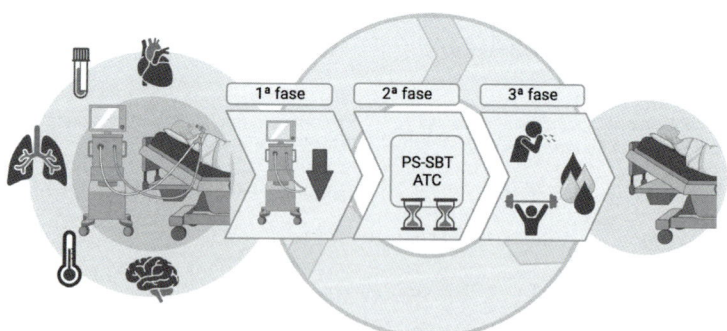

Figura 20-1. Fases del destete respiratorio.
ATC: compensación de tubo automática. PS-SBT: prueba de respiración espontánea con soporte de presión. *Realizado con Biorender.com*

del fracaso haya sido una causa fácilmente resoluble, como, por ejemplo, una sedación excesiva que le ha provocado hipoventilación.

Según la dificultad que presenten los pacientes en esta fase y el tiempo que les lleve se definen tres escenarios:

- **Destete simple**: pacientes que tras una sola prueba de ventilación espontánea pueden ser extubados sin dificultad.
- **Destete difícil**: pacientes que requieren hasta tres pruebas de ventilación espontánea o requieren hasta 7 días desde la primera prueba hasta el destete efectivo.
- **Destete prolongado**: pacientes que requieren más de tres pruebas de ventilación espontánea o más de 7 días desde la primera prueba hasta el destete efectivo.

Fase 3. Extubación

Una vez que el paciente ha superado la prueba de ventilación espontánea, llega el momento de la extubación. Antes de realizarla hay que valorar la capacidad que tiene el paciente de proteger la vía aérea, puesto que es un aspecto totalmente diferente de la necesidad o no de soporte ventilatorio y, si es inadecuada, puede conllevar el fracaso de la extubación.

Esta habilidad implica la capacidad de protegerse de las broncoaspiraciones e implica tener la suficiente fuerza para toser, además de un adecuado estado de conciencia. No hay criterios claramente establecidos, pero si se requiere aspirar secreciones más de 2-3 veces cada 8 horas, el Glasgow Coma Score (GCS) es inferior a 8 y el paciente no tiene suficiente fuerza para toser, se debería retrasar la extubación. La fuerza para toser se puede medir de manera objetiva con el pico de flujo espiratorio (PEF). Se puede medir con un espirómetro, interponiéndolo en el circuito del respirador, aunque algunos ventiladores también permiten su medición de manera interna. Si el PEF es inferior o igual a 60 L/min, se considera que la fuerza para la tos es insuficiente y el riesgo de fracaso de extubación, elevado.

Preferiblemente, los pacientes deberían ser extubados completamente despiertos, obedeciendo órdenes y sin sedantes. Sin embargo, esto no suele ser posible y se requieren dosis bajas de sedantes, como, por ejemplo, la dexmedetomidina en perfusión continua, para garantizar el confort del paciente durante todo el proceso de weaning.

Los pacientes, cuyo motivo de intubación ha sido una obstrucción de la vía aérea superior o algún tipo de cirugía en esta área, pueden necesitar evaluaciones adicionales. El objetivo es comprobar que una vez retirado el tubo no se producirá un colapso de esta zona, impidiendo la ventilación. El más usado es el llamado test de fugas. Se deshincha el neumotaponamiento del tubo endotraqueal y se comprueba clínicamente la presencia de fuga de aire alrededor del tubo (burbujeo audible). Si no hay fuga, se pueden administrar corticoides y volver a realizar el test 24 h después.

Inmediatamente después de la extubación es fundamental, especialmente, en pacientes que han estado intubados durante muchos días, mujeres de edad avanzada, con tubos endotraqueales de gran calibre o con una intubación traumática, un despistaje activo de la presencia de estridor. La mayor parte de las veces se debe a edema en las cuerdas vocales o disfunción de estas. Es una complicación infrecuente pero grave, puesto que si se acompaña de edema supraglótico, la reintubación de estos pacientes supone un auténtico reto. En pacientes de alto riesgo se puede plantear la administración de un bolo de corticoides en las 8-12 horas previas.

Una vez que la evaluación en todos los aspectos es positiva, y consideramos al paciente candidato a extubación, es importante preparar este momento. Se aspiran las secreciones de la cavidad oral y endotraqueales, se coloca al paciente con el cabecero incorporado y se detiene la nutrición enteral, si la hubiera, unas horas antes para minimizar el riesgo de broncoaspiración. En algunos pacientes con alto riesgo de fracaso en la extubación, por haber sido un destete difícil o prolongado, tener comorbilidades cardíacas, respiratorias o debilidad adquirida, se puede iniciar inmediatamente, tras la extubación, el soporte con ventilación mecánica no invasiva u oxigenoterapia con alto flujo durante las 6-24 horas siguientes.

DECANULACIÓN

La traqueostomía es un procedimiento habitual en pacientes que requieren ventilación mecánica o protección de la vía aérea durante periodos prolongados en las UCC. En cuanto a las indicaciones, manejo y complicaciones, estas son ampliamente tratadas en el capítulo 19 de esta guía. Una vez que el paciente ha superado la situación que le hizo necesitar la traqueostomía, llega el momento de plantear su retirada.

El término decanulación no hace referencia al simple hecho de retirar esta cánula de traqueostomía, sino a todo el proceso de valoración que se realiza para comprobar si el paciente es capaz de mantener una ventilación espontánea y la suficiente protección de la vía aérea de manera independiente. Para que esto ocurra de manera satisfactoria se deben combinarse una adecuada función neurológica con una casi completa coordinación de los músculos implicados en la deglución, reflejo de la tos, fonación y respiración. Cualquier fallo en estos procesos no detectados en una adecuada evaluación previa, pueden provocar el fracaso de la decanulación.

De manera análoga al destete de la ventilación mecánica en el proceso de decanulación hay una fase inicial de preparación y disminución progresiva del soporte respiratorio. Posteriormente, se realizan los tests de ventilación espontánea y se comprueba que la capacidad para toser es adecuada, así como el manejo de las secreciones. Para ello se utilizan los mismos tests que en la extubación.

Sin embargo, si todos estos tests son satisfactorios, antes de retirar la cánula de traqueostomía directamente, hay un paso previo: las llamadas pruebas de oclusión.

Las pruebas de oclusión consisten en la oclusión o cierre de la cánula con un tapón, a la vez que se deshincha el neumotaponamiento de la misma. Con ello, el aire tiene que circular por el espacio alrededor de la cánula y la tráquea, y pasar a través de las cuerdas vocales. De esta forma comprobamos es si el paciente es capaz de mantener la adecuada ventilación espontánea a través de la vía aérea superior y si es capaz de fonar. Existen otros tipos de tapones de oclusión, llamados fonatorios o válvulas de *Passy-Muir*, que facilitan la inspiración. Poseen una válvula unidireccional, que permite el paso de aire a través de la cánula (además de por la vía anatómica natural desde la vía aérea superior) hacia los pulmones durante la inspiración. Con el tapón de oclusión completa, la situación es más exigente puesto que el flujo de aire tanto de la inspiración como de la espiración tiene que producirse por el espacio libre que queda alrededor de la cánula en la tráquea. Si el paciente es capaz de mantener la oclusión de la cánula con cualquiera de los dos tipos de tapón de manera ininterrumpida durante 24-48 horas, se considera candidato a decanulación.

En el caso de que se produzca un fracaso de esta prueba de oclusión, hay que analizar cuál ha sido el motivo: fracaso ventilatorio, inadecuado manejo de secreciones u obstrucción de vía aérea superior. Puede ser recomendable realizar una fibrobroncospia de vía aérea superior para descartar complicaciones, como granulomas o edema (**Figura 20-2**).

Para progresar en el destete en este punto existen varias estrategias. Una de ellas es la sustitución de la cánula por una de diámetro inferior, haciendo así que el espacio del que dispone el paciente entre su tráquea y la cánula sea mayor, lo que le facilita la respiración y movilización de secreciones. Otra posibilidad es el uso de cánulas fenestradas, que también disminuyen la resistencia al paso del aire. La utilización de una estrategia u otra depende, fundamentalmente, del criterio del médico facultativo y de los protocolos locales, puesto que ninguna ha demostrado ser superior a la otra.

Los pacientes con traqueostomía suelen ser pacientes que asocian una importante debilidad muscular adquirida. Esto condiciona con relativa frecuencia importantes problemas en la deglución. Esta debe ser, así mismo, evaluada, porque si está gravemente alterada, el paciente no va a ser capaz de protegerse de microbroncoaspiraciones, que pueden conllevar la aparición de neumonías. Se suelen utilizar dos técnicas para valorarlo. La más usada es la prueba de texturas: se le van dando al paciente diferentes texturas y volúmenes para deglutir, observando la

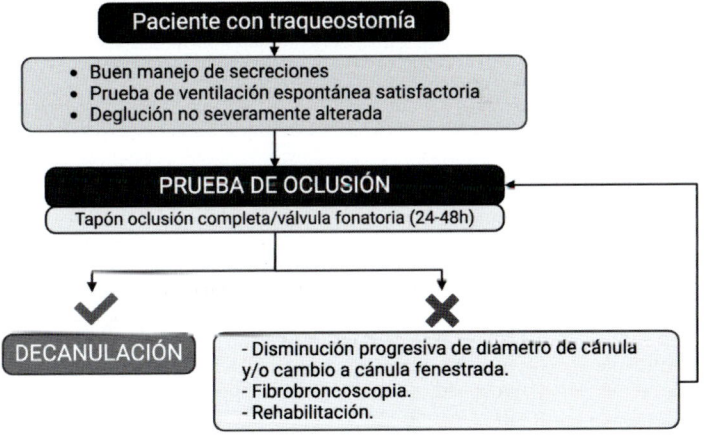

Figura 20-2. Fases de la decanulación. *Realizado con Biorender.com*

aparición de signos de broncoaspiración. Otro test usado es del azul de metileno: se coloca una pequeña gota de azul de metileno en la base de la lengua y se le pide al paciente que degluta; en las siguientes horas se debe observar la aparición de secreciones teñidas por la cánula de la traqueostomía.

Es evidente que el manejo de los pacientes con traqueostomía es complejo, especialmente, en el momento de la decanulación. Por ello, es fundamental la presencia de un equipo multidisciplinar especializado en los cuidados de pacientes con traqueostomía. Este equipo se compone de médicos de cuidados críticos, enfermeras, rehabilitadores y fisioterapeutas. La participación de este equipo y la elaboración de protocolos estandarizados de decanulación, ajustados a los recursos de cada hospital, es de vital importancia en el tratamiento de estos pacientes y en mejorar su autonomía personal y calidad de vida.

BIBLIOGRAFÍA

Akella P, Voigt LP, Chawla S. To Wean or Not to Wean: A Practical Patient Focused Guide to Ventilator Weaning. J Intensive Care Med. 2022;37(11):1417-25.

MacIntyre NR, Cook DJ, Ely EW Jr, et al. Evidence-based guidelines for weaning and discontinuing ventilatory support: a collective task force facilitated by the American College of Chest Physicians; the American Association for Respiratory Care; and the American College of Critical Care Medicine. Chest 2001;120:375S.

Meade M, Guyatt G, Cook D, et al. Predicting success in weaning from mechanical ventilation. Chest 2001;120:400S.

Mirski MA, Pandian V, Bhatti N, et al. Safety, efficiency, and cost-effectiveness of a multidisciplinary percutaneous tracheostomy program. Crit Care Med. 2012;40:1827.

O'Connor HH, White AC. Tracheostomy decannulation. Respir Care. 2010;55:1076.

Pandian V, Miller CR, Schiavi AJ, et al. Utilization of a standardized tracheostomy capping and decannulation protocol to improve patient safety. Laryngoscope. 2014;124:1794.

Parada-Gereda HM, Tibaduiza AL, Rico-Mendoza A, et al. Effectiveness of diaphragmatic ultrasound as a predictor of successful weaning from mechanical ventilation: a systematic review and meta-analysis. Crit Care. 2023;27(1):174.

Pham T, Heunks L, Bellani G, Madotto F, Aragao I, Beduneau G, Goligher EC, Grasselli G, Laake JH, Mancebo J, Peñuelas O, Piquilloud L, Pesenti A, Wunsch H, van Haren F, Brochard L, Laffey JG; WEAN SAFE Investigators. Weaning from mechanical ventilation in intensive care units across 50 countries (WEAN SAFE): a multicentre, prospective, observational cohort study. Lancet Respir Med. 2023;11(5):465-76.

Trivedi V, Chaudhuri D, Jinah R, et al. The Usefulness of the Rapid Shallow Breathing Index in Predicting Successful Extubation: A Systematic Review and Meta-analysis. Chest. 2022;161:97.

(?) **AUTOEVALUACIÓN**

Principales complicaciones del paciente crítico con implicación en el proceso rehabilitador y su manejo

IV

Complicaciones respiratorias

21

J. C. Barrios Torres

 PUNTOS CLAVE

- Los pacientes ingresados en la unidad de cuidados intensivos (UCI) se enfrentan a múltiples complicaciones respiratorias, debidas a su patología de base y a los efectos del reposo prolongado, las alteraciones metabólicas y los medicamentos.
- Complicaciones pulmonares comunes en la UCI: las complicaciones más frecuentes son atelectasias, neumonía nosocomial, derrame pleural e infección traqueobronquial, siendo la neumonía la principal causa de mortalidad.
- Factores de riesgo de complicaciones respiratorias y fisiopatología: entre los factores de riesgo se incluyen múltiples patologías médicas o posquirúrgicas, inmovilización, efectos secundarios de medicamentos y necesidad de soporte ventilatorio. La debilidad muscular en UCI puede ser causada por la inmovilización prolongada, la inflamación sistémica y la disfunción neuromuscular, entre otros factores.
- Tratamiento y prevención: el tratamiento incluye fisioterapia respiratoria, rehabilitación pulmonar, movilización temprana, ventilación mecánica y cuidados respiratorios. La prevención se centra en varias medidas, como oxigenoterapia, ejercicio y movilización precoz, drenaje del líquido pleural, uso adecuado de antibióticos y terapia física.
- Importancia de la fisioterapia respiratoria: la fisioterapia respiratoria es fundamental para prevenir y tratar complicaciones respiratorias en pacientes de UCI. Ayuda a mejorar la ventilación regional, el aclaramiento mucociliar, el intercambio gaseoso y la función de los músculos respiratorios.

INTRODUCCIÓN

Los pacientes ingresados en unidades de cuidados intensivos son un desafío en sí mismos para todos los profesiones encargados de su cuidado, no solo por el manejo que implica su patología de base, sino también por las consecuencia propias del ingreso, asociadas al reposo prolongado, las alteraciones metabólicas, los efectos secundarios de los medicamentos y las necesidades de soporte ventilatorio invasivo o no invasivo. Todo esto hace que el paciente en estado crítico pueda expeimentar complicaciones respiratorias debidas a diferentes causas (enfermedad de base, inmovilización, aumento de riesgos de infección, etc.). Una de las principales intervenciones para prevenir y tratar este tipo de complicaciones es la fisioterapia respiratoria con rehabilitación pulmonar e intrínsecamente muscular, que permita una recuperación parcial o total de las complicaciones de la estancia en la UCI.

COMPLICACIONES PULMONARES DE LOS PACIENTES INGRESADOS EN LA UNIDAD DE CUIDADOS INTENSIVOS

Factores de riesgo y fisiopatología

Factores de riesgo

En las unidades de cuidados intensivos es habitual el ingreso de pacientes con múltiples patologías médicas (procesos infecciosos, metabólicos, respiratorios, etc.) o posquirúrgicas (cirugía cardiovascular, torácica o abdominal). Todos ellos pueden desarrollar alteraciones en la oxigenación y en la ventilación, además del aumento del riesgo de complicaciones respiratorias, debidas a la enfermedad basal, la inmovilidad y las infecciones nosocomiales.

Los pacientes ingresados en la UCI están expuestos a enfermedades multicausales, que pueden provocar alteraciones estructurales y funcionales. Las alteraciones primarias debidas a la causa inicial de ingreso, asociadas a los cambios indeseables secundarios al estado nutricional, inactividad física por el reposo prolongado y la necesidad de soporte ventilatorio (invasivo o no invasivo) desempeñan un papel muy importante, ya que podrían conllevar efectos desfavorables sobre estructuras específicas, como el músculo esquelético periférico y los músculos respiratorios.

Fisiopatología

La debilidad adquirida en la UCI, antes conocida como polineuropatía del paciente crítico o miopatía del paciente crítico, es una complicación común en pacientes críticamente enfermos, que han necesitado cuidados intensivos durante un período prolongado. Se caracteriza por la debilidad muscular generalizada, que puede afectar a los músculos respiratorios, faciales y de las extremidades (DAUCI).

La DAUCI puede deberse a varios factores, como la inmovilización prolongada, la administración de ciertos medicamentos, la inflamación sistémica, la disfunción neuromuscular y la sepsis. Esta debilidad puede prolongar la estancia en la UCI y en el hospital, y dificultar la recuperación funcional a largo plazo.

El sistema muscular es uno de los sistemas que se afecta en mayor medida en los pacientes con patología crítica. La aparición de alteraciones sobre la musculatura periférica y respiratoria en pacientes que requieren soporte ventilatorio invasivo suele ser precoz, ya que solo hacen falta 18 horas en ventilación mecánica controlada para que cerca del 20-30 % de la población experimente dependencia a la VM, aunque, generalmente, se presenta en 5-7 días, todo debido al fallo de la bomba muscular respiratoria. La causa general de su rápida alteración es la acción proteolítica o «sarcopenia», que, teóricamente, se correlaciona con la atrofia muscular por la disminución de la disponibilidad de los depósitos y síntesis de proteínas.

Los músculos ventilatorios comparten características del músculo estriado: están diseñados para vencer cargas resistivas y elásticas de forma voluntaria e involuntaria durante un largo periodo de tiempo. Las fibras musculares que componen este tipo de músculos se clasifican en filamentos delgados y filamentos gruesos, que contienen actina y miosina, respectivamente. Al deslizarse el uno contra el otro generan la contracción muscular dentro de las fibras. El reclutamiento de la musculatura inspiratoria en condiciones normales genera un movimiento normal de la pared torácica, de forma que durante la respiración se evidencia la proyección hacia fuera de los compartimentos torácico y abdominal. En esta situación es el diafragma el músculo de mayor importancia en la actividad ventilatoria, encargado de alargar o acortar la cavidad torácica durante su contracción y relajación, respectivamente, ya que moviliza alrededor del 60-70 % del volumen corriente durante una respiración.

El diafragma es un músculo con características similares al estriado y controlado por nervios voluntarios y autonómicos, cuyas fibras muestran mayor tolerancia a la fatiga. Por otra parte, se encuentran los músculos accesorios, que contribuyen al aumento del diámetro anteroposterior del tórax, entre los cuales, los intercostales externos son los más implicados, además de los esternocleidomastoideos, serratos anteriores y escalenos, los cuales en situaciones especiales contribuyen a la expansión pulmonar. La composición de los músculos intercostales externos e internos es similar a la del diafragma, aunque con un menor porcentaje de fibras resistentes a la fatiga.

La musculatura espiratoria está constituida por los músculos transverso, recto anterior y oblicuo mayor y menor, que se reclutan y activan para incrementar la presión intratorácica y abdominal, descender las costillas y desplazar al diafragma en sentido cefálico, lo que permite realizar esfuerzos espiratorios, como toser, limpiar la vía aérea o espiración contra una sobrecarga mecánica. La contracción de estos músculos espiratorios permite aumentar la velocidad de la exhalación, incrementando así el tiempo inspiratorio.

En algunos estudios se refieren incidencias de hasta el 55 % de atrofia muscular diafragmática en pacientes sometidos a VM controlada durante más de 19 horas, además de una marcada reducción de la presión del estímulo magnético transdiafragmático en la primera semana de soporte con VM. Esta disfunción diafragmática inducida por el ventilador mecánico se debe no solo al hecho de someterse a la VM y a los cambios de la dinámica pulmonar que esto conlleva, sino que también se pueden incluir la malnutrición, los efectos de algunos medicamentos, la hipoperfusión y demás alteraciones derivadas del ingreso en la UCI.

TIPOS DE COMPLICACIONES

Las complicaciones más frecuentes son atelectasias, neumonía, derrame pulmonar e infección traqueobronquial, siendo la neumonía la principal causa de mortalidad. Estas se deben principalmente a las consecuencias tanto de la patología inicial de ingreso como a los efectos secundarios asociados al ingreso mismo:

diversos factores, como el dolor, los efectos anestésicos y analgésicos residuales y el encamamiento durante períodos prolongados contribuyen a su desarrollo, dando como resultado respiraciones superficiales, aumento de secreciones, disminución de la *compliance* pulmonar y cambios en el tono muscular y en el parénquima pulmonar.

Atelectasias

La atelectasia es un trastorno pulmonar, en el que una parte o la totalidad de un pulmón se colapsa o no se expande completamente. Las causas pueden ser obstrucción en las vías respiratorias, presión externa en el pulmón o enfermedades pulmonares subyacentes. El tratamiento de la atelectasia depende de la causa subyacente y de la gravedad de la enfermedad. Algunas opciones de tratamiento y prevención son: oxigenoterapia, ejercicio y movilización precoz, eliminación de la obstrucción a través de procedimientos invasivos, necesidad de ventilación mecánica y fisioterapia respiratoria.

Neumonía nosocomial

Se define como una infección aguda del tejido pulmonar, que puede deberse a diferentes agentes infecciosos, bacterias, virus u hongos, y se caracteriza por la inflamación de los alvéolos pulmonares. La neumonía nosocomial, asociada a la ventilación mecánica (NAVM) o no, es una infección pulmonar que se contrae en un entorno de atención médica, como hospitales o centros de atención a largo plazo, y que no estaba presente ni en periodo de incubación en el momento del ingreso del paciente. Entre las opciones de tratamiento y prevención se incluyen: soporte respiratorio (oxigenoterapia, ventilación mecánica no invasiva CPAP/BIPAP ± gafas nasales de alto flujo, ventilación mecánica invasiva, ECMO, etc.), antibióticos (inicialmente de amplio espectro, siempre teniendo en cuenta los principales microorganismos causantes de infecciones nosocomiales habituales de cada UCI, y con ajuste posterior según las pruebas microbiológicas, para hacer un uso adecuado de la antibioterapia y evitar resistencias), tratamiento de soporte (Incluye medidas para mantener la presión arterial, el equilibrio de electrolitos y la función renal), cuidados respiratorios (la movilización temprana, la fisioterapia respiratoria y las medidas para prevenir la aspiración de secreciones son importantes para prevenir complicaciones).

Derrame pleural

El derrame pleural es la acumulación anormal de líquido en el espacio pleural, que es el espacio entre las capas de tejido que recubren los pulmones y el interior de la cavidad torácica. Este líquido puede originarse por diversas causas, como infecciones, enfermedades pulmonares, insuficiencia cardíaca, cáncer y otros trastornos. El tratamiento del derrame pleural depende de la causa subyacente y de la cantidad de líquido acumulado. Algunas opciones de tratamiento son: drenaje del líquido (toracocentesis, colocación de tubos de drenaje torácico), fármacos (para tratar la causa subyacente, como antibióticos en casos de infecciones o diuréticos para la insuficiencia cardíaca), cirugía en casos graves o recurrentes, y rehabilitación pulmonar.

Infección traqueobronquial

Se define como inflamación de las vías respiratorias altas, sin imagen consolidativa en las pruebas radiológicas, que puede ser causada por diferentes agentes infecciosos, generalmente, virus y bacterias, y que en el contexto del paciente ingresado en la UCI dificulta el destete de la ventilación mecánica, puede aumentar los días de ingreso y, también, de la mortalidad. Las medidas de tratamiento y prevención son similares a las de la neumonía nosocomial, haciendo énfasis en la terapia física y rehabilitación pulmonar, y en un uso más restringido de la terapia antibiótica.

CONCLUSIONES

Los pacientes diagnosticados con patologías de mayor complejidad, y que necesitan ingresos prolongados en la UCI, son más susceptibles de presentar procesos de debilidad adquirida en la UCI y disfunción muscular periférica y respiratoria, haciendo énfasis en la disfunción de los músculos accesorios respiratorios y principalmente en la disfunción diafragmática inducida por el ventilador, lo que conlleva a múltiples complicaciones respiratorias, lo que aumenta la morbimortalidad del paciente ingresado en UCI, todo esto podría ser contrarrestado de forma segura con un entrenamiento muscular periférico y respiratorio en conjunto. Los objetivos de la fisioterapia respiratoria son mejorar la ventilación regional, el aclaramiento mucociliar, mejorar el intercambio gaseoso, disminuir la disfunción de los músculos respiratorios, mejorar la disnea, mejorar la tolerancia al ejercicio y calidad de vida. Por lo tanto, la rehabilitación pulmonar de los pacientes de la UCI debería ser un objetivo clave para disminuir la estancia hospitalaria, los días libres de VM e, indirectamente, la disminución del costo hospitalario a causa de la VM.

BIBLIOGRAFÍA

Baldwin CE, Bersten AD. Alterations in respiratory and limb muscle strength and size in patients with sepsis who are mechanically ventilated. Phys Ther. 2014;94:68-82.

De Jonghe B, Bastuji-Garin S, Durand M-C, et al. Respiratory weakness is associated with limb weakness and delayed weaning in critical illness. Crit Care Med.2007;35:2007-15

Díaz MC, Ospina-Tascón GA, Salazar CBC. Disfunción muscular respiratoria: una entidad multicausal en el paciente críticamente enfermo sometido a ventilación mecánica. Arch Bronconeumol. 2014;50:73-7.

Gómez MV, Gonzalez DF, Barguil ZL, et sl. Efectos de la rehabilitación pulmonar en el paciente en estado crítico. Revisión de la literatura. Acta Colombiana de cuidado Intensivo. 2015. http://dx.doi.org/10.1016/j.acci.2015.09.005

Goñi-Viguria R, Yoldi-Arzoz E, Casajús-Sola L, et al. Fisioterapia respiratoria en la unidad de cuidados intensivos: Revisión bibliográfica. Enferm Intensiva. 2018. https://doi.org/10.1016/j.enfi.2018.03.003.

Muscaritoli M, Lucia S, Molfino A. Sarcopenia in critically ill patients: The new pandemia. Minerva Anestesiol. 2013;79:771-7.

Ntoumenopoulos G, Presneill JJ, McElholum M, et al. Chest physiotherapy for the prevention of ventilator-associated pneumonia. Intensive Care Med. 2002;28:850-6.

Sasaki N, Meyer MJ, Eikermann M. Postoperative respiratory muscle dysfunction: Pathophysiology and preventive strategies. Anesthesiology. 2013;118(4):961-78.

Tzani P, Chetta A, Olivieri D. Patient assessment and prevention of pulmonary side-effects in surgery. Curr Opin Anaesthesiol. 2011;24:2-7.

Van der Schaaf M, Dettling DS, Beelen A, et al. Poor functional status immediately after discharge from an intensive care unit. Disabil Rehabil. 2008;30:1812-8.

AUTOEVALUACIÓN

Complicaciones abdominales

R. Sevilla Bayón, A. Calvo García y E. López Gil

22

PUNTOS CLAVE

- En el manejo del íleo paralítico adinámico será necesario resolver las causas que lo producen para poder utilizar la vía digestiva para la administración de medicación y terapia nutricional.
- El diagnóstico diferencial del íleo se realizará con la obstrucción intestinal.
- La isquemia mesentérica aguda es un cuadro de alta mortalidad. La alta sospecha clínica nos permite limitar las complicaciones de la enfermedad gracias a un diagnóstico precoz.
- En los cuadros infecciosos locorregionales, como peritonitis o abscesos, se debe realizar un control del foco infeccioso mediante cirugía o intervencionismo.
- El síndrome compartimental abdominal tiene importantes repercusiones orgánicas y sistémicas, como fallo multiorgánico, que se resuelven con tratamiento médico y descompresión quirúrgica de la hiperpresión intraabdominal.

INTRODUCCIÓN

Los pacientes críticos pueden presentar complicaciones abdominales, relacionadas con la enfermedad subyacente que causó el ingreso en la unidad de cuidados intensivos (UCI), los procedimientos quirúrgicos o invasivos realizados y los medicamentos administrados. Las complicaciones pueden englobarse en diversos grupos, afectando al tracto gastrointestinal, a vísceras sólidas parenquimatosas o a la pared abdominal.

COMPLICACIONES DEL TRACTO GASTROINTESTINAL

Íleo adinámico

El íleo es la detención de la actividad peristáltica normal del tracto gastrointestinal. Puede ser causado por cirugía abdominal, peritonitis, administración de fármacos (opioides) o diselectrolitemias, especialmente, hipopotasemia e hipomagnesemia.

El íleo paralítico postoperatorio ocurre de forma prácticamente constante después de una cirugía, no reviste gravedad y suele resolverse espontáneamente en pocos días. En algunas circunstancias puede prolongarse en el tiempo, causando complicaciones análogas a una obstrucción mecánica. Produce dilatación de asas intestinales por acúmulo de gas y líquido en su interior. La sintomatología será, por tanto, de distensión abdominal, timpanismo y ausencia de ruidos hidroaéreos intestinales y aumento de residuo gástrico. Puede condicionar el aumento de edema en la pared intestinal, por disminución del retorno venoso.

Su manejo requiere, en primer lugar, revertir las causas que lo producen, es decir, corrección de las concentraciones séricas de potasio o magnesio, suspensión de la medicación (opioides), siempre que sea posible o resolución de la peritonitis. Además, también se pueden instaurar medidas farmacológicas en forma de administración de procinéticos, como metoclopramida y eritromicina. Cuando exista intolerancia a la nutrición enteral, definida como distensión y dolor abdominal, abdomen a tensión o riesgo de broncoaspiración elevado por aumento significativo de residuo gástrico, puede ser necesario detener la terapia nutricional de la vía digestiva. Además, se debe considerar la absorción errática de la medicación administrada por vía digestiva, cambiando a administración intravenosa.

Hemorragia digestiva

Es la pérdida de sangre a través del tracto digestivo. Son hemorragias digestivas altas las que se originan en esófago, estómago y duodeno, y hemorragias digestivas bajas, las que se originan en el resto del intestino delgado y en el colon.

Hemorragia digestiva alta

Se puede deber a una úlcera péptica, una esofagitis, una rotura de variz gastroesofágica o una hemorragia secundaria a una cirugía o traumatismo abdominal.

La hemorragia secundaria a úlcera de estrés es cada vez menos frecuente, debido a la profilaxis con protectores de la mucosa gástrica. Es la causa más frecuente de la hemorragia de escasa gravedad y está relacionada con la enfermedad de base, con el grado de disfunción multiorgánica, la ventilación mecánica y el tiempo prolongado de estancia en la UCI. La mejoría de la situación hemodinámica y de la oxigenación de los pacientes, el empleo de nutrición enteral y la administración de gastroprotectores son los pilares de la prevención y el tratamiento, al permitir el aumento del pH gástrico y la mejoría del flujo esplácnico.

La hemorragia significativa, con repercusión hemodinámica, puede deberse a la presencia de úlcera péptica gástrica o duodenal, rotura de varices o a una causa quirúrgica o traumática. En estos casos, la endoscopia digestiva alta es el procedimiento de referencia tanto para el diagnóstico como para el tratamiento, siendo clave el control de la hemorragia mediante diferentes técnicas endoscópicas. Así mismo, puede ser de gran utilidad la arteriografía y embolización en los casos de hemorragia grave refractaria o de difícil control endoscópico.

Hemorragia digestiva baja

Se puede deber a una perforación de víscera hueca, a diverticulitis, a colitis ulcerosa, a isquemia intestinal o a neoplasia.

Cuando el origen del sangrado se encuentra de forma distal al ciego, en el colon, será de elección siempre el diagnóstico y tratamiento mediante colonoscopia y cuando se pueda llevar a cabo la adecuada preparación de colon previa.

En algunos casos, la hemorragia puede presentarse de forma secundaria a lesión isquémica del intestino delgado. Aunque la frecuencia de esta complicación es baja (1-3 %), un gran número de pacientes graves sufren hipoperfusión intestinal durante las situaciones de *shock* de diverso origen. Para la instauración de lesión isquémica de la mucosa, y el consiguiente sangrado digestivo secundario a isquemia, se requiere un periodo prolongado de hipoperfusión y/o lesiones intestinales previas. La TC y la arteriografía son las técnicas diagnósticas en estos casos, que pueden llegar a requerir tratamiento quirúrgico.

Obstrucción intestinal

Es la imposibilidad del paso de los alimentos a través del tracto digestivo. Puede tener diversas causas, como adherencias secundarias a cirugías previas, vólvulos, hernias, neoplasias o compresión inflamatoria en enfermedades como el Crohn o diverticulitis.

Se caracteriza clínicamente por la intolerancia a la alimentación oral o enteral, distensión y dolor abdominal de tipo cólico, falta de emisión de heces y gases, vómitos y aumento de residuo gástrico, que puede ser patológico o fecaloideo, aumento de ruidos intestinales hidroaéreos, como signo de lucha intestinal, y aumento de peristaltismo, que desaparecerá en fases avanzadas, favorecida por la hipoxia parietal. Debe realizarse el diagnóstico diferencial entre la obstrucción mecánica y el íleo adinámico.

Las repercusiones regionales del cuadro oclusivo consisten en inversión de la flora bacteriana, predominando los microorganismos gramnegativos sobre los grampositivos con aumento de la permeabilidad tanto para las bacterias como para las toxinas. El aumento de contenido intestinal, así como el edema secundario a la hipoxia progresiva, puede producir un aumento de la presión intraabdominal y síndrome compartimental. Es característica la pérdida de líquido a tercer espacio y la deshidratación.

La obstrucción intestinal puede cursar con interrupción del aporte de sangre al intestino, lo cual se denomina estrangulación, causando isquemia y necrosis y, por tanto, perforación y peritonitis. Puede ocurrir en cerca del 25 % de los casos, generalmente, cuando parte del intestino queda atrapada en una abertura anómala en forma de hernia estrangulada.

Una radiografía de abdomen simple puede mostrar dilatación de asas intestinales. También puede ser de utilidad diagnóstica un enema opaco o colonoscopia cuando la sospecha es de obstrucción baja y existe riesgo limitado de perforación. Una TC, generalmente, mostrará con mayor claridad el cuadro y su etiología.

El tratamiento, en la mayoría de los casos, será quirúrgico, aunque dependerá de cada caso y de la repercusión clínica. Puede intentarse un tratamiento médico conservador en pacientes que no presenten signos de gravedad, sin signos de perforación, de estrangulación ni de oclusión completa: se debe descomprimir el tracto gastrointestinal con dieta absoluta y sonda nasogástrica, resolver las alteraciones hidroelectrolíticas y realizar profilaxis y tratamiento empírico de la infección con antibioterapia de amplio espectro. El tratamiento quirúrgico estará indicado cuando exista repercusión sistémica grave que condicione inestabilidad hemodinámica o disfunción orgánica, obstrucción completa, estrangulación, perforación u otras indicaciones simultáneas de cirugía.

Isquemia mesentérica aguda

Es un estado de hipoperfusión brusca del intestino. El intestino delgado y la primera mitad del colon están irrigados por la arteria mesentérica superior. La principal causa de isquemia mesentérica es la oclusión brusca de esta arteria, por embolismo o trombosis. La isquemia también puede ser de origen venoso, por trombosis venosa mesentérica. Un tercer tipo de isquemia intestinal no oclusiva puede aparecer en situaciones de shock y bajo gasto cardíaco.

La isquemia intestinal aguda se presenta en forma de dolor abdominal de inicio brusco, acompañado de vómitos, diarrea y sangre en heces. Con la afectación precoz de la mucosa intestinal y con su necrosis se liberan mediadores inflamatorios, que producen edema local e hipotensión con necesidad de vasopresores. Todo ello aumenta el daño isquémico y produce necrosis transmural con peritonitis, que puede cursar con síndrome compartimental. En la analítica destaca la acidosis metabólica con hiperlactacidemia y el aumento de reactantes de fase aguda, leucocitos y procalcitonina (PCT). La evolución natural de la enfermedad desemboca en shock séptico y fracaso multiorgánico, con tasas de mortalidad muy elevadas.

La necesidad de instaurar medidas de forma precoz para limitar las complicaciones y evolución tórpida del paciente exige una alta sospecha clínica para realizar el diagnóstico. Existen diversas pruebas complementarias que pueden resultar de utilidad para el diagnóstico. La colonoscopia o rectosigmoidoscopia permite observar signos de isquemia de la mucosa. La angio-TC y la arteriografía poseen una sensibilidad similar para mostrar la oclusión arterial. La angio-TC, además, puede mostrar el engrosamiento y dilatación de las asas, ascitis, gas en la porta o infarto de otros territorios, y presenta también alta sensibilidad para el diagnóstico de trombosis venosa mesentérica.

El manejo de la isquemia mesentérica aguda consiste en proporcionar tratamiento de soporte e intervención quirúrgica emergente. Se resecan aquellos segmentos intestinales con necrosis transmural no viables, dejando una laparostomía para realizar un *second-look* 24 horas después. Dependiendo de la etiología, la resección intestinal se puede acompañar de embolectomía o de *bypass* aortomesentérico. En el caso de trombosis venosa mesentérica está indicada la anticoagulación a dosis terapéuticas. La resección está limitada a mantener, al menos, 1 metro de intestino, en cualquier caso. En casos seleccionados se puede optar por tratamiento endovascular.

Tras la primera intervención, el paciente debe ser ingresado en la UCC para realizar un adecuado manejo del shock séptico y del daño multiorgánico asociado.

Perforación intestinal

Es la rotura de la pared de una víscera hueca, como el estómago, el intestino delgado o el intestino grueso. Sus causas son diversas: úlceras, divertículos, neoplasias o lesiones traumáticas. Puede dar lugar a infección de la cavidad peritoneal, con peritonitis y neumoperitoneo, siendo necesario plantear tratamiento quirúrgico para control del foco infeccioso y reparación de la lesión, además de instauración de antibioterapia.

COMPLICACIONES DE LA CAVIDAD ABDOMINAL

Peritonitis y abscesos

Las peritonitis y los abscesos abdominales pueden ser consecuencia de una complicación quirúrgica, de un traumatismo, de una infección crónica y organizada, de tejidos necróticos o de secreciones, colecciones o hematomas drenados inadecuadamente.

En la peritonitis secundaria, la clínica aparece a partir del cuarto o quinto día y consiste en fiebre, taquicardia, hiperventilación y leucocitosis. En la exploración se aprecia un abdomen distendido y doloroso.

Generalmente, los abscesos originados en hígado, páncreas o bazo se localizan en el hemiabdomen superior, y en la pelvis, si el origen es recto o sigma. El diagnóstico se realiza por la clínica y se confirma mediante TC con contraste y ecografía.

El tratamiento de los abscesos localizados es el drenaje percutáneo guiado por TC o ecografía y la colocación de drenaje, que se retirará tras la resolución del absceso. En el caso de peritonitis difusa es necesario el tratamiento quirúrgico con lavado de la cavidad y drenaje de las colecciones. Será necesario instaurar tratamiento antibiótico empírico de amplio espectro hasta disponer de los resultados de los cultivos microbiológicos recogidos de la muestra purulenta, lo que idealmente se debe hacer antes de la instauración de la antibioterapia.

Síndrome compartimental abdominal (SCA)

La *World Society of Abdominal Compartment Syndrome* define la hipertensión intraabdominal (HIA) como una presión intraabdominal (PIA) sostenida mayor de 12 mmHg y la divide en 4 grados: HIA gradoo I (12-15 mmHg), HIA grado II (16-20 mmHg), HIA gradoo III (21-25 mmHg) e HIA grado IV (> 25 mmHg). La PIA se mide de forma indirecta en la vejiga, tras la instilación de 25 ml de suero fisiológico, en posición de decúbito supino, al final de la espiración y en condiciones de ausencia de contracción muscular abdominal.

El síndrome compartimental abdominal (SCA) se define como un aumento de la PIA > 20 mmHg (grados III y IV de HIA), con o sin presión de perfusión abdominal (PPA) < 60 mmHg (PAM-PIA), y asociado a una disfunción orgánica nueva. Puede ser primario, cuando existe una situación asociada con lesión o enfermedad en la región abdominopélvica, o secundario, haciendo referencia a causas no originadas en dicha región.

Dependiendo de la causa, la mortalidad puede ser muy elevada, acercándose al 50% en el caso de etiología traumática abdominal. Los factores que contribuyen al aumento de la PIA son la disminución de la compliancia de la pared abdominal y el aumento del volumen intraabdominal, como, por ejemplo: peritonitis, abscesos, íleo, obstrucción, hemorragia, hematoma, isquemia mesentérica, neumoperitoneo, *packing* abdominal quirúrgico, hernias, cierre a tensión de una laparotomía, neoplasias, embarazo, etcétera.

Las repercusiones fisiopatológicas del aumento de la PIA son sistémicas, definiendo la afectación de dos o más compartimentos anatómicos como síndrome policompartimental:

- Cardiovasculares: disminución del gasto cardíaco, con aumento de la presión venosa central (PVC) y la presión capilar pulmonar (PCP), aumento de las resistencias vasculares periféricas y disminución del retorno venoso, debido a la compresión de las venas porta y cava.
- Respiratorias: patrón restrictivo por elevación del diafragma, aumento de la presión en vía aérea y presión pleural, desarrollo de atelectasias y *shunt*, hipercapnia e hipoxemia.
- Sistema nervioso central: aumento de presión intracraneal y disminución de perfusión cerebral.
- Renales: la oliguria es un signo precoz en el SCA. Los mecanismos causantes son disminución del filtrado glomerular, congestión venosa, compresión directa del parénquima, activación del sistema renina-angiotensina-aldosterona (SRAA) y liberación de mediadores proinflamatorios.
- Abdominales: disminución del flujo sanguíneo abdominal, reducción en el aclaramiento hepático de lactato e isquemia intestinal. Aumento del riesgo de infección de herida quirúrgica.

Disponemos de medidas médicas y tratamiento quirúrgico para el manejo de la HIA/SCA, que se instauran de forma escalonada:

- Tratamiento médico. Se usan medidas encaminadas a la descompresión del tubo digestivo, a mejorar la compliancia de la pared y a optimizar la perfusión tisular, manteniendo una PPA adecuada por encima de 60 mmHg. Entre ellas podemos incluir: SNG y enema, tratamiento del íleo paralítico, sedoanalgesia adecuada, retirada de vendajes compresivos, posición en decúbito supino anti-Trendelenburg, uso de bloqueantes neuromusculares, optimización del estado de volemia y administración de fluidos, monitorización hemodinámica y si es necesario, administración de vasopresores y diuréticos o realizar una terapia de depuración extrarrenal.
- Descompresión abdominal mediante abordaje quirúrgico con cierre abdominal temporal. Se dispone de varios sistemas, siendo el cierre asistido por vacío (VAC) el más usado. Se recomienda la valoración del cierre definitivo en 5-7 días.

BIBLIOGRAFÍA

Clair DG, Beach JM. Mesenteric ischemia. N Engl J Med. 2016;374:959.

Kirkpatrick AW, Roberts DJ, de Waele J, et al. Intra-abdominal hypertension and the abdominal compartment syndrome: updated consensus definitions and clinical practice guidelines from the World Society of the Abdominal Compartment Syndrome. Intensive Care Med. 2013;39;1190-206.

Laine L, Barkun AN, Saltzman JR, et al. ACG Clinical Guideline: Upper Gastrointestinal and Ulcer Bleeding. Am J Gastroenterol. 2021;116:899.

Markogiannakis H, Messaris E, Dardamanis D, et al. Acute mechanical bowel obstruction: clinical presentation, etiology, management and outcome. World J Gastroenterol. 2007;13:432.

Mazuski JE, Jeffrey M. Tessier JM, et al. Surgical Infection Society (SIS): Revised guidelines on the management of intra-abdominal infection. Surg Infect. 2017;18(1):1-76.

Vather R, Trivedi S, Bissett I, et al. Defining postoperative ileus: results of a systematic review and global survey. J Gastrointest Surg. 2013;17:962.

 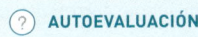

AUTOEVALUACIÓN

Complicaciones neurológicas

N. Cango Picoita, G. Castañeda Alvarado y C. Álvarez Calonge

23

PUNTOS CLAVE

- Los pacientes críticos tienen un alto riesgo de presentar complicaciones neurológicas.
- Las más frecuentes son la encefalopatía tóxico-metabólica, el síndrome confusional y el síndrome de debilidad adquirida en UCI.
- Presentan un marcado impacto al incrementar tanto la morbimortalidad como los costes asociados y las secuelas a medio y largo plazo.

INTRODUCCIÓN

Los pacientes críticos tienen un alto riesgo de complicaciones neurológicas, encontrándose en el 12 % de los pacientes críticamente enfermos, pero es probable que sean aún más frecuentes en las unidades de trauma y trasplante. La patología puede ser muy variada y en la mayor parte incluye la lesión de uno o más órganos, que pueden ejercer un efecto directo o indirecto sobre el sistema nervioso de central y periférico. Además, la inmovilidad prolongada, el uso de sedantes, relajantes musculares y otros fármacos son causa de complicaciones inmediatas y a largo plazo. Son de vital importancia, ya que aumentan la morbilidad y mortalidad en este tipo de pacientes y, por tanto, suponen un mayor gasto sanitario.

ENCEFALOPATÍA TÓXICO-METABÓLICA

La encefalopatía tóxico-metabólica (ETM) es muy común en los pacientes ingresados en una UCI. La ETM es el resultado de una disfunción cerebral aguda, debida a diferentes alteraciones metabólicas, incluidos fármacos o drogas ilícitas. Los pacientes mayores y aquellos con demencia subyacente corren mayor riesgo de padecerla.

Fisiopatología

Todas las formas de ETM aguda interfieren con la función del sistema activador reticular ascendente y/o sus proyecciones a la corteza cerebral, lo que lleva a un deterioro de la excitación y/o de la conciencia. En última instancia, los mecanismos neurofisiológicos de la ETM son la interrupción de las vías polisinápticas y la alteración del equilibrio de aminoácidos excitadores-inhibidores. En algunos pacientes, una alteración de la barrera hematoencefálica provoca la acumulación de toxinas sistémicas, así como de componentes plasmáticos en el cerebro o en el líquido cefalorraquídeo (LCR), que interfieren con la función neuronal. Sin embargo, la fisiopatología varía según la etiología subyacente.

Manifestaciones clínicas

La mayoría de las características clínicas de la ETM aguda son inespecíficas y no identifican de manera confiable una etiología particular. Algunos hallazgos comunes son alteraciones del ciclo sueño-vigilia, disminución del estado de alerta, hipervigilancia, alucinaciones, percepciones sensoriales erróneas, deterioro de la memoria y desorientación. El proceso de pensamiento suele ser desorganizado y se manifiesta en una conversación confusa o incoherente. El nivel de alerta refleja la gravedad de la enfermedad subyacente; los pacientes gravemente afectados están en coma. Las convulsiones, generalmente, tónico-clónicas generalizadas, pero a veces focales, multifocales y parciales complejas, también pueden ser una manifestación de la ETM aguda. En algunos pacientes, las convulsiones son sutiles, sin manifestaciones motoras evidentes y requieren monitorización electroencefalográfica (EEG) para su detección. Existen manifestaciones motoras, entre las que destacan: temblor grueso e irregular a un ritmo de 8 a 10 ciclos por segundo, asterixis y mioclono multifocal, que se caracteriza por contracciones musculares bruscas y arrítmicas que afectan particularmente a la cara y músculos proximales.

Principales etiologías en UCI

Encefalopatía urémica

Sus primeras características clínicas incluyen letargo, irritabilidad, desorientación, alucinaciones y habla incoherente. El coma es inusual, pero puede encontrarse en pacientes con insuficiencia renal aguda. El hallazgo EEG más común es la prominencia de ondas lentas. Se revierte con diálisis, aunque, normalmente, se requiere un período de uno o dos días antes de que el estado mental mejore.

Hiponatremia e hipernatremia

- Hiponatremia: es una causa común de ETM. Las manifestaciones clínicas dependen de la gravedad y del tiempo de instauración de esta. La hiponatremia que se desarrolla en menos de 12 a 24 horas y con concentraciones de sodio inferiores a 120 mEq/L, generalmente, produce síntomas más graves. Son comunes la confusión, desorientación, agitación, letargo, calambres musculares y debilidad generalizada e, incluso, pueden aparecer convulsiones tónico-clónicas generalizadas. El tratamiento debe basarse, principalmente, en corregir la causa, pero se debe tener especial cuidado en la velocidad de corrección por el riesgo de desarrollar desmielinización osmótica con una corrección rápida.

- **Hipernatremia:** es otra causa frecuente de ETM, secundaria a un aumento de las pérdidas insensibles de agua, disminución de la sed o del acceso al agua, infusión de grandes volúmenes de solución salina o diabetes insípida. Los síntomas neurológicos se deben al estado hiperosmolar que conduce a la deshidratación osmótica del cerebro y dependen también del tiempo de desarrollo de la hipernatremia. La mayoría permanecen alerta hasta que su osmolalidad excede los 350 mOsm/kg, después de lo cual se produce somnolencia, confusión y, en ocasiones, convulsiones. La hemorragia intracraneal y la trombosis de los senos venosos son complicaciones neurológicas raras. La mortalidad con concentraciones de sodio superiores a 160 mEq/L puede superar el 70 %, pero a menudo se debe a la enfermedad subyacente. El estado del volumen y la condición neurológica del paciente dictan la urgencia de la corrección, recomendándose una tasa de corrección de 1 a 2 mEq/L por hora, ya que tasas más altas pueden provocar edema cerebral.

Neurotoxicidad por fármacos inmunodepresores

Los corticoides pueden producir psicosis, distimia, temblor, miopatía y lipomatosis epidural, además de potenciar la miopatía y neuropatía del enfermo crítico. Los inhibidores de la calcineurina (tacrolimus, sirolimus, everolimus y ciclosporina) pueden dar lugar a un síndrome de encefalopatía posterior, no siempre reversible ni restringida a áreas corticales posteriores, que dan lugar a ceguera cortical y otros síntomas focales, crisis convulsivas y alteración de consciencia, sobre todo, cuando se utilizan por vía parenteral y dosis altas. Las combinaciones de dichos fármacos aumentan el riesgo de toxicidad. Se han notificado algunos casos de neuropatía desmielinizante crónica, así como neuropatía óptica secundarios al tratamiento con tacrolimus. En algunos pacientes también producen síndromes de dolor regional complejo.

Encefalopatía hipóxico-isquémica

La encefalopatía hipóxico-isquémica (EHI) es un tipo de lesión o daño cerebral causado por la falta de oxígeno en el cerebro durante un período variable de tiempo, que sigue a un evento precipitante obvio, como una parada cardiorrespiratoria (PCR) con esfuerzos de reanimación prolongados. Los hallazgos clínicos varían desde dificultades sutiles de memoria hasta el coma. Pueden manifestar amnesia anterógrada y retrógrada, confusión global y otros hallazgos clínicos, que incluyen ceguera cortical, mioclonías, convulsiones, ataxia cerebelosa y síndromes acinético-rígidos.

Diagnóstico diferencial

La ETM aguda es en cierta medida un diagnóstico de exclusión dentro de un diagnóstico diferencial amplio (**Tabla 23-1**).

DEBILIDAD ADQUIRIDA EN LA UCI

Esta entidad se desarrollará ampliamente en el capítulo 27, por lo que este se centrará en el diagnóstico diferencial (**Tabla 23-2**).

PLEXOPATÍAS ASOCIADAS AL DECÚBITO PRONO

El decúbito prono se utiliza cada vez con mayor frecuencia como una maniobra para mejorar la oxigenación en pacientes con SDRA, pero aumenta el riesgo de ciertas complicaciones. Las más comunes son desaturaciones transitorias y desconexiones de catéteres y tubos endotraqueales, así como vómitos, edema facial y ocular, neuropatía isquémica y úlceras por decúbito en la cara, las rodillas y los hombros. Además, en los últimos años ha aumentado la preocupación sobre el incremento de lesiones de plexo braquial y nervios periféricos como complicación de la posición prono. Pueden ocurrir por mecanismos de compresión y/o tracción y la gravedad puede variar desde la neuropraxia a lesiones axonales

Tabla 23-1. Diagnóstico diferencial de la encefalopatía tóxico-metabólica

Diagnóstico diferencial	Características	Ejemplos
Lesión cerebral estructural	• Afectaciones de pares craneales • Déficits focales • Hallazgos de imagen	• Accidente cerebral isquémico • Hemorragia intracraneal • Tumor cerebral
Lesión cerebral anóxica	• Contexto clínico • Afectaciones de pares craneales	• Parada cardíaca • Obstrucción de la vía aérea
Convulsiones	• Mioclono rítmico, a menudo, no multifocal • Hallazgos EEG	• Focales • Parciales complejas • Generalizadas
Infecciones	• Meningismo • Rigidez de nuca • Fiebre • leucocitosis	• Encefalitis • Meningitis • Abscesos

Tabla 23-2. Diagnóstico diferencial del síndrome de debilidad adquirida en la UCI

Lesiones cerebrales o del tronco encefálico	Trastornos de la médula espinal	Trastornos de los nervios periféricos	Trastornos de la unión neuromuscular	Trastornos musculares
• Infarto • Hemorragia • Traumatismo • Infecciones • Mielinólisis central pontina	• Mielopatías compresivas • Traumatismo • Infarto • Mielopatías inmunomediadas	• Síndrome de Guillain-Barré • Neuropatía: *Paraneoplásica* *Asociada a linfoma* *Asociada a vasculitis*	• *Miastenia gravis* • Síndrome miasténico de Lambert-Eaton • Fármacos relajantes neuromusculares	• Caquexia • Rabdomiólisis • Miopatías: *Infecciosas* *Inflamatorias* *Mitocondriales*

más graves. Se han descrito como factores de riego predisponentes la edad, la obesidad y la diabetes.

HIPERTENSIÓN INTRACRANEAL AGUDA

El aumento de la presión intracraneal (PIC) se asocia con malos resultados neurológicos y mayor mortalidad en pacientes críticos. Es una complicación frecuente en pacientes con traumatismo craneal grave y en aquellos con eventos cerebrales hemorrágicos e isquémicos extensos. En condiciones normales, el contenido craneal mantiene un volumen constante y se divide en tres compartimentos (teoría de Monro-Kellie): parénquima cerebral (80 %), líquido cefalorraquídeo (LCR) (10 %) y sangre (10 %). Si estos compartimentos sufren un aumento brusco de su volumen, los sistemas tampón evitan, en la fase inicial, el aumento de la PIC, desplazando LCR a la cisterna lumbar y, en menor cantidad, sangre a las venas yugulares extracraneales. Cuando la autorregulación falla, pequeños cambios de volumen condicionan grandes cambios de PIC. Se define como el aumento de la PIC por encima de 20 mmHg, medida mediante sensores intraventriculares o intraparenquimatosos. No se dispone de un único tratamiento neuroprotector eficaz y, dada la variedad de lesiones y complicaciones asociadas, la atención precoz, la monitorización multimodal en la UCI y el manejo interdisciplinar son los pilares fundamentales para mejorar su pronóstico.

EXTRAPIRAMIDALISMO FARMACOLÓGICO

Los síndromes extrapiramidales de origen farmacológico son una amplia gama de alteraciones que afectan al **tono y movimientos musculares** y pueden incluir algunos síntomas, como temblores, rigidez muscular, bradicinesia y distonía (movimientos involuntarios y prolongados). En algunos casos puede haber una presentación clínica más grave, como acatisia, síndrome serotoninérgico, disquinesia tardía y síndrome neuroléptico maligno. Los **síntomas extrapiramidales** se pueden iniciar en las primeras 24 a 72 horas de la administración de ciertos fármacos que actúan sobre el sistema nervioso central, especialmente, **antipsicóticos**, como haloperidol, risperidona y quetiapina, entre otros. Los **antieméticos** (cleboprida, domperidona y metoclopramida) también presentan acción antidopaminérgica y, por lo tanto, reacciones extrapiramidales. Otros fármacos que pueden producir estos efectos adversos son el litio, los inhibidores de la recaptación de serotonina, los medicamentos psicoestimulantes y los antidepresivos tricíclicos, entre otros. La susceptibilidad de padecerlas depende de varios factores: potencia del fármaco, dosis, duración del tratamiento, número de receptores, afinidad, edad, peso, etc. El tratamiento de estos efectos secundarios incluye, en primer lugar, la suspensión del fármaco, aliviar los síntomas y mejorar la calidad de vida del paciente. Esto puede incluir la administración de medicamentos para reducir los síntomas, fisioterapia para ayudar a mejorar el movimiento y el equilibrio, y, en casos graves, cirugía cerebral. La prevención primaria es primordial; se deberá valorar cuidadosamente la necesidad de utilizar, de forma puntual o crónica, fármacos antidopaminérgicos, usando siempre la dosis efectiva más baja y evaluando la presencia de signos tempranos de movimientos o posturas anormales. Una detección temprana de este tipo de alteraciones parece ser clave para conseguir su remisión.

BIBLIOGRAFÍA

Baby S, George C, Osahan NM. Intensive Care Unit-acquired Neuromuscular Weakness: A Prospective Study on Incidence, Clinical Course, and Outcomes. Indian J Crit Care Med. 2021 Sep;25(9):1006-12.

Barr J, Fraser GL, Puntillo K, et al; American College of Critical Care Medicine: Clinical practice guidelines for the management of pain, agitation, and delirium in adult patients in the intensive care unit. Crit Care Med 2013;41:263–306.

Chalela JA. Acute toxic-metabolic encephalopathy in adults. UpToDate® [Internet]. 2020; Disponible en: https://www-uptodate-com.bvcscm.a17.csinet.es/contents/acute-toxic-metabolic-encephalopathy-in-adults/print?search=encefalopat%C3%ADa%20toxico-metabolica%20en%20uci&source=search_result&selectedTitle=2%7E150&usage_type=default&display_rank=2

Devlin JW, Skrobik Y, Gelinas C, et al. Clinical Practice Guidelines for the Prevention and Management of Pain, Agitation/Sedation, Delirium, Immobility, and Sleep Disruption in Adult Patients in the ICU. Crit Care Med. 2018;46:e825–e873.

D'Souza R, Mercogliano C, Ojukwu E, et al. Effects of prophylactic anticholinergic medications to decrease extrapyramidal side effects in patients taking acute antiemetic drugs: A systematic review and meta-analysis. Emerg Med J. 2018;35(5):325-31.

Frontera JA. Metabolic encephalopathies in the critical care unit. Continuum (Minneap Minn). 2012 Jun;18(3):611-39.

Greco P, Nencini G, Piva I, et al. Pathophysiology of hypoxic-ischemic encephalopathy: a review of the past and a view on the future. Acta Neurol Belg. 2020;120(2):277-88.

Hawryluk GW J, Aguilera S, Buki A, et al. A management algorithm for patients with intracranial pressure monitoring: the Seattle International severe traumatic Brain Injury Consensus Conference (SIBICC). Intensive Care Med. 2019;45(12):1783-94.

Francis J, Young B. Diagnosis of delirium and confusional states. UpToDate [Internet]. 2022; Disponible en: https://www-uptodate-com.bvcscm.a17.csinet.es/contents/diagnosis-of-delirium-and-confusional-states?search=Delirio%20en%20la%20UCI%20&source=search_result&selectedTitle=2%7E150&usage_type=default&display_rank=2#H16

Kotfis K, Marra A, Ely EW. ICU delirium - a diagnostic and therapeutic challenge in the intensive care unit. Anaesthesiol Intensive Ther. 2018;50(2):160-7.

Arias M, Arias Rivas S, Zarranz Imirizaldu JJ. Manifestaciones neurológicas de las enfermedades sistémicas y metabólicas adquiridas. En: Neurología. Copyright ©2018 Elsevier España, 2018: 779–96.

Morren J, Manno E. Neurologic Complications in Critically Ill Patients. En: Aminoff´s Neurology and General Medicine. Copyright © 2021, 2014, 2008, 2001, 1995, 1989 Elsevier Inc, 2021: 993–1006.

Miller C, O´Sullivan J, Jeffrey J, et al. Brachial plexus neuropathies during the COVID-19 pandemic: a retrospective case series of 15 patients in critical care. Physical therapy. 2021;101(1):191.

Stollings JL, Kotfis K, Chanques G, et al. Delirium in critical illness: clinical manifestations, outcomes, and management. Intensive Care Med. 2021 Oct;47(10):1089-103.

Val-Jordán, E, Fuentes-Esteban, D, Casado-Pellejero, et al. Actualización en el manejo de la hipertensión intracraneal tras un traumatismo craneoencefálico. Sanidad Militar. 2023;79(1):52-60.

AUTOEVALUACIÓN

Desnutrición, valoración y tratamiento nutricional en el paciente crítico

24

I. Bretón Lesmes y M. Motilla de la Cámara

PUNTOS CLAVE

- La enfermedad crítica condiciona un riesgo muy elevado de desnutrición.
- La sarcopenia se considera un factor independiente de morbimortalidad en el paciente crítico.
- Se deberá dar prioridad a la nutrición enteral frente a la parenteral.
- Se recomienda la suplementación con vitamina D si existe déficit < 12 ng/mL en la primera semana de ingreso en UCI.
- Es necesario evaluar la presencia de disfagia post-intubación en los pacientes de riesgo.

INTRODUCCIÓN

En los últimos años, el tratamiento nutricional del paciente crítico ha sido motivo de debate y de investigación en busca de su optimización. Se trata de un grupo de pacientes muy heterogéneo en cuanto a edad, estado nutricional, patologías previas, patología principal o gravedad, por lo que se recomienda que el tratamiento nutricional se realice de forma individualizada.

El riesgo de desnutrición en el paciente crítico es muy elevado (30-75 %), estando asociado con aumento de complicaciones, mortalidad, estancia en UCC y hospital, y coste sanitario. La mayoría de los pacientes (80-90 %) precisa tratamiento nutricional por vía oral, enteral o parenteral. La fisiopatología de la desnutrición en el paciente crítico es multifactorial, y se caracteriza por un estado catabólico y un aumento de la respuesta inflamatoria (**Tabla 24-1**).

Durante la estancia en la UCC se diferencian dos fases, una aguda que comprende la primera semana del ingreso, y una tardía, a partir del séptimo día. Se han observado cambios en el metabolismo de los pacientes, dependiendo de la fase en la que se encuentre. Estos cambios se recogen en la **tabla 24-2**.

La enfermedad crítica produce cambios en el metabolismo intermediario, afectando a hidratos de carbono, proteínas y lípidos. La glucemia se eleva en relación con la intensidad de la agresión y la hiperglucemia es un signo constante del síndrome inflamatorio.

149

Tabla 24-1. Fisiopatología de la desnutrición en paciente crítico (Elaboración propia)

Cambios hormonales	Aumento de hormonas contrarreguladoras: cortisol, catecolaminas, glucagón y hormonas tiroideas.
Citoquinas inflamatorias	Aumento de interleucina-1 (IL-1), interleucina-6 (IL-6), interleucina-8 (IL-8) y factor de necrosis tumoral α (TNF-α).
Metabolismo	**Alteración del metabolismo de la glucosa:** hiperglucemia (aumento de la glucogenólisis, gluconeogénesis e insulinorresistencia). Hipoglucemia (en situaciones de insuficiencia hepática). **Alteración del metabolismo de las proteínas:** hipercatabolismo proteico y reducción de la síntesis hepática de proteínas viscerales. **Alteración del metabolismo lipídico:** lipólisis.

Con respecto al metabolismo proteico, el estado hipercatabólico produce un balance nitrogenado negativo con un aumento de la excreción nitrogenada urinaria. Además, se produce disminución de la captación de aminoácidos por el músculo y aumento de la captación hepática. Esto conlleva un proceso miopático precoz y agresivo que se expresa como pérdida de masa muscular junto a reducción de fuerza y resistencia (sarcopenia). La sarcopenia se considera un factor de riesgo independiente de morbimortalidad. Se estima que la pérdida de proteína corporal es de 1-2 kg a los 10 días de estancia en la UCC (10-15 % del contenido proteico inicial).

En el metabolismo lipídico, las catecolaminas aumentan la lipólisis, aumentando la producción glucosa a través de la gluconeogénesis. El factor de necrosis tumoral (TNF) bloquea la lipoproteína lipasa, que estimula la lipogénesis hepática y esto conlleva aumento de los triglicéridos y descenso del colesterol total y del colesterol-HDL (colesterol de lipoproteínas de alta densidad).

VALORACIÓN NUTRICIONAL

No existe consenso para diagnosticar la desnutrición en el paciente crítico, estando la valoración nutricional afectada en su mayoría por la respuesta inflamatoria o por estados de sobrehidratación.

Para realizarla se recomienda recoger los siguientes datos: historia clínica, exploración física, pérdidas de peso antes del ingreso, si las hubiera, ingesta nutricional habitual y función física previa al ingreso. Si fuera posible, es recomendable realizar una valoración de la composición corporal mediante técnicas de imagen (TC, RM y ecografía muscular) o bioimpedanciometría. Una masa muscular baja en el ingreso se asocia a mayor estancia en UCC y a mayor mortalidad.

Asimismo, se recomienda valorar la fuerza muscular (dinamómetro) o la fragilidad del paciente (escalas específicas), así como la discapacidad, deterioro cognitivo o comorbilidades.

Tabla 24-2. Descripción de las fases aguda y tardía del paciente crítico ingresado en la UCC (Elaboración propia)

Fase aguda	Periodo precoz (días 1-2)	Inestabilidad hemodinámica y aumento del catabolismo
	Periodo tardío (días 3-7)	Pérdida de masa muscular y estabilización metabólica
Fase tardía	(> 7 días)	Síndrome de inflamación, inmunosupresión y catabolismo persistente

Las pruebas de laboratorio, como la proteína C reactiva (PCR) y las concentraciones de albúmina o prealbúmina se relacionan con la gravedad de la enfermedad, pero no permiten diagnosticar la desnutrición ni predicen la respuesta al tratamiento nutricional.

No existe, tampoco, ninguna herramienta validada para el cribado nutricional, por lo que se recomienda emplear cribados validados en otras enfermedades. Las herramientas de cribado con mayor valor predictivo de mortalidad son el NRS-2002® y el MUST®.

Las guías europeas de nutrición de la Sociedad Europea de Nutrición Clínica y Metabolismo (ESPEN) centradas en el paciente crítico consideran en riesgo nutricional todo paciente con, al menos, una de las siguientes características:

- Estancia superior a 48 horas en la UCC.
- Necesidad de ventilación mecánica.
- Asociación de algún proceso infeccioso.
- Sin soporte nutricional durante más de 5 días.
- Enfermedad crónica grave.

La Sociedad Española de Medicina Intensiva, Crítica y de Unidades Coronarias (SEMICYUC) considera como paciente en riesgo nutricional a todo paciente que ingresa en UCC y recomienda utilizar los criterios GLIM®, recomendados por la ESPEN, para el diagnostico de desnutrición, como se realiza en otras patologías.

REQUERIMIENTOS NUTRICIONALES

Es difícil definir los requerimientos nutricionales del paciente crítico, ya que varían a lo largo del tiempo y en función de los tratamientos.

Las mediciones del gasto energético se consideran más exactas que las ecuaciones predictivas. La calorimetría indirecta es el método de elección recomendado para el cálculo del gasto energético, siempre que sea posible. Se basa en la medida del consumo de oxígeno en el metabolismo celular. En ausencia de calorimetría indirecta, las guías europeas recomiendan la medición del dióxido de carbono (VCO_2) y utilizar la siguiente fórmula:

$$\text{Gasto energético en reposo} = VCO_2 \text{ (mL/min)} \times 8,19$$
(coeficiente respiratorio de 0,86)

Si no se dispone de calorimetría indirecta ni de VCO_2 o VO_2, se recomienda utilizar fórmulas simples relacionadas con el peso (20-25 kcal/kg de peso/día).

Múltiples estudios han demostrado que tanto la sobrenutrición como la infranutrición son desfavorables para el paciente crítico. Los requerimientos calórico-proteicos recomendados según las guías europeas de nutrición se recogen la tabla 24-3. Los pacientes con desnutrición tienen mayor riesgo de síndrome de realimentación, en el que existe sobrecarga de volumen, hipopotasemia, hipofosfatemia e hipomagnesemia y déficit de algunos nutrientes, por ejemplo, tiamina. En estos casos se debe iniciar el tratamiento nutricional con un aporte reducido y aumento progresivo, vigilancia estrecha y aporte de los nutrientes deficitarios, incluyendo tiamina en dosis elevadas.

En caso de obesidad (IMC > 30 kg/m²) existe unanimidad en recomendar el empleo de la calorimetría indirecta, ya que las ecuaciones predictivas tienen más margen de error. Las guías europeas recomiendan utilizar el peso ajustado para calcular el aporte energético y administrar una nutrición isocalórica de 14 kcal/kg peso actual/día o 22-25 kcal/kg peso ideal/día y un aporte proteico de 2-2,5 g/kg peso ideal/día o 1,3 g/kg de peso ajustado/día. Para el cálculo de los requerimientos, se debe considerar siempre el aporte calórico que proviene de fármacos sedantes, ya que utilizan una base lipídica (por ejemplo, propofol), del citrato utilizado en algunos centros en la depuración extrarrenal y del aporte de glucosa de la sueroterapia.

TRATAMIENTO NUTRICIONAL

El tratamiento nutricional forma parte del manejo integral del paciente crítico. El objetivo principal es proporcionar los nutrientes necesarios para satisfacer las demandas catabólicas y modular la respuesta inflamatoria, metabólica e inmunológica

Tabla 24-3. Requerimientos calórico-proteicos recomendados según las guía europeas de nutrición en pacientes críticos. DER: depuración extrarrenal (Elaboración propia)

	Fase aguda	Fase aguda-tardía	Fase tardía
Días	1-3	3-7	> 7
Otras acciones	Nutrición progresiva	Movilización precoz/Ejercicio	
kcal/kg/día	20-25 (70 %)	20-25	25-30
Calorimetría indirecta	< 70 %	80-100 %	80-100 %
Gramos de proteína/kg de peso/día	0,8	1,3	> 1,3
		DER: 2-2,5 g/kg de peso/día	

para lograr modificar la evolución global del paciente y, a largo plazo, recuperar su capacidad funcional y calidad de vida. Tras iniciar una terapia nutricional se recomienda la monitorización y vigilancia de las posibles complicaciones relacionadas.

Todas las guías clínicas de las sociedades científicas ESPEN, ASPEN y SEMICYUC coinciden en que, siempre que sea posible, la vía oral es de elección, asociando suplementos nutricionales orales si no se alcanzan los requerimientos. En el caso de que la vía oral no sea posible o suficiente, la nutrición enteral es la modalidad de elección, frente a la nutrición parenteral, con un grado de recomendación elevado. La nutrición enteral ejerce un efecto trófico sobre el intestino, conlleva menos complicaciones infecciosas y menos estancia en UCC y hospitalaria, si bien no ha demostrado que disminuya la mortalidad.

Nutrición enteral

- Debe considerarse siempre como primera opción cuando no sea posible o suficiente la vía oral.
- Su inicio precoz, en las primeras 24-48 horas, se asocia con menor riesgo de infecciones. Se deben monitorizar las posibles complicaciones digestivas o metabólicas.
- Se recomienda retrasar su inicio en las siguientes situaciones: shock no controlado con fluidos o vasopresores, hemorragia activa del tracto gastrointestinal alto, acidosis/hipoxemia o hipercapnia, fístula de alto débito sin posibilidad de acceso distal, residuos gástricos > 500 mL/6 h, isquemia intestinal evidente u obstrucción intestinal y síndrome compartimental abdominal.
- Se aconseja disminuir la dosis en situaciones de hipotermia, hipertensión intrabdominal o fallo hepático agudo.
- Sonda nasogástrica: se recomienda su colocación para la administración de la nutrición enteral, salvo en casos en que el paciente presente retraso en el vaciamiento gástrico que no mejora con procinéticos o existe alto riesgo de aspiración. En estos casos se recomienda la colocación de una sonda pospilórica (duodenal o yeyunal). Si se prolonga más de 4 semanas, se recomienda valorar la colocación de una gastrostomía endoscópica.
- Se recomiendan fórmulas poliméricas con un aporte energético y proteico adaptado a los requerimientos de los pacientes. No se aconseja administrar fórmulas con fibra en la fase precoz del ingreso, pero en el paciente estabilizado se puede considerar el aporte de una mezcla de fibra soluble e insoluble, si no existen complicaciones gastrointestinales, a una dosis de 20-25 g al día.
- Se aconseja su administración de forma continua, por su mejor tolerancia. Las guías americanas recomiendan no medir el residuo gástrico y las europeas, que no se retrase la nutrición enteral con residuos < 500 ml/6 horas en ausencia de datos clínicos de intolerancia.

Nutrición parenteral

Está indicada en casos de mala tolerancia o contraindicaciones para la nutrición enteral durante la primera semana de estancia en la UCC. No se debería iniciar hasta que se hayan aplicado todas las estrategias para optimizar la tolerancia a la nutrición enteral.

Se recomienda la utilización de una vía venosa central, que permite alcanzar la osmolaridad suficiente para poder administrar los aportes nutricionales adecuados, y mediante una bomba de infusión continua. La nutrición parenteral es un medicamento de alto riesgo.

Se aconseja aportar de forma mixta macronutrientes: hidratos de carbono, proteínas y lípidos, junto con aporte de electrolitos, oligoelementos y vitaminas. Las emulsiones lipídicas enriquecidas en omega-3 (EPA + DHA), en dosis de 0,1-0,2 g/kg/día, han demostrado ser seguras y pueden disminuir la mortalidad, los días de ventilación mecánica o las infecciones.

Al alta de la UCC u hospitalaria se recomienda continuar con seguimiento nutricional y, si es preciso, con recomendaciones o tratamiento nutricional.

Micronutrientes en el paciente crítico

Se han publicado numerosos estudios sobre su papel en el pronóstico del paciente crítico, con resultados dispares. Los descensos de las concentraciones plasmáticas de algunas vitaminas y oligoelementos se relacionan con mayor mortalidad y complicaciones. Sin embargo, su administración no ha demostrado un beneficio clínico claro y, en general, no se recomienda.

Se aconseja aportar diariamente las dosis suficientes de vitaminas y oligoelementos en la nutrición enteral y parenteral para prevenir su deficiencia. Un aporte de 1.500 kcal de nutrición enteral suele cubrir los requerimientos diarios de micronutrientes.

Se recomienda aportar tiamina a pacientes alcohólicos, quemados, politraumatizados con desnutrición grave o con shock séptico y se debe considerar ante una insuficiencia cardíaca o acidosis láctica no explicable.

Se ha relacionado el aporte aislado de vitamina C con concentraciones menores de marcadores inflamatorios y, cuando se aporta combinada con tiamina y corticoterapia, se ha observado una disminución en la mortalidad en fallo multiorgánico por sepsis y en shock séptico. Sin embargo, las guías clínicas no recomiendan su administración de manera sistemática.

Es común encontrar valores bajos de vitamina D, que se asocian a peores resultados clínicos. Se recomienda suplementarla en la primera semana de ingreso si los valores plasmáticos son < 12 ng/mL. Una dosis única de 50.000 UI en la primera semana se considera segura.

SITUACIONES ESPECIALES

Paciente con disfagia

La disfagia post-extubación es frecuente, especialmente, en pacientes mayores, intubaciones prolongadas, desnutrición y sarcopenia, neuropatía del paciente crítico u otras enfermedades neuromusculares. Puede persistir hasta 3-4 meses tras la extubación. Se aconseja evaluar la capacidad deglutoria y utilizar dieta de textura modificada. Si hay riesgo de aspiración: nutrición enteral por sonda.

Paciente crítico crónico

Es el paciente con estancia > 8 días y una de las siguientes condiciones: ventilación mecánica prolongada > 96 horas, traqueostomía, sepsis o infecciones graves, quemaduras graves o disfunción multiorgánica. La estrategia nutricional debe ir dirigida a una nutrición anabólica (25-30 kcal/kg de peso/día y 1,5-2 g/kg/día de proteína) con preferencia por la vía enteral, valorando colocación de gastrostomía si se prolonga la necesidad de nutrición enteral > 30 días.

BIBLIOGRAFÍA

Compher C, Bingham AL, McCall M, et al. Guidelines for the provision of nutrition support therapy in the adult critically ill patient: The American Society for Parenteral and Enteral Nutrition. JPEN J Parenter Enteral Nutr. 2022;46(1):12-41. PMID: 34784064.

Group of the Spanish Society of Intensive and Critical Care Medicine and Coronary Units (SEMICYUC). Med Intensiva (Engl Ed). 2020;44(Suppl1):1-14. English, Spanish. PMID: 32532404.

Ocón MJ, Gimeno JA. Tratamiento nutricional en paciente crítico. Manual de Endocrinología y Nutrición. SEEN, 2021.

Reignier J, Boisramé-Helms J, Brisard L, et al; NUTRIREA-2 Trial Investigators; Clinical Research in Intensive Care and Sepsis (CRICS) group. Lancet. 2018;13;391(10116):133-43. doi: 10.1016/S0140-6736(17)32146-3. Epub 2017 Nov 8.

Singer P, Blaser AR, Berger MM, et al. ESPEN guideline on clinical nutrition in the intensive care unit. Clin Nutr. 2019;38(1):48-79. PMID: 30348463.

Stapel SN, de Grooth HJ, Alimohamad H, et al. Ventilator-derived carbon dioxide production to assess energy expenditure in critically ill patients: proof of concept. Critical care (London, England). 2015:19:370. https://doi.org/10.1186/s13054-015-1087-2.

Vaquerizo Alonso C, Bordejé Laguna L, Fernández-Ortega JF. Recommendations for specialized nutritional-metabolic management of the critical patient: introduction, methodology and list of recommendations. Metabolism and Nutrition Working. Med Intensiva (Engl Ed). 2020;44 (Suppl 1):1-14.

Zanten AR, De Waele E, Wischmeyer PE. Nutrition therapy and critical illness: practical guidance for the ICU, post-ICU, and long-term convalescence phases Critical Care. 2019;23:368.

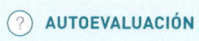
AUTOEVALUACIÓN

Delirio en el paciente crítico

25

J. M. Gómez García, S. Casanova Prieto y S. Arenal López

PUNTOS CLAVE

- El *delirium* es una complicación que aparece con cierta frecuencia en los pacientes críticos.
- La **prevención** es especialmente importante en esta patología.
- Se debe detectar precozmente mediante la monitorización diaria con el **CAM-ICU**.
- Las medidas **no farmacológicas** deben ser aplicadas **siempre**.
- Hay que recurrir al control farmacológico solo cuando sea necesario.
- Cuando se consiga un control sintomático, se deben disminuir los fármacos.

INTRODUCCIÓN

El delirio o *delirium*, también conocido como síndrome confusional agudo, es una alteración aguda de la conciencia, acompañada de inatención, desorganización del pensamiento y alteraciones de la percepción, que fluctúan en breve periodo de tiempo.

Estas perturbaciones no se explican completamente por un trastorno o lesión neurocognitiva previa (aunque pueden existir y predisponer al delirium), sino que se producen como una consecuencia fisiopatológica derivada de una enfermedad, del consumo de tóxicos, del uso de ciertos fármacos y/o de otros factores.

La aparición del delirium entre los pacientes críticos es elevada, con cifras que oscilan entre el 20-40 %, siendo incluso del 60-80 % entre los pacientes quirúrgicos y aquellos sometidos a ventilación mecánica.

Su importancia está ampliamente documentada, en cuanto al impacto negativo que supone para la recuperación del paciente y a los costes asociados a su aparición y manejo inadecuado. El delirium **es un fuerte predictor independiente de mayor tiempo en ventilación mecánica, estancia en unidad de cuidados intensivos (UCI) y en el hospital, costes y mortalidad**.

CLASIFICACIÓN

Existen tres tipos clínicos de delirium:

- **Hipoactivo:** 19-25 %. Disminución en la percepción del medio ambiente, somnolencia, letargia, bradilalia, bradipsiquia y apatía. Tiene peor pronóstico.
- **Hiperactivo:** 15-20 %. Aumento de la actividad psicomotora, aumento del estado de alerta, alucinaciones, ideas delirantes, irritabilidad y agresividad verbal o física.
- **Mixto:** 42-52 %. Características de los descritos previamente. En diferentes tiempos del día.

El tipo hiperactivo es el de mayor trascendencia clínica, ya que implica problemas de seguridad para el paciente, carga emocional para el paciente y la familia, y estrés para el personal sanitario, por lo que es el que requiere, con mayor frecuencia, control farmacológico.

El más frecuentemente infradiagnosticado es el tipo hipoactivo, que suele confundirse con estados de sobredosificación de fármacos sedantes, lesión estructural cerebral, depresión y apatía, entre otros.

FISIOPATOLOGÍA

El delirium se produce como consecuencia de una respuesta inadecuada de nuestro cerebro a las demandas cognitivas y a situaciones emocionales originadas por una determinada patología. Aunque sus mecanismos de aparición son complejos, y aún no se conocen en su totalidad, se sabe que no es consecuencia de un daño cerebral directo, tipo traumático o isquémico (aunque pueden precipitarlo), sino de alteraciones de tipo neuroquímico, en las que se implican elementos hormonales, metabólicos, de conexiones neuronales y de neurotransmisión.

La aparición del delirium depende de dos elementos fundamentales, por un lado, la noxa o factor precipitante y, por otro, la presencia de factores predisponentes o facilitadores, de manera que la susceptibilidad al delirium depende, en parte, del paciente en cuestión. No todas las personas tienen la misma facilidad para presentar este síndrome; las hay más o menos resistentes y esa resistencia viene determinada, en parte, por la reserva cognitiva, concepto que hace referencia a los recursos cerebrales disponibles.

Entre los **factores precipitantes** o condiciones que pueden desencadenar la aparición del delirium, podemos mencionar los siguientes:

- Fármacos administrados durante el ingreso: benzodiacepinas, opiáceos (especialmente, meperidina), anticolinérgicos, antihistamínicos, corticosteroides, metoclopramida, anticonvulsivantes y AINE.
- Diversas intoxicaciones agudas graves: organofosforados, anticolinesterásicos, alcohol, monóxido de carbono y sustancias volátiles, como la gasolina o los disolventes orgánicos.
- Síndromes de abstinencia a fármacos o drogas como motivo de ingreso: p.ej., alcohol.
- Enfermedades agudas: sepsis (fundamentalmente), fiebre, *shock*, anemia, hipoxia, dolor, desnutrición, cirugía, alteraciones hidroelectrolíticas, alteraciones metabólicas o lesión encefálica (meningitis, hemorragias, isquemia o traumatismo).

- Condiciones ambientales: ingreso en la UCI, contención física, múltiples procedimientos, sondaje vesical, estés emocional y trastornos del sueño.

Entre los **factores predisponentes** caben destacar los siguientes:

- Edad mayor o igual a 65 años.
- Sexo masculino.
- Tratamiento previo con sedantes.
- Hipertensión arterial y/o comorbilidades graves (renal, hepática o neurológica).
- Alteraciones cognitivas previas (por ejemplo, demencia) y trastornos del ánimo.
- ACV previos.
- Tabaquismo, alcoholismo y toxicomanías.
- Polimedicación psiquiátrica.
- Historia previa de delirium.
- Estado de fragilidad y dependencia.
- Déficits visuales y/o auditivos.
- Estados de desnutrición.

DIAGNÓSTICO

El diagnóstico basado en los criterios DSM-V (*Diagnostic and Statistical Manual of Mental Disorders, Fith Edition*) no es práctico para los pacientes ingresados en las UCI. En el entorno de los cuidados intensivos se recomienda la aplicación de escalas validadas. Los expertos aconsejan monitorización rutinaria, y los estudios avalan que es enfermería quien mejor identifica la presencia de delirium. Dicha monitorización debe realizarse mediante el empleo de la **escala CAM-ICU**.

La escala CAM-ICU valora 4 ítems en el paciente; de la suma de la puntuación obtenida dependerá el diagnóstico afirmativo o negativo del síndrome:

1. Comienzo agudo o curso fluctuante.
2. Disminución de la atención.
3. Alteración de conciencia.
4. Alteraciones cognitivas (pensamiento desorganizado).

Se considerará positivo si el paciente puntúa positivo en los ítems 1 y 2, además de en 3 o en 4 (**Fig. 25-1**). En el diagnóstico es necesario valorar el grado de sedación o agitación del paciente, el cual se realiza mediante la escala RASS (*Richmond agitation-sedation scale*), ya que los pacientes con RASS por debajo de [-1] es poco probable que puedan completar el cuestionario.

PREVENCIÓN Y TRATAMIENTO

La prevención y el tratamiento del delirium quedan integrados en el manejo global de la enfermedad crítica, en el que se abordan diferentes aspectos específicos derivados de los cuidados, tratamientos, procedimientos diagnósticos y medidas generales que se aplican durante la estancia en la UCI a la mayoría de los pacientes críticos.

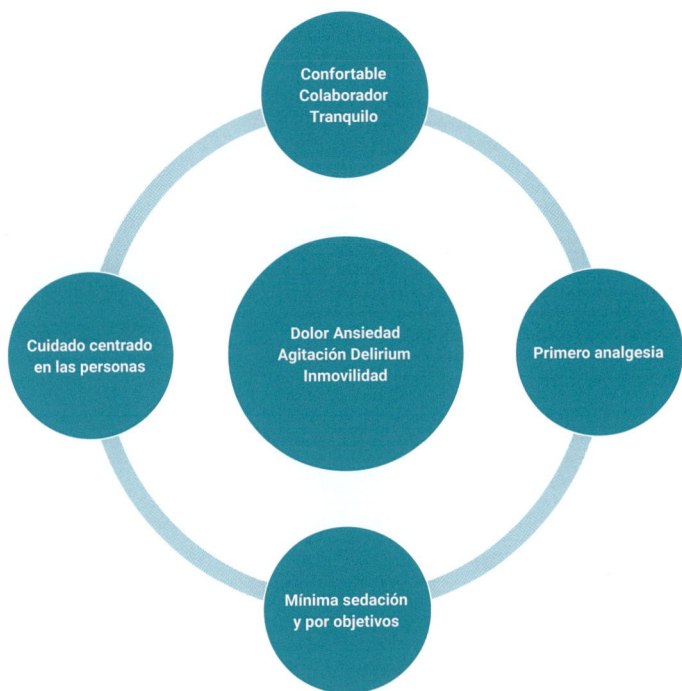

Figura 25-1. Esquema eCASH.

La mayoría de los pacientes ingresados en las UCI están sometidos a un estrés físico y psíquico importante. Por ello, las Sociedades Científicas de Cuidados Intensivos han puesto el foco en la elaboración de planes que proporcionen a los pacientes críticos (y a sus familiares) confort, seguridad y bienestar, permitiendo una mejor y más pronta recuperación de sus procesos patológicos.

Dentro de esta visión, se han elaborado diferentes protocolos y programas destinados a minimizar las comorbilidades y secuelas de los pacientes ingresados en las UCI. Uno de ellos es el denominado concepto eCASH (*early Confort using Analgesia, minimal Sedatives and maximal Humane care*), propuesto por J. L. Vincent et al (v. **Fig. 25-2**). Este concepto se basa en un adecuado manejo del dolor, la ansiedad, la agitación, el delirium y la inmovilidad.

En esta misma línea el Dr. Wes Ely elaboró el denominado paquete de **medidas ABCDEF**, descrito en el **capítulo 18**, que son una serie de acciones encaminadas a alcanzar lo que él denomina "*The ICU Liberation*": filosofía y práctica clínica dirigida a magnificar la dignidad humana, ayudar a preservar la autoestima de los pacientes y a mejorar la seguridad y los resultados en salud de los pacientes críticos. En este paquete de medidas de amplia difusión mundial desempeñan

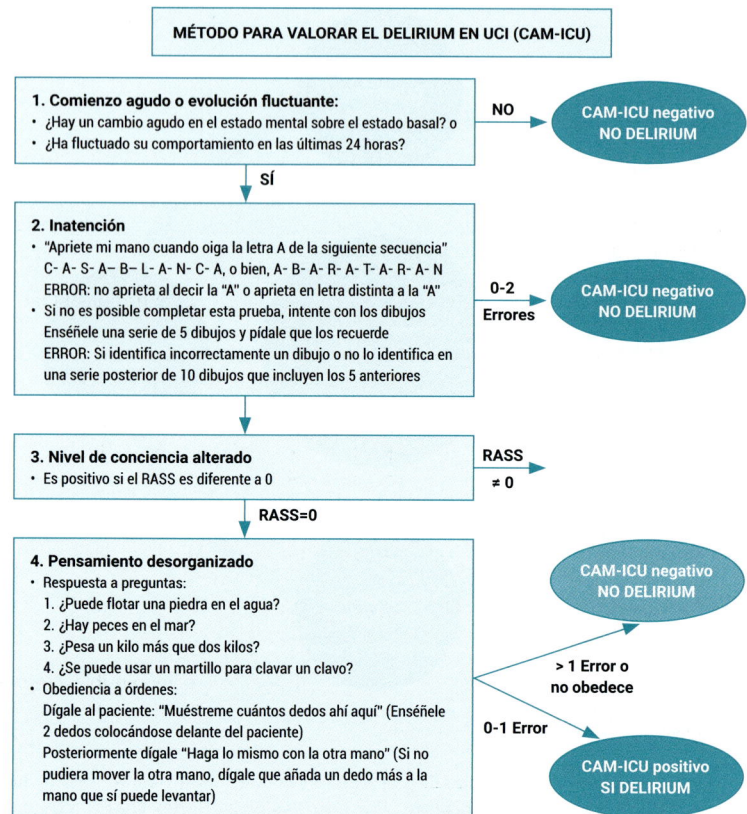

Figura 25-2. Procedimiento diagnóstico del delirium. Escala CAM-ICU.

un papel predominante los aspectos relacionados con la analgesia, la sedación y el delirium.

Como podemos comprobar en estos dos programas destinados a minimizar los problemas de salud y bienestar derivados de la estancia en UCI, un punto muy importante es la reducción y adecuado manejo del delirium, y entre las medidas propuestas para alcanzar este cometido se destaca la movilización precoz y la rehabilitación física.

Por tanto, un adecuado y personalizado programa de rehabilitación y fisioterapia de los pacientes críticos se considera una buena práctica clínica y da valor al proceso asistencial, que se hace, de esta forma, más holístico y completo.

La prevención del delirium sigue siendo la mejor estrategia para combatirlo.

Manejar adecuadamente los factores de riesgo (sepsis, dolor, hipoperfusión tisular, fiebre elevada, medicamentos delirógenos [como las benzodiacepinas] y desequilibrio hidroelectrolítico) es fundamental para evitar o minimizar la aparición de delirium.

Tratamiento no farmacológico

Estrategias de reorientación, confort y trato humanizado

- Colocar relojes y calendarios en las habitaciones.
- Permitir al paciente el uso de objetos familiares.
- Promover el sueño nocturno:
  - Minimizar en lo posible el ruido y luz artificial (valorar el uso de antifaces y tapones para los oídos).
  - Evitar la sedación farmacológica y favorecer el sueño por medios naturales: oscuridad y silencio nocturno, música relajante, ajuste de los horarios de medicación y toma de constantes, respetando el sueño.
  - Intentar hacer los cambios posturales y cuidados lo antes posible.
  - Usar linternas para no encender la luz y no despertar a los pacientes.
  - Procurar hablar con un tono bajo para disminuir el ruido. Usar alarmas ajustadas y con un volumen adecuado.
- Potenciar la luz natural.
- Permitir el uso de dentadura postiza, audífonos, gafas, periódicos, libros, música, radio, móvil y televisor, si es posible.
- Fomentar las visitas frecuentes de la familia. Permitir el acompañamiento familiar continuado.
- Eliminar barreras de contacto humano innecesarias.
- Practicar una comunicación asistencial empática, fluida, comprensible y respetuosa. Permitir la participación de los familiares en los cuidados básicos en la UCI.
- Desarrollar un adecuado contacto y comunicación de los profesionales con el paciente.
- Explicar al paciente su enfermedad y todos los procedimientos e intervenciones que se llevan a cabo.
- Realizar una movilización precoz, limitar el tiempo de encamamiento y los dispositivos que reducen la movilidad (sondas, etc.) y evitar la contención mecánica.

Controlar el dolor

Se realiza mediante las escalas EVA (escala visual analógica) y ESCID (Escala de Conductas Indicadoras de Dolor) al principio y final del turno.

Monitorización sistemática del delirium

Se debe valorar el grado de delirio al inicio y al final del turno.

Al hilo de la temática de este manual se detallarán aspectos de la movilización y rehabilitación temprana.

Movilización y rehabilitación temprana (v. Capítulo 34)

Está demostrado que la rehabilitación temprana disminuye la DAUCI, mejorando la funcionalidad, la desconexión de la ventilación mecánica y, en consonancia, los días de UCI y las complicaciones asociadas al ingreso. Estos aspectos incluyen la transición temprana a la sedestación y un abordaje rehabilitador.

Sin embargo, los efectos neurocognitivos y emocionales que ejerce la rehabilitación sobre los pacientes críticos no están del todo claros. En estudios recientes se ha demostrado que el inicio de una movilización precoz (48-96 primeras horas), con terapia física y ocupacional en los pacientes ventilados mecánicamente, no solamente reduce el riesgo y la duración del delirium, sino que también reduce la probabilidad de deterioro cognitivo posterior al alta de la UCI y del hospital.

La terapia ocupacional requiere la participación del pensamiento para desarrollar habilidades de procesamiento y desempeño que permitan completar tareas habituales y sencillas, y, en este sentido, es un buen estímulo cognitivo y motivacional. Por otro lado, la actividad física tiene efectos antiinflamatorios y podría mejorar la secreción de mioquinas, que pueden regular el metabolismo y, posiblemente, la función cerebral. Además, la terapia física y ocupacional ayuda a los pacientes a iniciar un periodo de independencia física y funcional, y esto actúa de potenciador de las funciones superiores y de la esfera emocional.

Tratamiento farmacológico

Los datos que apoyan el papel de los fármacos en el tratamiento del delirium son muy limitados. Los antipsicóticos son la pieza angular en este sentido, y su uso debe plantearse en situaciones de peligro (riesgo de autolesión o lesión a terceras personas) y presentación de sintomatología angustiante, como pánico, angustia, alucinaciones o pensamientos y discursos delirantes.

El antipsicótico más utilizado es haloperidol, pero también se pueden utilizar antipsicóticos atípicos, como olanzapina, quetiapina, risperidona y ziprasidona.

Los efectos secundarios más frecuentes de este grupo de fármacos son los síntomas extrapiramidales (discinesia, distonía, acatisia o parkinsonismo) y los más graves, los cardiovasculares (alteraciones de la conducción cardíaca y taquiarritmias ventriculares) y el síndrome neuroléptico maligno. También disminuyen el umbral convulsivo. Deben evitarse en pacientes con riesgo significativo de presentar *torsades de pointes* (es decir, pacientes con línea de base con prolongación del QTc, pacientes que reciben medicaciones concomitantes que prolongan el QTc o pacientes con antecedentes de esta arritmia).

La dexmedetomidina es otro fármaco utilizado para el delirium. Este no es fármaco antipsicótico, sino un antagonista de los receptores alfa-2 que actúa a nivel del SNC, produciendo ansiólisis, sedación y moderada analgesia. Mejora la resolución del delirium en pacientes en ventilación mecánica y en postoperados.

En ausencia de agitación peligrosa y en el delirium hipoactivo no hay datos clínicos que justifiquen la utilización de estos fármacos.

BIBLIOGRAFÍA

Marra A, Ely EW, Pandharipande PP, Patel MB. The ABCDEF Bundle in Critical Care. Crit Care Clin. 2017;33(2):225-43.

Mart MF, Brummel NE, Ely EW. The ABCDEF Bundle for the Respiratory Therapist. Respir Care. 2019;64(12):1561-73.

Mart MF, Roberson SW, Salas B, et al. Prevention and Management of Delirium in the Intensive Care Unit. Semin Respir Crit Care Med. 2021;42(1):112-26.

Nydahl P, Ely EW, Heras-La Calle G. Humanizing Delirium Care. Intensive Care Med. 2024;50(3):469-71.

Patel BK, Wolfe KS, Patel SB, et al. Effect of early mobilisation on long-term cognitive impairment in critical illness in the USA: a randomised controlled trial. Lancet Respir Med. 2023;11(6):563-72.

Renner C, Jeitziner MM, Albert M, et al. Guideline on multimodal rehabilitation for patients with post-intensive care syndrome. Crit Care. 2023 Jul 31;27(1):301.

Schweickert WD, Pohlman MC, Pohlman AS, et al. Early physical and occupational therapy in mechanically ventilated, critically ill patients: a randomised controlled trial. Lancet. 2009;373(9678):1874-82.

Sosnowski K, Lin F, Chaboyer W, et al. The effect of the ABCDE/ABCDEF bundle on delirium, functional outcomes, and quality of life in critically ill patients: A systematic review and meta-analysis. Int J Nurs Stud. 2023;138:104410.

Vincent L-L, Shehabi Y, Walsh TS, et al. Comfort and patient-centred care without excessive sedation: the eCASH concept. Intensive Care Med. 2016;42(6):962-71.

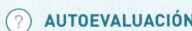

AUTOEVALUACIÓN

Complicaciones cutáneas. Manejo evolutivo de enfermería

26

C. Díez Sáenz, R. González Palacios y C. Sotillo Díaz

PUNTOS CLAVE

- El objetivo fundamental de los cuidados de enfermería en la UCC es asegurar una atención integral de todas las necesidades del paciente y su familia.
- Además de administrar unos cuidados de calidad a los pacientes críticos se deben prevenir las complicaciones que dificulten su recuperación.
- Los cuidados deben estar protocolizados y sistematizados y su registro debe ser ágil, rápido y preciso, además de ir dirigidos a la prevención de las lesiones relacionadas con la dependencia.
- Algunas complicaciones frecuentes derivadas del encamamiento prolongado y la inmovilidad son: DAUCI, pie equino adquirido y trombosis venosas profundas (TVP). Los cuidados de enfermería, la rehabilitación y la movilización precoz son fundamentales en la prevención y manejo de estos.

CONSIDERACIONES GENERALES DE ENFERMERÍA EN LA UNIDAD DE CUIDADOS CRÍTICOS

La enfermería es una pieza clave dentro del equipo interdisciplinar que cada día atiende a los pacientes ingresados en las UCC, unidades que exigen la presencia constante a pie de cama.

Para realizar unos cuidados adecuados se precisa una valoración diaria del paciente, actualizando los planes de cuidado para favorecer la mejoría del paciente y la prevención de complicaciones, e integrando al paciente y su familia en todo el proceso.

CUIDADOS DIARIOS DEL PACIENTE CRÍTICO

Los cuidados de enfermería deben estar establecidos de acuerdo con los protocolos del hospital y deben seguir las recomendaciones de sociedades científicas y guías de práctica con evidencia científica. Es fundamental asegurar que se cumplen los criterios de seguridad en todas las actividades.

Desde el ingreso del paciente en la UCC debemos realizar una valoración integral, rigurosa y completa, a través de la observación directa, historia clínica, monitorización de signos vitales, escalas, índices y tests. Con ello, se realiza un **plan de cuidados**, siguiendo la taxonomía NANDA, que proporciona la estructura para un lenguaje estandarizado de los diagnósticos de enfermería con unas intervenciones (NIC) y objetivos o resultados a alcanzar (NOC).

Para poder proporcionar los cuidados de una forma ordenada es preciso que estos estén protocolizados y sistematizados, y que su registro sea ágil, rápido y preciso. Antes de iniciar las actividades se debe revisar el tratamiento prescrito, su correcta administración y que se ha realizado el registro en cuanto a dosis, vía, cantidad y hora indicada (siguiendo el protocolo de los 5 correctos). Una vez realizado el plan de cuidados, se programarán las actividades a realizar.

La higiene del paciente crítico precisa unos conocimientos y habilidades específicos. La situación de dependencia derivada de la gravedad de la enfermedad, los dispositivos que requiere para su monitorización y soporte, los respiradores, hemofiltros, etc. hacen que la realización de los cuidados diarios y la movilización deban ejecutarse por personal entrenado para asegurar que se hacen de forma correcta y controlando los riesgos. Este es un momento importante para reevaluar y actualizar los cuidados, adecuándolos a la situación del paciente.

Algunos aspectos que deben tenerse en cuenta son los siguientes: coloración e hidratación de piel y mucosas; presencia de lesiones, manchas y petequias; adecuada perfusión, edemas, relleno capilar, livideces, hematomas, enfisema, puntos de apoyo de sondas y otros dispositivos; adaptación a los dispositivos; sedación/analgesia adecuada, confort, dolor y respuesta a estímulos: reactividad pupilar, reflejo corneal, tusígeno y nauseoso. Todo ello debe quedar correctamente registrado, ya que un cambio en alguno de estos aspectos puede tener consecuencias vitales.

LESIONES CUTÁNEAS O RELACIONADAS CON LA DEPENDENCIA: PREVENCIÓN Y TRATAMIENTO

Estas lesiones se han renombrado últimamente y la nueva clasificación sería: úlceras por presión (UPP), lesiones cutáneas asociadas a la humedad, lesiones por fricción y lesiones combinadas (presión-humedad, presión-fricción, humedad-fricción o multifactoriales).

Prevención

El encamamiento prolongado, los efectos de la medicación (sedación, relajación, drogas vasoactivas y otros fármacos), así como la inestabilidad hemodinámica y patología del paciente pueden provocar lesiones potencialmente prevenibles. Por esto, el objetivo principal de los cuidados de enfermería y TMSCAE (Técnico Medio Sanitario de Cuidados Auxiliares de Enfermería) se centra en su prevención.

Las medidas que han demostrado ser más efectivas para prevenir las lesiones relacionadas con la dependencia, también conocidas como **úlceras por presión**, son:

- Movilización precoz.
- Cambios posturales frecuentes: se deben realizar cada 2-3 horas, salvo que la inestabilidad del paciente lo impida o requiera mantener una posición concreta, como en los pacientes con hipertensión intracraneal, que se mantienen en decúbito supino y con el cabecero elevado. En estos casos se intentará cambiar los puntos de apoyo en la medida de lo posible. Durante las movilizaciones se deben evitar las lesiones por fricción y cizallamiento. Además, se debe vigilar que se adopten posturas fisiológicas, vigilando la correcta posición de las articulaciones (v. **Capítulo 35**).
- Mantener la piel seca para evitar lesiones por humedad. Especial atención a las zonas de pliegues.
- Adecuada hidratación de la piel: se realiza con crema hidratante. Asimismo, es importante realizar una adecuada higiene ocular, evitando úlceras corneales en pacientes susceptibles, con afectación del reflejo de parpadeo o con cierre ocular incompleto.
- Aplicación de AGHO (ácidos grasos hiperoxigenados) en puntos de presión o de riesgo y puntos de apoyo de dispositivos.
- Evitar arrugas en las sábanas y emplear almohadas u otros materiales para realizar los cambios posturales.
- Emplear superficies especiales para el manejo de la presión (SEMP).
- Evitar lesiones provocadas por los dispositivos, desarrollando cuidados específicos para evitar su aparición:
  – Movilización y cambio de posición del tubo orotraqueal (TOT).
  – Vigilancia y aplicación de AGHO en los puntos de apoyo de la gasa de sujeción de la venda del TOT sobre las orejas.
  – Almohadillado del punto de apoyo de los drenajes, tubos de tórax, etcétera.
  – Movilización de la sonda vesical y sujeción para evitar úlceras uretrales, así como de la sonda nasogástrica y/o rectal.

En los pacientes pronados es muy importante vigilar los puntos de apoyo y preparar la piel antes de la pronación, aplicando AGHO y almohadillando los puntos de apoyo de los dispositivos (sonda nasogástrica, TOT, etc.), ya que son puntos de apoyo diferentes a los del paciente en decúbito supino y los dispositivos pueden quedar pillados o debajo del paciente provocando lesiones.

Tratamiento

Es fundamental identificar la causa de la lesión para realizar el tratamiento adecuado.

Hay que diferenciar las lesiones cutáneas asociadas a la humedad (LESCAH) de las que son producidas por presión. Algunas diferencias son: las LESCAH son más superficiales, tienen los bordes más irregulares y suelen ser bilaterales.

El tratamiento de las lesiones irá encaminado a favorecer la curación de estas. Es importante identificarlas correctamente, conocer su causa y clasificarlas para llevar a cabo un tratamiento adecuado. La clasificación o categorización de las UPP sería:

- Categoría 1. Eritema no blanqueable.
- Categoría 2. Úlcera de espesor parcial.
- Categoría 3. Pérdida total del grosor de la piel.
- Categoría 4. Pérdida total del espesor de los tejidos.
- Lesión de tejidos profundos.
- Inclasificable/sin clasificar.

A continuación, se debe realizar una descripción de esta, teniendo en cuenta: localización, extensión, profundidad, exudado, estado de los bordes, tejido del lecho (necrótico, esfacelo, granulación), signos de infección y piel perilesional.

Una vez analizados todos estos elementos, se empleará el acrónimo inglés TIME para su abordaje, siendo:

T: TEJIDO (*Tissue*: control del tejido no viable).
I: INFECCIÓN (*Infection*: control de la infección/inflamación).
M: HUMEDAD (*Moisture*: control del exudado).
E: BORDES (*Edges:* favorecer la aproximación de los bordes).

El procedimiento de **curas** está marcado por: aliviar la presión, eliminar el tejido necrótico, realizar una limpieza eficaz y un desbridamiento apropiado (enzimático, autolítico, quirúrgico), controlar el exudado, prevenir y/o controlar la infección, controlar el edema y el dolor, proteger la piel perilesional, y favorecer la granulación y la epitelización.

En la actualidad está muy extendido el uso de los apósitos basados en la teoría de la cura húmeda. En el manejo del exudado se emplean hidrogeles en el seco-leve, hidrocoloides en el leve-moderado, espumas en el moderado-alto y alginatos en el alto-muy alto.

En la cura de las úlceras y heridas cutáneas crónicas se pueden emplear distintas modalidades de apósitos, que se puede consultar en la referencia bibliográfica 1.

TROMBOSIS VENOSA PROFUNDA Y SISTEMA DE COMPRESIÓN NEUMÁTICA INTERMITENTE

Algunas complicaciones frecuentes derivadas del encamamiento prolongado y la inmovilidad son: DAUCI, pie equino adquirido y trombosis venosas profundas (TVP). Los dos primeros se desarrollarán en los **capítulos 27 y 35**, respectivamente.

Para prevenir las TVP y el embolismo pulmonar se utilizan sistemas de compresión neumática intermitente, que ofrecen una compresión circunferencial, secuencial y gradual.

Su uso está cada vez más extendido en las UCC. Consiste en una bomba o compresor que genera una presión gradual, unas tubuladuras, que crean un circuito estanco, y unas fundas, que se adaptan a las piernas y se ajustan, de manera que se ejerce una presión gradual desde la parte más distal del miembro inferior hacia los muslos, facilitando el retorno venoso y evitando la estasis venosa.

BIBLIOGRAFÍA

Conde Montero E. Cura convencional: estrategia TIME. 8 enero, 2015
Disponible en https://elenaconde.com/cura-convencional-aspectos-generales/
Documento Técnico GNEAUPP Nº II: Clasificación-Categorización de las lesiones cutáneas relacionadas con la dependencia. 3ª Edición. Noviembre de 2021.
Documento Técnico GNEAUPP Nº III: Manejo de las úlceras y lesiones. 2ª Edición. Noviembre de 2018.
Documento Técnico GNEAUPP Nº IX. Desbridamiento de las lesiones crónicas. Noviembre de 2021.
GRP Enfermería. Guía de recomendaciones prácticas en incontinencia. De la práctica centrada en la enfermedad a la atención centrada en el paciente.
Grupo de trabajo de úlceras por presión y heridas crónicas. Gerencia de atención integrada de Albacete. Guía de prevención y manejo de úlceras por presión y lesiones crónicas.
Grupo nacional para el estudio y asesoramiento en úlceras por presión y heridas crónicas. Apósitos para el tratamiento de úlceras y heridas cutáneas crónicas. Disponible en: https://gneaupp.info/apositos-para-el-tratamiento-de-ulceras-y-heridas-cutaneas-y-cronicas/
Manual del curso Perfeccionamiento y Reciclaje en Cuidados Enfermeros en el Sector Hospitalario. Vol 2. Modulo 4. Cuidados de enfermería en pacientes en situaciones críticas. ISBN 978-84-692-1894-5
Principios de las mejores prácticas. Una iniciativa de la *World Union of Wound Healing Societies*.
Diagnóstico y heridas. Documento de consenso. Disponible en: chrome-extension://efaidnbmnnnibpcajpcglclefindmkaj/https://gneaupp.info/wp-content/uploads/2014/12/diagnostico-y-heridas.pdf
SERMAS. Recomendaciones para el tratamiento local de las úlceras cutáneas crónicas de la Comunidad de Madrid. Consejería de Sanidad 2010. Disponible en: chrome-extension://efaidnbmnnnibpcajpcglclefindmkaj/https://www.madrid.org/bvirtual/BVCM017035.pdf
Tizón-Bouza E, Pazos-Platas S, Álvarez-Díaz M, et al. Cura en ambiente húmedo en úlceras crónicas a través del Concepto TIME. Recomendaciones basadas en la evidencia. Enfermería Dermatológica. 2013;20:31-42.

AUTOEVALUACIÓN

Síndrome de debilidad adquirida en la unidad de cuidados intensivos

27

D. Sanz Heras y M. E. López Blanco

PUNTOS CLAVE

- La debilidad muscular adquirida en la UCI (DAUCI) es una afectación neuromuscular, bilateral y simétrica, muy común en los pacientes críticos ventilados mecánicamente, incluso en períodos inferiores a 7 días.
- La identificación temprana de los pacientes con riesgo de DAUCI es fundamental para poder implantar las medidas necesarias con el fin de disminuir la discapacidad al alta.
- La debilidad puede originarse a partir de una alteración neurogénica ("neuropatía por enfermedad crítica"), una alteración miogénica ("miopatía por enfermedad crítica" o CIM), o una combinación de estas, denominada "neuromiopatía por enfermedad crítica".
- La polineuropatía consiste en una afectación axonal distal, que cursa con debilidad muscular, reducción de los reflejos tendinosos profundos y afectación sensorial, presentando peor pronóstico a largo plazo que la miopatía.
- La miopatía es una afectación muscular no secundaria a la denervación del músculo, que cursa con debilidad muscular severa, predominantemente, de la musculatura proximal, pero donde los reflejos tendinosos profundos no suelen estar afectados y las aferencias sensoriales están intactas. Tiene mejor pronóstico a largo plazo.

INTRODUCCIÓN

El síndrome de debilidad adquirida en la UCI (DAUCI) es una afectación neuromuscular muy común en los pacientes críticos, más frecuente en pacientes con sepsis graves y con necesidad de ventilación prolongada.

La prevalencia varía considerablemente, según la población de estudio, los factores de riesgo, el momento de la evaluación, los métodos de diagnóstico, la función muscular prehospitalaria y el estado funcional general.

En pacientes ventilados más de 7 días tiene una incidencia del 26-65 % y después del alta hospitalaria puede mantenerse en más del 35 % de los casos.

Conlleva un mayor riesgo de mortalidad y morbilidad a corto y largo plazo, con disminución de la funcionalidad y mayor afectación de la calidad de vida.

Lo más frecuente es que sea un trastorno secundario que se desarrolla mientras los pacientes están recibiendo tratamiento de otras situaciones, patologías potencialmente mortales, como, por ejemplo, sepsis respiratoria. Se excluyen enfermedades neuromusculares, como la *miastenia gravis* y el síndrome de Guillain-Barré, entre otras.

Afecta a los músculos de las extremidades y respiratorios, mientras que los músculos faciales y oculares no suelen verse afectados. El tono muscular casi invariablemente se reduce y los reflejos tendinosos profundos pueden estar abolidos, reducidos o ser normales.

La debilidad puede originarse a partir de una alteración neurogénica ("neuropatía por enfermedad crítica"), una alteración miogénica ("miopatía por enfermedad crítica" o CIM) o una combinación de estas, denominada "neuromiopatía por enfermedad crítica".

El examen electrofisiológico muestra patrones típicos con anomalías. En ausencia de anomalías electrofisiológicas, la atrofia muscular grave por desuso se ha propuesto como una entidad separada de la debilidad adquirida en la UCI.

La identificación temprana de pacientes con riesgo de DAUCI es fundamental para poder instaurar las medidas necesarias con el objetivo de disminuir lo máximo posible la discapacidad al alta.

FISIOPATOLOGÍA

El daño se produce por los siguientes cambios:

- **En el equilibrio metabólico entre la síntesis de proteínas y la proteólisis:** dicho equilibrio es crucial en el tejido muscular y permite al organismo responder a cambios rápidos. En pacientes críticos, el equilibrio entre el anabolismo y el catabolismo proteico puede verse alterado por la sepsis, el desarrollo del síndrome de respuesta inflamatoria sistémica, la inmovilización y otras causas. Estos cambios activan la proteólisis masiva y resistencia al anabolismo y favorecen la atrofia muscular.
- **Cambios microcirculatorios:** incluyen vasodilatación y aumento de la permeabilidad, que permite la extravasación de leucocitos y la infiltración de tejidos, la producción local de citoquinas y la formación de edema con aumento de la distancia intercapilar. Todo esto puede comprometer la perfusión y suministro de oxígeno a los tejidos, provocando disfunción nerviosa y daño inducido por edema en músculos y nervios.
- **Disfunción mitocondrial:** en diferentes estudios, las biopsias musculares muestran **inflamación, necrosis, infiltración grasa y fibrosis**. Un suministro insuficiente de oxígeno a las mitocondrias puede comprometer la producción de energía mitocondrial. La **disfunción mitocondrial** en enfermedades críticas se agrava aun más por la inflamación, la hiperglucemia y los radicales libres. Las mitocondrias disfuncionales no solo comprometen el suministro de energía, sino que también amplifican la producción de radicales libres, provocando un círculo vicioso de desequilibrios macromoleculares y daño a los orgánulos.
- **Activación inadecuada de la autofagia:** hace que no se eliminen de forma adecuada elementos nocivos, lo que permite la acumulación de daño en las

mitocondrias y otros componentes celulares que comprometen la función muscular, contribuyendo así a la aparición de DAUCI.

- **Disfunción de membranas y canales iónicos.** Se cree que la inactivación de los canales de sodio contribuye a la hipoexcitabilidad o inexcitabilidad rápida y reversible de las membranas nerviosas y musculares en pacientes con DAUCI. La alteración de la homeostasis del calcio intracelular contribuye aun más a la alteración de la contractilidad muscular, al afectar la excitación-contracción.
- **Afectación del sistema nervioso central.** La evidencia reciente sugiere que dentro de las neuronas motoras puede producirse un fallo muy temprano, que precede a un fallo eléctrico en los axones y al acoplamiento nervio-músculo.

FACTORES DE RIESGO

Se diferencian en modificables y no modificables (**Tabla 27-1**).

Tabla 27-1. Factores de riesgo para desarrollo de DAUCI

Modificables	No modificables
Hiperglucemia	Gravedad de la enfermedad
Nutrición parenteral	Sepsis y síndrome de respuesta inflamatoria sistémica
Drogas vasoactivas (adrenalina, dobutamina, etc.)	Fallo multiorgánico
Bloqueantes neuromusculares	Ventilación mecánica prolongada
Sedantes	Concentraciones altas de lactato
Antibióticos (vancomicina, aminoglucósidos)	Sexo femenino
Corticoides	Edad
Inmovilización	Estado funcional previo

PREVENCIÓN

Como se ha visto previamente, existen una serie de factores de riesgo modificables. Por esto, la prevención se basa en la actuación sobre ellos.

En este apartado es importante la colaboración del equipo rehabilitador. Dentro de los factores modificables, se puede actuar sobre la inmovilización del paciente. Y en relación con los no modificables, se pueden tratar las complicaciones funcionales secundarias a ellos y colaborar en el proceso de destete del paciente.

Es recomendable actuar sobre estos factores, no solo durante la estancia en la UCC, sino también durante el resto de estancia hospitalaria, y si es preciso, según la evolución del paciente, al alta.

TIPOS DE POLINEUROPATÍA

Como se ha mencionado, la DAUCI puede presentar diversos patrones: miopático, neurogénico o mixto (**Tabla 27-2**).

Tabla 27-2. Patrones de DAUCI		
	Miopatía del paciente crítico	**Polineuropatía del paciente crítico**
Prevalencia	Mayor	Menor
Predominio clínico	Proximal en extremidades y musculatura flexora del cuello	Distal de las extremidades, especialmente, de las inferiores
Musculatura facial	Preservada	
Reflejos osteotendinosos	Normales, disminuidos o ausentes	Disminuidos o ausentes
Afectación sensitiva	No	Sí (térmica y vibratoria)
Pronóstico	Mejor	Peor

PRUEBAS COMPLEMENTARIAS

- Estudio neurofisiológico: incluye el estudio de conducción nerviosa, electromiograma y el estudio de la unión neuromuscular. Pueden ayudar a definir si la debilidad es causada por afectación muscular, nerviosa o combinada. En general, es poco solicitado porque requiere experiencia y no modifica la actitud terapéutica.
- Evaluación seriada mediante ecografía del recto anterior: puede ayudar en el seguimiento del compromiso muscular (v. **Capítulo 29**).
- Ecografía diafragmática: proporciona información de la masa muscular y aspectos funcionales respiratorios (v. **Capítulo 29**).
- Tomografía computarizada: método validado para determinar la masa muscular. La radiación a la que se expone a los pacientes y su traslado hace que no sea una técnica de elección.
- La utilización de biomarcadores, como la CPK, podría facilitar el diagnóstico precoz y seguimiento del compromiso muscular en la UCI.

- Biopsia muscular: actualmente está en desuso, por ser una técnica invasiva, y por disponer de alternativas diagnósticas menos agresivas. Suele emplearse con fines de investigación.

DIAGNÓSTICO CLÍNICO

Es posible realizar el diagnóstico a través de una exploración física e instrumental y mediante escalas. El diagnóstico se realiza mediante una exploración física e instrumental detalladas y, además, mediante la aplicación de escalas.

Exploración física: se detalla en el capítulo 29.

Exploración instrumental: se describe en el capítulo 29. Métodos: dinamómetro de prensión manual, ecografía, medidor del flujo máximo de tos y presión inspiratoria máxima (PIM).

Escalas:

- **Glasgow:** sirve para evaluar el grado de consciencia. Valora 4 ítems (apertura ocular, respuesta verbal y respuesta motora) y clasifica la lesión como leve (puntuación total 13-15), moderada (9-12) y grave (3-8).
- *Medical Research Council* **(MRC):** escala validada y fácil de utilizar a pie de cama. Permite evaluar la fuerza muscular en 3 grupos musculares de cada extremidad superior e inferior, en un rango de 0 (parálisis) a 5 (fuerza normal) para cada grupo muscular. El resultado final obtenido oscila entre 0 (parálisis total) y 60 (fuerza muscular normal en las 4 extremidades). Un valor por debajo de 48 se considera definitorio de debilidad adquirida en la UCI.
- Véanse las escalas de Anexos.

COMPLICACIONES

A corto plazo:

- Aumento de muerte intrahospitalaria.
- Aumento de la duración de la estancia en la UCC y la hospitalaria total.
- Aumento de los costes hospitalarios.
- Aumento de la duración con ventilación mecánica.
- Fracaso en la extubación.
- Disfagia.

A largo plazo:

- Aumento de muertes post-hospitalarias.
- Disminución de la supervivencia a los 5 años del alta.
- Aumento de la discapacidad al alta.
- Disminución de la calidad de vida.
- Necesidad de continuar la rehabilitación en centros de media estancia.
- Tratamientos de rehabilitación prolongados.

BIBLIOGRAFÍA

Carámbula A, Visca A, D'amico S, et al. Evaluación muscular respiratoria y periférica en la Unidad de Cuidados Intensivos. Arch Bronconeumol.2019;55(5):258–65.

Chen J, Huang M. Intensive care unit-acquired weakness: recent insights. Journal of intensive Medicine. 2024;4:73-80.

Fan E, Cheek F, Chlan L, Gosselink R, et al. An official American Thoracic Society Clinical Practice Guideline: The diagnosis of Intensive Care Unit-acquired Weakness in Adults. Am J Respir Crit Care Med Vol. 2014;190(12):1437-46.

Vanhorebeek I, Latronico N, Van den Berghe G. ICU-acquired weakness. Intensive Care Med. 2020;46:637-53.

 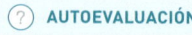

AUTOEVALUACIÓN

Rehabilitación integral del paciente crítico V

Gestión de calidad de la Rehabilitación en las Unidades de Cuidados Intensivos

28

M. O. Arroyo-Riaño y S. Esteban Román

PUNTOS CLAVE

- La gestión rehabilitadora por procesos, es un modelo organizativo de la institución sanitaria que intenta optimizar la atención del paciente.
- El ciclo de mejora permite resolver problemas de una manera sistemática y estructurada.
- Para mejorar la calidad asistencial es necesario emplear indicadores que permitan monitorizar y evaluar la asistencia prestada, debiendo ser medibles, objetivos, aceptables, relevantes y basados en la evidencia.
- Aunque la rehabilitación del paciente crítico es una práctica segura, no está exenta de efectos adversos, por lo que se recomienda sistematizar su detección e implantar medidas correctoras.

INTRODUCCIÓN

El papel del médico rehabilitador ha sido siempre muy dinámico y ha estado impulsado por los avances imparables de la medicina, los cambios tecnológicos y las necesidades sociales, aportando innovaciones que generen algún beneficio para mejorar la capacidad funcional.

Aunque durante años se venía gestando un cambio en la relación profesional entre Rehabilitación y UCI, existe un punto de inflexión de la atención y presencia en las mismas del equipo rehabilitador, que marca la pandemia COVID.

Además, no hay que olvidar que la Rehabilitación forma parte del paquete de medidas ABCDEF, del que se ha hablado en los capítulos 18 y 25, siendo mandatorio para su consecución un trabajo interdisciplinar entre los equipos de UCI y Rehabilitación, intentando en la medida de lo posible una sedación relación colaborativa. Es importante identificar las barreras y facilitadores para su implementación.

GESTIÓN POR PROCESOS

La gestión por procesos es un modelo organizativo, en nuestro caso, de la institución sanitaria.

Intenta reducir la variabilidad innecesaria cuando se prestan determinados servicios y trata de eliminar las ineficiencias. Facilita la coordinación y la sinergia entre los diferentes procesos que se dan en una organización y es una base sólida para organizar el empoderamiento, la asunción de responsabilidades, por parte de los profesionales en el ámbito de actuación de su proceso y de su trabajo diario.

En las organizaciones sanitarias se aprecia de forma clara la visión sistémica que define este tipo de gestión: un conjunto de personas, servicios u organizaciones (proveedores) que solicitan que se lleven a cabo una serie de actividades (procesos) para una serie de personas o servicios que reciben los resultados (clientes). Además, la gran variedad de profesionales y la complejidad de las interrelaciones que se desarrollan en el mismo hace que este sistema de gestión sea especialmente adecuado y contenga un mayor potencial de mejora en nuestra organización.

Los procesos que son más afines en las organizaciones sanitarias son los denominados claves u operativos, que corresponden a las actuaciones clínico-asistenciales, pero los procesos estratégicos o de gestión y los de soporte no son menos importantes para un buen funcionamiento del sistema.

CALIDAD ASISTENCIAL, GESTIÓN DE CALIDAD Y ORGANIZACIÓN

La *International Organization for Standardization* (ISO 29004-2) define la Calidad como el conjunto de especificaciones y características de un producto o servicio, referidas a su capacidad de satisfacer las necesidades que se conocen o presuponen.

Las dimensiones de la calidad asistencial son:

- **Efectividad.** Es la medida en que una determinada práctica o atención sanitaria mejora el estado de salud de la población que la recibe. Está vinculada a la práctica basada en el conocimiento científico para el diagnóstico y el tratamiento, y en la selección de tecnologías efectivas; así se consiguen ganancias en salud y en calidad de vida relacionada con la salud. En la efectividad están incluidas las prácticas de "no hacer" y la aplicación de las guías de práctica clínica (véase el apartado correspondiente).
- **Eficiencia.** Grado con el que se consigue obtener el más alto nivel de calidad posible con unos recursos determinados. Relaciona los resultados obtenidos con los costes generados. Solo se puede ser eficiente si se utiliza una tecnología efectiva.
- **Seguridad**. Ausencia de daño innecesario, real o potencial, asociado a la atención sanitaria (véase el apartado correspondiente).
- **Accesibilidad.** Facilidad con que puede obtenerse la atención sanitaria en relación con los aspectos (barreras) organizacionales, económicos, culturales y emocionales.
- **Equidad.** Mayor atención a quién más la necesita e igual atención a igual necesidad. Cuantificar si la atención sanitaria llega o no a quién la necesita y cuándo la necesita.
- **Satisfacción (centrada en el paciente).** Provisión de atención sanitaria respetuosa y que responde a las preferencias individuales, necesidades y valores del paciente, asegurando que dichos valores se tengan en cuenta.

El proceso de gestión de calidad sirve para medir, la medición sirve para intervenir y la intervención sirve para mejorar.

CICLO DE MEJORA

El ciclo de mejora permite la resolución de problemas de una manera sistemática y estructurada. Para iniciar un ciclo de mejora es necesario identificar un problema de calidad, entendido este como la diferencia existente entre la atención que se presta y la atención que se debería prestar.

El ciclo de mejora está constituido básicamente por cuatro actividades que se repiten de forma continua: planificar, realizar, comprobar y actuar.

INDICADORES DE CALIDAD

Uno de los sistemas básicos de trabajo en la evaluación y mejora de la calidad asistencial lo constituyen los sistemas de monitorización, que permiten medir y evaluar de forma periódica y planificada aspectos relevantes de la asistencia, mediante el uso de indicadores de calidad. Son, por lo tanto, instrumentos de medida que indican la presencia de un fenómeno o suceso y su intensidad. Deben ser medibles por los sistemas de información del centro, objetivos, aceptables, relevantes para todo el personal de la unidad y basados en la evidencia.

Tipos de indicadores:

Indicadores de estructura: miden aspectos relacionados con el sistema organizativo, dotación de recursos estructurales, materiales o humanos.

Indicadores de proceso: evalúan las actividades o procedimientos, la aplicación de guías de práctica clínica o los protocolos de manejo diagnóstico o terapéutico.

Indicadores de resultados: evalúan el mantenimiento o mejoría en el estado de salud del paciente, las comorbilidades, las defunciones o el grado de discapacidad o dependencia.

Durante la pandemia COVID-19 se elaboró un documento por la Sociedad Española de Medicina Intensiva Crítica y Unidades Coronarias (SEMICYUC), junto a la Sociedad Española de Rehabilitación y Medicina Física (SERMEF), que propone una serie de indicadores de calidad en el paciente crítico, ampliando los referentes a la intervención rehabilitadora respecto a los realizados por la SEMICYUC del 2017. Estos fueron adecuados por el trabajo realizado por Tang et al., del que se referencian algunos de los más relevantes del equipo rehabilitador:

- Número de médicos rehabilitadores adscritos a la UCI/número de camas habilitadas.
- Número de terapeutas (fisioterapeutas, terapeutas ocupacionales y logopedas) adscritos a la UCI/número de camas habilitadas.
- Número de pacientes evaluados con indicación de movilización precoz y criterios de inclusión/número de pacientes ingresados en la UCI con estabilidad clínica y criterios de inclusión.

- Número de pacientes evaluados con indicación de rehabilitación respiratoria y criterios de inclusión/número de pacientes ingresados en la UCI con estabilidad clínica y criterios de inclusión.
- Número de eventos adversos/número de sesiones de terapia x 100 (* estándar < 3 %).
- Número de enfermos con DAUCI (Indicador 37 SEMICYUC): número de enfermos con VM más de 7 días y DAUCI/número de enfermos con VM más de 7 días × 100 (estándar < 25-30 %).
- Días de ventilación mecánica.
- Días de estancia en la UCI.

Otros indicadores de interés para la atención rehabilitadora en la UCI, reflejados en el documento de SEMICYUC 2017, son: realizar rondas diarias por un equipo multidisciplinar, valorar retirada accidental de catéteres vasculares, incidencia de úlceras por presión y traspaso reglado de información.

GESTIÓN DEL CONOCIMIENTO Y RECOMENDACIONES DE "NO HACER"

Recomendaciones de "no hacer"

Entre las recomendaciones de "no hacer", publicadas en la página de la sociedad SEMICYUC, encontramos de interés para el conocimiento de los rehabilitadores las siguientes:

Del grupo de trabajo de sedación, analgesia y *delirium*

- No iniciar la sedación en los pacientes hasta no asegurar un nivel de analgesia correcto y adecuado según las escalas validadas.
- No mantener al paciente en sedación profunda si no presenta distrés respiratorio grave, hipertensión intracraneal, estatus epiléptico activo o bloqueo neuromuscular.
- No sedar al paciente sin objetivos individualizados y terapéuticos adaptados a la situación clínica, valorada mediante escalas validadas asi como transmitir la información a los profesionales implicados en el cuidado.

Del grupo de trabajo de insuficiencia respiratoria aguda

- No mantener saturaciones arteriales de oxígeno mayores del 95 % en el paciente crítico ni PO_2 superiores a 100 mmHg, excepto en situaciones clínicas especiales.
- No utilizar la ventilación intermitente mandatoria sincronizada (SIMV) como método de desconexión de la ventilación mecánica.
- No utilizar ventilación mecánica no invasiva (VMNI) en pacientes con hipoxemia grave, si existe fallo de otro órgano y no se realiza monitorización que permita comprobar su éxito.

SEGURIDAD DEL PACIENTE Y GESTIÓN DE RIESGOS

Un evento adverso se define como las lesiones o complicaciones involuntarias que ocurren durante la atención en salud. La rehabilitación física de los pacientes críticos ha demostrado ser segura, siempre que se realice en un ambiente controlado y con personal entrenado. Existen diversas revisiones sistemáticas, estudios observacionales y clínicos, especialmente, relacionados con la movilización precoz, donde se demuestra la baja incidencia de efectos adversos. Dividiéndolos en graves y leves, está publicada una incidencia del 0,6 y 2,6 %, respectivamente, con relación al tratamiento.

La norma ISO 9001:2015 tiene una metodología clara y establecida para la prevención de riesgos. Parte de la identificación de los problemas de seguridad, su posterior análisis y evaluación, y continúa con el tratamiento del riesgo, despliegue e implementación del seguimiento y revisión con el análisis de resultados.

Las medidas tomadas para el abordaje de los efectos adversos son: desarrollo de protocolos consensuados en el equipo con banderas rojas o alarmas, registro y notificación de estos, análisis periódicos por la figura del referente de seguridad y análisis de los casos.

No obstante, hay que ser conscientes de que el paciente crítico es muy complejo y que los efectos adversos seguirán ocurriendo, incluso con los profesionales mejor preparados, es decir, el objetivo es detectarlos a tiempo y mejorar.

RETOS Y FUTURO

Los principales retos de la Rehabilitación en UCI del futuro son:

- Establecer y universalizar escalas de valoración de resultados e indicadores de calidad comunes para el análisis comparativo con otras unidades (*benchmarking*).
- Establecer con rigurosidad científica las terapias en cuanto a tipo de intervención, dosificación de esta o momento de inicio en cada subpoblación de pacientes.
- Papel e implementación de las nuevas tecnologías (por ejemplo, cicloergómetros de cama, estimulación eléctrica neuromuscular, videojuegos interactivos, realidad virtual etc.).
- Competencias específicas en el proceso del personal implicado e interrelaciones (por ejemplo, nutrición o trabajo social).
- Análisis económico financiero de la actividad de Rehabilitación con inicio precoz y continuidad asistencial.

No cabe duda, sin embargo, de que estas estrategias son costosas, complejas y requieren un cambio de mentalidad, que se está produciendo progresivamente.

BIBLIOGRAFÍA

Carmona-Espejo A, González-Villén R. Terapia rehabilitadora en unidades de cuidados intensivos. Revisión sistemática (Rehabilitation therapy in intensive care units. Systematic review). Retos. 2022;46:758-66.

Hernández-Tejedor A, Peñuelas O, Sirgo Rodríguez G, et al. Recommendations of the Working Groups from the Spanish Society of Intensive and Critical Care Medicine and Coronary Units (SEMICYUC) for the management of adult critically ill patients. Med Intensiva. 2017 Jun-Jul;41(5):285-305. English, Spanish. doi: 10.1016/j.medin.2017.03.004. Epub 2017 May 2. PMID: 28476212.

Lorenzo Martínez S, Mira Solves JJ, Moracho Del Rio O. Tema 3. La gestión por procesos en instituciones sanitarias. Máster en Dirección Médica y Gestión Clínica. Módulo 8. Gestión Clínica 1: Gobierno Clínico.

Martín MC, Magret M, Rialg G, et al. Recomendaciones Sobre Movilización Precoz y Rehabilitación Respiratoria en la COVID-19 de la Sociedad Española de Medicina Intensiva, Crítica y Unidades Coronarias (SEMICYUC) y la Sociedad Española de Rehabilitación y Medicina Física (SERMEF), 2020

Mercader Alarcón M, Miralles Sancho J, Pérez Carbonell A, et al. Result of the implementation of a quality management system based on the ISO 9001:2015 standard in a surgical intensive care unit. Rev Esp Anestesiol Reanim (Engl Ed). 2023 Jan;70(1):26-36.

Moraes FDS, Marengo LL, Moura MDG, et al. ABCDE and ABCDEF care bundles: A systematic review of the implementation process in intensive care units. Medicine (Baltimore). 2022 Jun 24;101(25):e29499.

Roca J, Pérez JM, Colmenero M, et al. Competencias profesionales para la atención al paciente crítico. Más allá de las especialidades [Professional competence for the care of critical patients: beyond specialities]. Med Intensiva. 2007 Dec;31(9):473-84. Spanish. doi: 10.1016/s0210-5691(07)74854-4. PMID: 18039447.

Salluh JIF, Quintairos A, Dongelmans DA, Aryal D, Bagshaw S, Beane A, Burghi G, López MDPA, Finazzi S, Guidet B, Hashimoto S, Ichihara N, Litton E, Lone NI, Pari V, Sendagire C, Vijayaraghavan BKT, Haniffa R, Pisani L, Pilcher D; Linking of Global Intensive Care (LOGIC) and Japanese Intensive care PAtient Database (JIPAD) Working Group. National ICU Registries as Enablers of Clinical Research and Quality Improvement. Crit Care Med. 2024 Jan 1;52(1):125-35.

SEMICYUC: Indicadores de calidad del enfermo crítico. [Citado el 27 de mayo de 2024]. Disponible en: https://semicyuc.org/wp-content/uploads/2018/10/indicadoresdecalidad2017_semicyuc_spa-1.pdf

Tang R, De la Cerna-Luna R, Calderón A, et al. Implementación de un Programa Interdisciplinario de Medicina Fisica y Rehabilitación en la UCI. Figshare. Preprint, 2020: 41. En: [https://doi.org/10.6084/m9.figshare.13077944.v13].

Tirado JA, Expósito ME, Martínez-Sahuquillo A, et al. Indicadores de calidad asistencial en rehabilitación. Rehabilitación. 2009;43(3):131-7.

Villalba DS. Rehabilitación física en la uci. Rev Arg de Ter Int. [Internet]. 2 de enero de 2019 [citado 8 de febrero de 2025];35(4).

Wang YT, Lang JK, Haines KJ, et al. Physical Rehabilitation in the ICU: A Systematic Review and Meta-Analysis. Crit Care Med. 2022 Mar 1;50(3):375-88.

AUTOEVALUACIÓN

Valoración rehabilitadora

29

S. Esteban Román, M. E. López Blanco y M. O. Arroyo Riaño

PUNTOS CLAVE

- El médico rehabilitador desempeña parte de su actividad en las Unidades de Críticos, preferentemente, usando modelos interdisciplinares, siendo el coordinador del proceso rehabilitador.
- La función del médico rehabilitador es realizar la valoración clínica y funcional del paciente crítico, con el objetivo de diagnosticar, cuantificar, prevenir y tratar la discapacidad, mediante una visión integral.
- Para la evaluación se sirve de una detallada exploración física e instrumental y de la aplicación de distintas escalas, generales o específicas, acordes a la patología.
- El seguimiento debe ser un proceso continuo, ajustando los objetivos terapéuticos con el equipo y las técnicas empleadas a la situación cambiante del paciente.

INTRODUCCIÓN

La atención que realiza el médico rehabilitador en el paciente crítico consiste en:

- Valorar de forma integral la situación funcional previa al ingreso y la actual.
- Diagnosticar los déficits funcionales, así como los secundarios a la inmovilidad y a la propia situación del paciente crítico.
- Definir las medidas para prevenir y/o reducir la discapacidad.
- Mejorar la calidad de vida y su integración familiar, laboral y social.
- Determinar los objetivos terapéuticos acordes a la situación del paciente, que suele ser fluctuante.
- Establecer un plan de tratamiento rehabilitador individualizado lo más precoz posible.
- Explicar al paciente y su familia la situación y el pronóstico funcionales, así como su papel en el proceso rehabilitador.
- Evaluar los resultados funcionales según los objetivos terapéuticos establecidos y ajustar el plan terapéutico a la situación y evolución del paciente.
- Prever las necesidades en la continuidad asistencial funcional al alta a planta de hospitalización y/o Unidades de Media Estancia.

Es decir, el papel del médico rehabilitador es coordinar al equipo de Rehabilitación (fisioterapeuta, terapeuta ocupacional, logopeda y técnico ortopédico) y servir de enlace con el resto de las partes interesadas en el proceso (médico responsable de la UCC, enfermería, TMSCAE, trabajador social y familiares, entre otros), aportando una visión holística del paciente, el cual se considera un ser biopsicosocial. La valoración debe ser individualizada, ajustando las intervenciones rehabilitadoras a la evolución del paciente y considerando en este manejo a otros especialistas, especialmente, a su equipo médico responsable en UCC.

ANAMNESIS-HISTORIA ACTUAL

Inicialmente, se recogerán los antecedentes personales del paciente (epidemiológicos, médicos y quirúrgicos) y la situación social y funcional basal previa al ingreso. Esto se debe realizar con el fin de establecer unos objetivos realistas durante el tratamiento. Posteriormente, se describirá el motivo de ingreso, la evolución del paciente hasta el momento de la valoración rehabilitadora, las pruebas complementarias realizadas y las actitudes terapéuticas de sus médicos responsables para contextualizar el estado funcional del paciente.

EXPLORACIÓN FÍSICA

Inspección

Posición del paciente, actitud postural (a destacar: presencia de deformidades, control cefálico y de tronco en sedestación), estado de la piel (hematomas, edemas, lesiones cutáneas, suturas y úlceras por presión, entre otros), presencia de atrofia muscular y sistemas invasivos empleados (intubación orotraqueal o traqueostomía, sonda vesical y/o nasogástrica, vía central y/o periférica, etcétera).

Constantes

Lectura de constantes, tanto en las gráficas de enfermería de los últimos días como en los monitores del paciente a pie de cama. Se observará la situación en reposo y los cambios durante la exploración.

Es una actuación fundamental para la adecuada indicación del tratamiento y para la detección de posibles contraindicaciones para el mismo. Es fundamental constatar que la toma sea correcta.

Se debe prestar especial atención a las siguientes: tensión arterial, frecuencia cardíaca, frecuencia respiratoria, saturación de oxígeno, temperatura corporal y otras en función de la patología específica del paciente (por ejemplo, presión intracraneal).

Nivel de consciencia, alerta y colaboración

Se realiza mediante la aplicación de escalas estandarizadas. Según el estado del paciente, también se podrá evaluar la orientación en persona, lugar y tiempo, siendo habitual el uso de pictogramas en el paciente crítico.

La colaboración puede estar alterada por múltiples causas, como la medicación sedante o analgésica empleada frecuentemente en las UCIs, y alteraciones metabólicas, comportamentales o neurológicas. En este último perfil de paciente hay que tener en cuenta si existe una afasia que limite la comunicación y, en consecuencia, la colaboración.

Exploración funcional por sistemas

Respiratorio: sistema de oxigenoterapia y ventilación mecánica (no invasiva/invasiva); auscultación cardiopulmonar; disnea en reposo y con los esfuerzos; capacidad de expectoración, y cantidad y tipo de secreciones respiratorias. En este último punto será fundamental consultar con enfermería la necesidad de aspiraciones y su frecuencia, así como sus características.

Ortopédico: presencia de deformidades, edemas (con o sin fóvea), rangos articulares pasivos y activos, presencia y grado de rigideces articulares, dolor con la movilización activa o pasiva e inmovilizaciones que presenta (fijador externo y/o collarín rígido, entre otros).

Muscular: balance muscular medido en todos los segmentos de las 4 extremidades, fatigabilidad, capacidad de prensión palmar y manipulación fina.

Neurológico: reflejo de amenaza, campimetría por confrontación, pares craneales, paresias o plejias de extremidades, tono muscular, sensibilidad (si es posible), signos cerebelosos, *clonus*, reflejo cutáneo plantar y reflejos osteotendinosos.

Funcional: control cefálico y de tronco. Cuando sea posible, capacidad y necesidad de asistencia para transferencias, mantenimiento de bipedestación y tipo de marcha.

Foniatría: valoración de la deglución, el lenguaje y la voz (v. **Capítulo 30**).

Exploración instrumental

Recursos materiales básicos

Fonendoscopio, goniómetro, martillo de reflejos, accesorios para valoración de la sensibilidad táctil y dolorosa, y cinta métrica para circometrías.

Recursos materiales adicionales, a emplear según su disponibilidad

Dinamómetro de mano (detallado por Carámbula et al.)

- Test de fuerza relevante en pacientes críticos. La debilidad medida por este método se ha asociado a una dificultad para el destete de la ventilación mecánica, así como a mayor estancia en UCI y mortalidad hospitalaria.

- La medición debe realizarse de forma estandarizada y con una posición estable de las articulaciones.
- Presenta muy buena reproductibilidad interobservador.
- Criterios de inclusión: pacientes colaboradores y con un balance muscular mínimo de 3 sobre 5 en el MRC en flexión de codo y extensión de muñeca.
- Existe otra variante para miembros inferiores.
- Valores de fuerza de prensión sospechosos de debilidad del paciente crítico (mano dominante): < 11 kg para varones y < 7 kg para mujeres.
- Limitaciones: requiere colaboración del paciente y un balance muscular mínimo.

Ecógrafo

- *Valoración general osteomuscular*: aporta información sobre la presencia de inflamación, edema, lesiones tendinosas y/o calcificaciones, en caso de dolor o impotencia funcional articular selectiva.
- *Evaluación de los músculos periféricos*:
  - Identifica a pacientes con alto riesgo de complicaciones a largo plazo, derivadas del exceso de catabolismo muscular.
  - Tiene muy buena reproductibilidad interobservador.
  - Indicaciones: evaluación estructural de los músculos periféricos.
  - Parámetros: su valor radica en las mediciones repetidas en el tiempo, estandarizando la localización y posición del paciente:
    - *Área de sección transversal:*
      - Sistemática descrita por Carámbula et al.: requiere una mínima presión, empleando un transductor lineal ($\geq$ 10 MHz), situado perpendicular al hueso y transversal al músculo. Así se mide la distancia entre la interfase grasa-músculo y hueso.
      - Su medición en el recto anterior del cuádriceps es la medida más sensible y confiable para valorar la atrofia y debilidad muscular en el paciente crítico, como señalan Puthucheary et al.
      - Otras localizaciones son la cara anterior del brazo y antebrazo.
      - Limitaciones: la ecogenidad muscular podría estar aumentada por edema, inflamación y necrosis, entre otros.
    - *Intensidad del eco por escala de grises:*
      - Un músculo homogéneo se visualizará hiperecogénico.
      - Se pueden emplear dos métodos de clasificación, según indican Carámbula et al.:
        - * Semicuantitativo: mediante la escala de Heckmatt, que considera 4 patrones musculares.
        - * Cuantitativo: medida de la escala de grises mediante una configuración en el *software*. Es superior pero más lenta y requiere valores de referencia de normalidad.
      - Limitaciones: observador-dependiente e influye el balance hídrico.
    - *Ángulo de penación*: ángulo de inserción del músculo en la aponeurosis. A mayor ángulo, mayor capacidad contráctil y, por tanto, mayor fuerza. Se correlaciona con el área de sección transversal.

○ Limitaciones: la posición de la sonda tiene mucha influencia, por lo que es observador-dependiente.
- *Evaluación diafragmática:*
  - Permite valorar la estructura y función del diafragma de forma segura, rápida, no invasiva y a pie de cama, tanto en condiciones normales como patológicas, detectando, entre otras cuestiones, la paresia del mismo, por lo que se considera útil en el paciente crítico.
  - Se realiza en decúbito supino con una sonda lineal multifrecuencia (7-18 MHz) longitudinal a la línea axilar anterior, entre los espacios intercostales 7º y 8º u 8º y 9º.
  - Indicaciones: diagnóstico diferencial rápido de disnea, predicción de destete exitoso de la ventilación mecánica, adecuación terapéutica de los parámetros de la ventilación mecánica, control de la carga de trabajo respiratorio y estudio de debilidad o paresia diafragmática (secundario a cirugía y lesiones traumáticas).
  - Parámetros:
    - Excursión inspiratoria diafragmática: se realiza en respiración espontánea. Disminuye en caso de paresia y se encuentra ausente o paradójica en la paresia frénica unilateral.
    - Espesor del diafragma: puede estar aumentado (edema generalizado) o disminuido (atrofia). Su medición seriada es útil para valorar el esfuerzo inspiratorio del paciente en el periodo de destete.
    - Fracción de engrosamiento diafragmático: grosor inspiratorio –espesor espiratorio/espesor espiratorio × 100. Se encuentra disminuida si es menor del 20-36 %. Es un índice muy preciso de la carga de trabajo de los músculos respiratorios.
    - Velocidad de contracción: máxima excursión/tiempo en alcanzar la máxima excursión. Es útil para predecir el éxito del destete.
  - Limitaciones: observador-dependiente, su anatomía limita la correcta visualización, movimiento diafragmático paradójico en diversas situaciones clínicas (hidrotórax, neumotórax a presión negativa, derrame pleural en bipedestación, fibrosis pulmonar, atelectasia, absceso subfrénico), ausencia de valores de referencia en patología pulmonar o neuromuscular, variación según el punto de medición final en espiración o inicio de inspiración (espesor y excursión diafragmática).

Parámetros de la ventilación mecánica

- Modo, frecuencia respiratoria, volumen tidal o volumen corriente y FiO_2, entre otros.
- Medición del flujo espiratorio máximo (PEF): se emplea para valorar la capacidad tusígena, aspecto relevante para plantear la extubación y decanulación. La medición se realiza a través del tubo endotraqueal o la traqueostomía y, por tanto, sin activar la glotis. Se sugiere una decanulación o extubación exitosa en caso de PEF > 60 L/min.
- Índice rápido de respiración superficial (RSBI): se mide durante una prueba de respiración espontánea, mediante el cálculo de frecuencia/volumen tidal. Es un buen predictor de destete exitoso, siendo ampliamente estudiado. Es fácil

de medir y ningún otro ha demostrado ser superior. Sin embargo, no existen pruebas de que la desconexión del ventilador, basándose en el índice rápido de respiración superficial (RSBI, por sus siglas en inglés), mejore los resultados clínicos, como la duración de la desconexión de la ventilación mecánica, estancia hospitalaria o tasa de reintubación.

- Se puede emplear cuando los criterios para el inicio del destete son inciertos y ayuda a identificar a los pacientes que son candidatos y a los que aún no están en fase para su inicio, siendo más importante su uso en aquellos en los que la prueba fallida presenta un riesgo elevado (ventilación mecánica prolongada y enfermedad neuromuscular del paciente crítico, entre otros).
  - RSBI < 105 respiraciones/min/L (medido sin soporte ventilatorio): se puede iniciar una prueba de destete.
  - RSBI ≥ 105 respiraciones/min/L (medido sin soporte ventilatorio): se debe mantener soporte ventilatorio completo.

Otros dispositivos específicos

- *Medidor de flujo máximo de tos para medición oral (Cough Peak Flow- o CPF):* sirve para la medición de la capacidad tusígena. Es similar al PEF, pero se realiza de manera oral y con la glotis activa. Precisa colaboración del paciente, manguito desinflado, cánulas de traqueotomía tapadas y medición a través de la boca mediante un dispositivo oronasal. Se sugiere decanulación exitosa si CPF > 160 L/min.
- *Presión inspiratoria máxima o fuerza inspiratoria negativa (PIM o NIF):* el PIM se puede medir conectando un manómetro de presión al tubo endotraqueal y solicitando al paciente que realice una inspiración máxima contra una vía aérea ocluida. Es un predictor de destete deficiente, pero aporta información adicional en pacientes con debilidad neuromuscular:
  - Valores < −30 cmH_2O presentan alta sensibilidad y baja especificidad de fallo de destete de ventilación mecánica.
  - Los valores bajos pueden indicar debilidad muscular o técnica inadecuada.

ESCALAS

Se usan para la monitorización de la evolución del paciente y pueden ser genéricas y específicas. Se pueden clasificar según el objeto de medición. Algunas de las más frecuentemente empleadas en el paciente crítico son las siguientes:

- Estado de consciencia: escala de Glasgow.
- Grado de sedación/agitación: *Richmond Agitation-Sedation Scale* (RASS).
- Grado de colaboración: *The Standardized 5 Questions Scale* (S5Q).
- Disnea: escala de disnea modificada del *Medical Research Council* (mMRC) y escala modificada de Borg.
- Tono muscular: escala de Ashworth modificada.
- Fuerza muscular: escala de Daniels, escala del *Medical Research Council* (MRC).
- Grado de movilidad del paciente en UCI: *ICU Mobility Scale*, versión española (IMS-Es).

DIAGNÓSTICO

El diagnóstico principal lo establece el médico responsable de la UCC y los secundarios pueden ser ampliados por los médicos consultores. Los diagnósticos se pueden codificar según la CIE-10-ES (Clasificación Internacional de Enfermedades, 10ª edición). Entre los diagnósticos secundarios cabe destacar el SDAUCI, que se desarrolla en el capítulo 27, siendo el MRC clave para su diagnóstico (< 48/60).

PRONÓSTICO

Aunque es difícil predecir en esta etapa inicial, se podrá realizar una aproximación al pronóstico funcional de la patología. Se pueden emplear distintas escalas para medir la severidad de las limitaciones. En el caso del MRC, una puntuación < 48/60 se ha asociado a dificultad para el destete de la ventilación mecánica, estancias más prolongadas, así como mayores costes y mortalidad asociadas. Asimismo, se tendrán en cuenta factores de riesgo que influyen en el pronóstico del paciente, tanto no modificables como modificables, además de las capacidades conservadas. Todo ello dará una visión general sobre la repercusión en la independencia del paciente y su impacto en la calidad de vida.

OBJETIVOS FUNCIONALES

En el contexto del paciente crítico será fundamental, en un primer momento, prevenir secuelas predecibles y abordables, tales como rigideces articulares o lesiones nerviosas periféricas por compresión o elongación. Sin embargo, dadas las características inherentes a estos pacientes, habrá que tener en cuenta que, en muchas ocasiones, la detección precoz de otras posibles secuelas no será posible por falta de cooperación y comunicación del paciente en la anamnesis y/o en la exploración (bajo nivel de conciencia, sedación, inmovilizaciones articulares, limitación de la comunicación por sistemas de ventilación mecánica, entre otras).

Cuando el paciente presente suficiente grado de colaboración y cumpla con los requisitos de seguridad, se trabajarán otros objetivos funcionales, acordes a la patología y a los hallazgos de la valoración.

Los objetivos terapéuticos deben ser específicos y realistas, modificándose según la situación y evolución del paciente y, si fuera posible, consensuados con el paciente y su familia. Una vez alcanzados los objetivos de un apartado, se progresará a la siguiente fase, no teniendo que encontrarse todos los sistemas en la misma etapa de desarrollo. Dentro de los objetivos, se puede incluir la escala IMS-Es. De especial relevancia será la actualización de objetivos, en función de la evolución o involución del paciente, así como de las nuevas incidencias que pudieran surgir, que se podrán revisar periódicamente en las reuniones programadas con el equipo de UCI y el de Rehabilitación. Con este fin, se podrá valorar la progresión, mediante distintas medidas de resultados que ayudarán en la toma de decisiones del plan terapéutico.

ACTITUD TERAPÉUTICA

Una vez realizada la valoración detallada del paciente, lo más pronto posible, se procede a considerar la indicación de tratamiento rehabilitador, así como las técnicas más apropiadas, que se desarrollarán en los próximos capítulos. En este punto será primordial una coordinación con el equipo interdisciplinar que atiende al paciente.

BIBLIOGRAFÍA

Alemán Gómez JM, Erdocia Erguía P. Definición y Ámbito de la Medicina Física y Rehabilitación. Historia de la Rehabilitación Médica. Currículum. Formación pregraduada y postgraduada. En: Martín del Rosario FM, et al. (eds). Manual de Rehabilitación y Medicina Física (pp 23-28). ISBN edición online: 978-84-09-00977-0.

Álvarez-Fernández JA, Núñez-Reiz A. Ecografía clínica en la unidad de cuidados intensivos: cambiando un paradigma médico. Med. Intensiva. 2016;40(4):246-9.

Carámbula A, Visca A, D'Amico S, et al. Respiratory and Peripheral Muscle Assessment in the Intensive Care Unit. Arch Bronconeumol (Engl Ed). 2019 May;55(5):258-65. English, Spanish. doi: 10.1016/j.arbres.2018.09.002. Epub 2018 Nov 16. PMID: 30454870.

Charco Roca ML. Evaluación ecográfica de la función diafragmática en el paciente crítico. Anestesiar. 2018;11(2):1. ISNN 1989 4090.

Epstein SK. Weaning from mechanical ventilation: readiness testing. In: Uptodate. Accessed on may 27, 2022.

Formenti P, Umbrello M, Coppola S, et al. Clinical review: peripheral muscular ultrasound in the ICU. Ann Intensive Care. 2019 May 17;9(1):57. doi: 10.1186/s13613-019-0531-x. PMID: 31101987; PMCID: PMC6525229.

Gómez Cruz JM, Caneiro González LT, Polo Amarante AP, et al. Guía de práctica clínica para la rehabilitación del paciente en estado crítico. Revista Electrónica de las Ciencias Médicas en Cienfuegos. Medisur. 2009;7(1). ISSN: 1727-897X.

Jang MH, Shin MJ, Shin YB. Pulmonary and Physical Rehabilitation in Critically Ill Patients. Acute Crit Care. 2019 Feb;34(1):1-13. doi: 10.4266/acc.2019.00444. Epub 2019 Feb 28. PMID: 31723900; PMCID: PMC6849048.

Puthucheary ZA, McNelly AS, Rawal J, et al. Rectus Femoris Cross-Sectional Area and Muscle Layer Thickness: Comparative Markers of Muscle Wasting and Weakness. Am J Respir Crit Care Med. 2017 Jan 1;195(1):136-8. doi: 10.1164/rccm.201604-0875LE. PMID: 28035857; PMCID: PMC5214921

Raurell-Torredà M, Regaira-Martínez E, Planas-Pascual B, et al. Early mobilisation algorithm for the critical patient. Expert recommendations. Enferm Intensiva (Engl Ed). 2021 Jul-Sep;32(3):153-63. doi: 10.1016/j.enfie.2020.11.001. Epub 2021 Aug 6. PMID: 34366295.

Tang R, De la Cerna-Luna R, Calderón Berrio AE, et al. Implementación de un Programa Interdisciplinario de Medicina Física y Rehabilitación en la UCI. October 2020. DOI:10.6084/m9.figshare.13077944

Vanpee G, Segers J, Van Mechelen H, et al. The interobserver agreement of handheld dynamometry for muscle strength assessment in critically ill patients. Critical Care Medicine. 2011;39(8):1929-34. DOI: 10.1097/CCM.0b013e31821f050b.

Vázquez Martínez JL, Coca Pérez A, Sánchez Porras M. Protocolo de ecografía de la función diafragmática. Protoc Diagn Ter Pediatr. 2021;1:409-16.

Winck JC, LeBlanc C, Soto JL, et al. The value of cough peak flow measurements in the assessment of extubation or decannulation readiness. Rev Port Pneumol (2006). 2015 Mar-Apr;21(2):94-8. doi: 10.1016/j.rppnen.2014.12.002. Epub 2015 Feb 14. PMID: 25926373.

 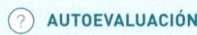

AUTOEVALUACIÓN

Valoración de la deglución, el lenguaje y la voz

30

A. I. Abad Marco y P. Rueda Gormedino

PUNTOS CLAVE

- En la valoración integral del paciente crítico es muy importante la exploración de la deglución, el lenguaje y la voz, con el objetivo de detectar de forma precoz las posibles alteraciones e iniciar el tratamiento más adecuado, evitando así las complicaciones asociadas.
- La disfagia conlleva un riesgo elevado de desnutrición y complicaciones respiratorias, que aumentan la morbilidad-mortalidad del paciente y retrasando su recuperación funcional. Es importante conocer la fisiopatología de la disfagia del paciente crítico, así como los diferentes métodos de cribaje y exploración que se pueden emplear a pie de cama.
- Las dificultades en la comunicación, que muchas veces presentan los pacientes en las Unidades de Cuidados Intensivos (UCI), en ocasiones, implican un aumento de la ansiedad. Facilitar la comunicación del paciente crítico es un ítem importante en el proceso de humanización de la UCI.

INTRODUCCIÓN

La disfagia en la UCI conlleva un riesgo elevado de desnutrición y complicaciones respiratorias secundarias a broncoaspiraciones, aumentando la morbilidad-mortalidad de los pacientes y de su estancia tanto en la UCI como hospitalaria.

Existe una variación significativa en la incidencia informada de disfagia en las diferentes UCI, que oscila entre el 3 y el 62 %. A pesar de todo ello, sigue siendo una patología infradiagnosticada, pero muy importante para la supervivencia del paciente y su calidad de vida.

VALORACIÓN DE LA DISFAGIA EN EL PACIENTE CRÍTICO

Fisiopatología

- La deglución es un proceso modulado por el sistema nervioso central, en el que se establece un equilibrio de contracción e inhibición muscular secuencial, coordinado con la respiración, que permite la progresión del bolo alimenticio hacia la vía digestiva. Cualquier alteración en estos circuitos puede originarla.

191

- La etiología de la disfagia en el paciente crítico es multifactorial. Se describen los factores más relevantes en su desarrollo:
- El efecto mecánico de los **tubos endotraqueales, traqueostomías o sondas nasogástricas** puede desencadenar traumatismos directos en las estructuras anatómicas y provocar procesos inflamatorios localizados. El neumotapón de algunos de estos dispositivos impide realizar correctamente la función de deglución. Este es necesario en determinadas situaciones, como en la VMI o en la protección de la vía aérea por riesgo de sangrado o secreciones, pero dificulta la elevación activa de la laringe y reduce la apertura pasiva del esfínter esofágico superior (**Figura 30-1**).

La **parálisis de cuerda vocal** secundaria a la lesión del nervio laríngeo inferior tras cirugías cervicotorácicas o de cabeza y cuello dificulta la protección de las vías respiratorias durante la deglución.

- En ocasiones, una laringoscopia traumática puede provocar una **neuropatía del nervio hipogloso,** alterando la formación y propulsión del bolo alimenticio en la fase oral. Su lesión, asociada al nervio vago tras manipulaciones de la vía aérea durante la intubación, se conoce como **Síndrome de Tapia.**
- **DAUCI:** es secundario a inmovilidad, intubaciones prolongadas o sedoanalgesia mantenida, y produce debilidad y atrofia muscular que también afectan a la musculatura deglutoria.
- Asociada a la **ventilación mecánica prolongada**, se ha descrito una **disminución de la sensibilidad laríngea**, que dificulta la coordinación de los mecanismos protectores de la vía aérea y una disfunción diafragmática, que limita la intensidad de la tos y el aclaramiento glótico de secreciones.
- La **alteración cognitiva y del estado de conciencia** secundarios a fármacos y el síndrome confusional, entre otros, influyen en la deglución. Los traumatismos craneoencefálicos, accidentes cerebrovasculares, hemorragias cerebrales

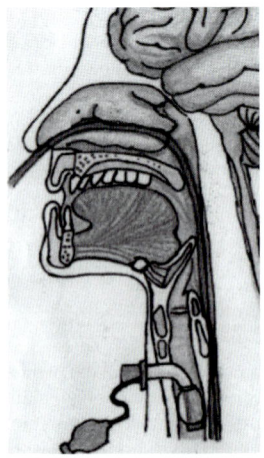

Figura 30-1. Efecto mecánico de la SNG y traqueostomía. SNG: sonda nasogástrica.

o trastornos inflamatorios aumentan el riesgo de aspiración y pueden retrasar las medidas terapéuticas para la disfagia.

- **Respiración y deglución disincrónicas:** las vías sensoriales aferentes lesionadas pueden alterar la coordinación de la apnea y los diferentes reflejos que se desencadenan para proteger la vía aérea. En pacientes críticos con dificultad respiratoria, el disparo deglutorio se retrasa y el período de apnea durante la deglución se acorta, con una posible apertura prematura de la laringe antes de que el bolo haya pasado al esófago.

- **Las patologías previas** al ingreso en una UCI que contribuyen al desarrollo de disfagia en el paciente crítico: enfermedad neurológica previa, alteración de la función de la unión neuromuscular, enfermedad muscular primaria, daño estructural secundario a neoplasias de cabeza y cuello, presbifagia y fagofobia.

Valoración

Antes de iniciar la valoración de la disfagia en los pacientes críticos es importante conocer su situación cognitiva, estado de agitación, sedación o si existe un síndrome confusional. Para ello podemos utilizar herramientas, como la Escala RASS o el CAM-ICU (*Confusion Assessment Method for the Intensive Care Unit*), si se sospecha un síndrome confusional agudo.

Existen diversos factores que pueden aumentar la posibilidad de que el paciente presente disfagia y riesgo de aspiraciones después de la intubación y que se deben tener en cuenta:

- Edad.
- Duración de la intubación y ventilación mecánica prolongada (más de 7 días). Se considera uno de los factores de riesgo más importantes.
- Escala APACHE II (*Acute Physiology and Chronic Health Evaluation*).
- Portador de traqueostomía.
- Incapacidad para deglutir saliva.
- Tos ineficaz.
- Alteración de la calidad vocal, si es posible su valoración.

Una de las herramientas de *screening* más útiles para evaluar los trastornos de la deglución en los pacientes de la UCI es la escala *Gugging Swallowing Screening Intensive Care Unit* (GUSS-ICU).

Otra herramienta sencilla y segura ante la sospecha clínica de disfagia es el MEC-V-V (Método de Exploración Clínica-Volúmenes-Viscosidades). Orienta sobre la viscosidad y el volumen de los fluidos más seguros para el paciente y permite así mismo seleccionar a los pacientes que deben ser estudiados de manera más exhaustiva mediante evaluación fibroscópica de la deglución (FEES) o videofluoroscopia. En el paciente crítico traqueostomizado se puede realizar añadiendo colorante alimenticio para observar más fácilmente los residuos o salida de alimento a través de la cánula de traqueostomía (*Blue Dye Test*). Hay que tener en cuenta que este test presenta alta tasa de falsos negativos, ya que los residuos faríngeos no son valorables y, en muchas ocasiones, no se detectan aspiraciones deglutorias o postdeglutorias (**Figura 30-2**).

Diagnóstico

Exploración física

Al realizar la exploración física, se valorarán de forma conjunta los órganos que influyen en la deglución y la comunicación. Se debe realizar una exploración neurológica completa.

A nivel orofacial se explorarán los diferentes sellos (labial, palatogloso y velofaríngeo), la sensibilidad orofacial y la fuerza (*Oral Motor Funtion Test*). Se recomienda observar el ascenso laríngeo que en ocasiones está limitado por la cánula de traqueostomía y el reflejo nauseoso.

Pruebas complementarias

FEES: es un método que permite explorar al paciente a pie de cama y realizar una valoración anatómica y funcional durante la fase faríngea. En pacientes portadores de cánulas se recomienda realizar la exploración con el neumotapón deshinchado (**Tabla 30-1**) (**Figs. 30-3 y 30-4**).

Videofluoroscopia: mediante un estudio radiológico permite realizar una valoración funcional de las diferentes fases de la deglución, detectar aspiraciones silentes y determinar su gravedad. Aunque clásicamente se ha definido como la prueba gold standard en la exploración instrumental de los pacientes con disfagia, en el caso del paciente crítico es una exploración complicada de realizar por la infraestructura y situación clínica (**Figura 30-5**).

Ecografía: se considera otra herramienta útil en determinadas situaciones para evaluar la disfagia en la UCI, por su fácil accesibilidad. Para su valoración durante la fase oral masticatoria se recomienda la medición del músculo masetero, que se ha relacionado con malnutrición, disfagia y fragilidad, considerándolo como un posible nexo entre las tres situaciones. Se puede valorar el grosor de la lengua, el movimiento de ascenso del hueso hioides (uno de los principales factores de aspiración) y la contracción de los músculos suprahioideos durante la deglución. También puede ser útil para visualizar la vía aérea, las cuerdas vocales y los residuos tras la deglución.

Tratamiento

- Si la **situación cognitiva del paciente está muy alterada,** se recomienda utilizar medidas higiénico-dietéticas:
  - No es seguro dar alimentos a pacientes somnolientos (hay que estimular al paciente y trabajar sin alimentos).
  - Vigilar la higiene oral:
    - Si es posible usar la vía oral:
      - Correcto posicionamiento en sedestación.
      - Modificaciones de la dieta: adaptación del volumen y viscosidad
      - Maniobras compensatorias: la más habitual es la flexión anterior.
      - Evitar distracciones durante las ingestas.

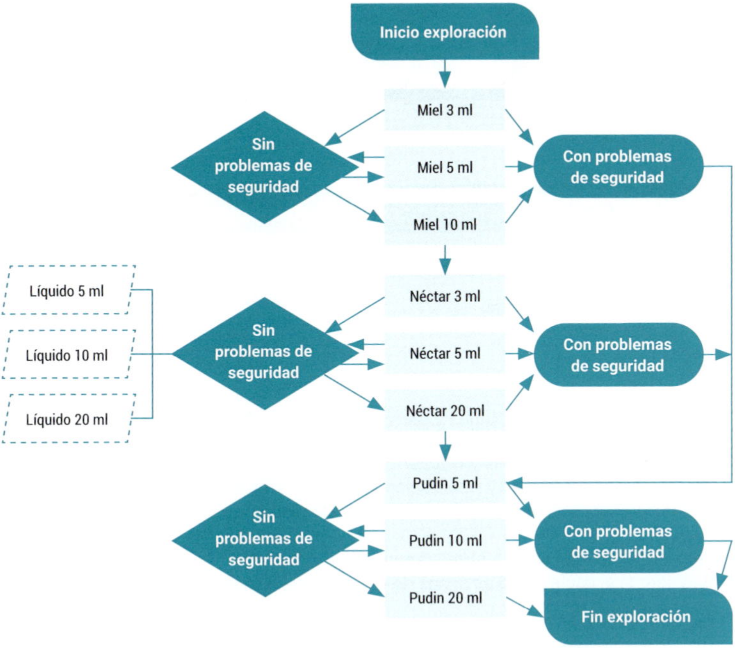

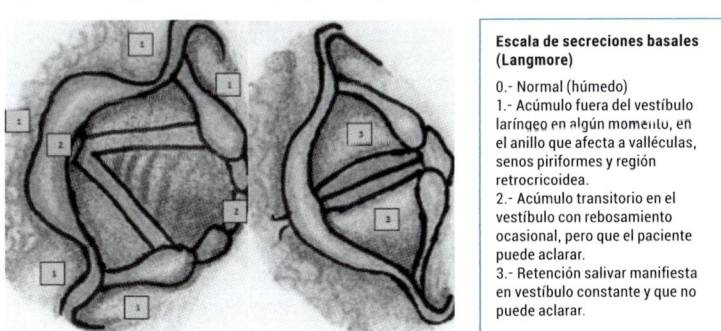

Inicio exploración

Miel 3 ml

Miel 5 ml

Miel 10 ml

Sin problemas de seguridad

Con problemas de seguridad

Líquido 5 ml

Líquido 10 ml

Líquido 20 ml

Néctar 3 ml

Néctar 5 ml

Néctar 20 ml

Sin problemas de seguridad

Con problemas de seguridad

Pudin 5 ml

Pudin 10 ml

Pudin 20 ml

Sin problemas de seguridad

Con problemas de seguridad

Fin exploración

Alteraciones en eficacia:

1) Sello labial ineficaz
2) Residuos orales
3) Deglución fraccionada
4) Residuos faríngeos

Alteraciones de seguridad:

1) Voz húmeda
2) Tos durante la degludición
3) Desaturación de O_2 del 3 %
4) Salida de contenido alimenticio

Figura 30-2. Algoritmo MECV-V adaptado al paciente ingresado en la UCI.

Escala de secreciones basales (Langmore)

0.- Normal (húmedo)
1.- Acúmulo fuera del vestíbulo laríngeo en algún momento, en el anillo que afecta a valléculas, senos piriformes y región retrocricoidea.
2.- Acúmulo transitorio en el vestíbulo con rebosamiento ocasional, pero que el paciente puede aclarar.
3.- Retención salivar manifiesta en vestíbulo constante y que no puede aclarar.

Figura 30-3. Escala de secreciones basales de Langmore.

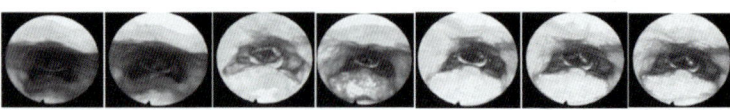

Figura 30-4. Secuencia fotográfica de FEES.

Tabla 30-1. Ejemplo de secreciones en la fibroendoscopia de deglución

VALORACIÓN ANATÓMICA

Insuficiencia velofaríngea:
/k/ secuencias cortas.
Degluciones secas

Hipofaringe y laringe:
Simetría de la base de la lengua y paredes de la hipofaringe

Retención de secreciones y frecuencia de deglución:
Presencia de secreciones y localización (Escala de secreciones basales).
Aspiración/penetración basal (Escala PAS de Rosenbek, inicialmente descrita para videofluoroscopia)
Frecuencia de degluciones secas durante 2 minutos
Registrar si el paciente no es capaz de realizar la deglución

Función laríngea:
Ver los movimientos de las cuerdas vocales con la respiración
Fonación correcta (sonido vocálico mantenido)
Protección de la vía aérea: cierre laríngeo en apnea
Tos: efectiva, débil o ausente

Test sensorial:
Tocar con el endoscopio la lengua, las paredes faríngeas y la epiglotis
Ver la medialización de las cuerdas vocales tras la estimulación del repliegue aritenoepiglótico

VALORACIÓN DE LA DEGLUCIÓN CON LÍQUIDOS/SEMISÓLIDOS

1. **Administrar líquidos de diferentes volúmenes y viscosidades teñidos con colorante alimentario:**
   5 mL, 10 mL y 20 mL
   Viscosidad: pudin, miel, néctar y líquido

2. **Semisólidos: tipo yogur**
   Se observa el control del bolo alimenticio, si se produce caída precoz y si existen posibles alteraciones de la sensibilidad
   Se valora la cantidad y localización de residuos y capacidad de aclarado con degluciones o tos
   Aspiraciones-penetraciones con escala PAS de Rosenbek (*Penetration Aspiration Scale*)

Por último, si el paciente es portador de traqueostomía, realizará una tos voluntaria y observaremos si hay contenido alimenticio en la cánula.

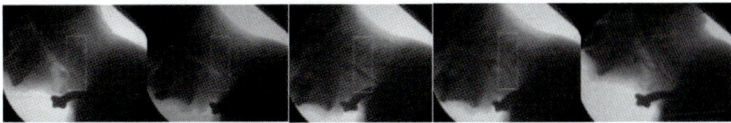

Figura 30-5. Secuencia de videofluoroscopia de un paciente con DAUCI portador de traqueostomía y SNG. SNG: sonda nasogástrica.

- Si se observa **cierta capacidad de colaboración**, se recomienda aplicar estrategias posturales específicas y comenzar con ejercicios (praxias).
- Cuando **el nivel cognitivo y de colaboración del paciente estén preservados,** se recomienda utilizar técnicas de rehabilitación específicas, que modifican la fisiología de la deglución, por ejemplo, ejercicios y maniobras de deglución, electroestimulación y/o estimulación sensorial.

VALORACIÓN DEL LENGUAJE EN EL PACIENTE CRÍTICO

Exploración del lenguaje

En muchas ocasiones, realizar una exploración completa en el paciente crítico entraña dificultad. El objetivo principal es detectar la lesión de forma precoz para completar su exploración posteriormente e intentar facilitar la comunicación de estos pacientes, aspecto importante en el proceso de humanización de las UCI.

Los pacientes con patología cerebrovascular, tumores cerebrales o traumatismos craneoencefálicos pueden presentar disartria o afasia, dependiendo de la localización de la lesión.

La exploración está muy limitada por la situación clínica de estos pacientes. Se recomienda valorar inicialmente la comprensión de órdenes sencillas y complejas y, si es posible, otros aspectos, como la denominación, evocación y repetición (Tabla 30-2).

VALORACIÓN DE LA VOZ EN EL PACIENTE CRÍTICO

Fisiopatología de la alteración de la voz

- La presencia de cánulas de traqueostomías, asociada a la disfunción diafragmática inducida por la ventilación mecánica prolongada, modifica la presión subglótica, que influye directamente en la intensidad de la voz e impide una correcta fonación.
- Como ocurre en la etiología de la disfagia, el efecto mecánico de los tubos endotraqueales o traqueostomías puede desencadenar traumatismos directos en las estructuras anatómicas y provocar procesos inflamatorios localizados, sinequias, úlceras a nivel de cuerdas vocales e, incluso, luxación de aritenoides.
- Una voz hipofónica o aérea, asociada a cirugías cardiovasculares o de cabeza y cuello, intubaciones traumáticas o de larga evolución, puede indicar una parálisis de cuerdas vocales bilateral o unilateral.

Tabla 30-2. Tabla de la clasificación semiológica y características de las principales afasias.

	BROCA	WERNICKE	GLOBAL	TRANSCORTICAL MOTORA	TRANSCORTICAL SENSORIAL	TRANSCORTICAL MIXTA	CONDUCCIÓN	ANÓMICA
LENGUAJE ESPONTANEO	No fluente	Fluente	No fluente	No fluente	Fluente	No fluente	Fluente	Fluente
COMPRENSIÓN	+/- preservada	Alterada	Alterada	Preservada	Alterada	Alterada	Preservada	Normal
REPETICIÓN	Alterada	Alterada	Alterada	Preservada	Preservada	Preservada	Alterada	Preservada
DENOMINACIÓN	Alterada	Alterada	Alterada	Alterada	Alterada	Alterada	Alterada	Alterada
TERRITORIO VASCULAR	Media	Media	Media	Ant-Media	Post-Media	Ant/Med/Post	Media	Media
LÓBULO	Frontal (F) Áreas 39 40	Temporal (T) Áreas 44 45	F-T-P Áreas 39 40 44 45 37	Frontal	T-Occipital	F-T-P	Parietal (P)	Temporal Área 37 39

Diagnóstico

El diagnóstico inicial se realizará con la evaluación instrumental (**Tabla 30-3. Protocolo FEES**).

Tabla 30-3. Escala Gugging Swallowing Screening Intensive Care Unit (GUSS-ICU)

PRUEBA DE DEGLUCIÓN INDIRECTA			PRUEBA DE DEGLUCIÓN DIRECTA (4 SUBPRUEBAS)		
	SÍ	NO	6 ptos prueba de deglución directa < 6 ptos detener exploración	BIEN	MAL
RASS 0 a +2	1	0	1. Semisólidos (agua con espesante 3-5 cucharaditas)	1	0
Estridor	0	1			
Tos y aclaramiento eficaz	1	0	2. Líquidos (3-5-10-20-50 ml)	1	0
Deglución de saliva	1	0	3. Sólidos (1,5 x 1,5 cm pan)	1	0
Babeo	0	1	4. Líquidos y sólidos (pan y sorbo de agua a mitad de tiempo de masticación)	1	0
Cambio de voz tras deglución de saliva	0	1			

Suspender si el paciente presenta:

- Dificultad para deglutir (fase oral prolongada >10 seg con líquidos y semisólidos, >23 seg con pan)
- Tos
- Babeo
- Cambio de voz

GUSS-UCI EVALUACIÓN		
0-6 puntos	Disfagia severa	No alimentación vía oral Completar estudio FEES
7 puntos	Disfagia moderada con riesgo de aspiración	Completar estudio FEES (opcional) Dieta triturada (IDDSI 3-4), líquidos con espesante (IDDSI 2-3) Suplementación PEG, SNG o parenteral
8 puntos	Disfagia leve con bajo riesgo de aspiración	Completar estudio FEES (opcional) Dieta triturada (IDDSI 5-6), líquidos (IDDSI 0) Suplementación PEG, SNG o parenteral
9 puntos	Disfagia leve con bajo riesgo de aspiración	Dieta de fácil masticación (IDDSI 6-7), líquidos (IDDSI 0) Evitar dobles texturas Suplementación PEG, SNG o parenteral
10 puntos	No disfagia. Mínimo riesgo de aspiración	Dieta normal bajo supervisión (IDDSI 7)

Tratamiento

Aunque actualmente no están establecidos protocolos de actuación, existen diferentes opciones para intentar restablecer la fonación. Estas técnicas, además de mejorar la comunicación, favorecen la movilidad de las cuerdas vocales y permiten estimular la respuesta sensorial como ayuda terapéutica:

1. Fonación con fuga sin válvula, con o sin ajustes del ventilador. Deshinchar el manguito de la traqueostomía permite que parte del aire inspirado fugue hacia la vía aérea superior.
2. Válvula fonatoria unidireccional con neumotapón deshinchado. La inspiración se realiza, principalmente, a través de la traqueostomía y el aire espirado se dirige hacia la vía respiratoria superior, permitiendo el uso de la laringe para la fonación. Contraindicaciones: la existencia de una alteración de la vía respiratoria superior que obstruya el flujo aéreo supraglótico (por ejemplo, la presencia de edema o parálisis de las cuerdas vocales).
3. La vocalización por encima del manguito, conectando un suministro de aire externo al drenaje subglótico del tubo de traqueostomía (se realiza con neumotapón hinchado).
4. En ocasiones puede ser útil trabajar la articulación con movimientos de labios y otros sistemas de comunicación aumentativa y alternativa (SAAC), como tableros de imágenes o palabras y sistemas de seguimiento ocular.

BIBLIOGRAFÍA

Barron K, Blaivas M. Bedside Ultrasound to Identify and Predict Severity of Dysphagia Following Ischemic Stroke: Human Versus Artificial Intelligence. Ultrasound Med Biol 2024 Jan;50(1):99-104.

Clave P, Arreola V. Accuracy of the volume-viscosity swallow test for clinical screening of oropharyngeal dysphagia and aspiration. Clin Nutr. 2008;27:806–15.

Duncan S, Daniel F. Interventions for oropharyngeal dysphagia in acute and critical care: a systematic review and meta-analysis. Intensive Care Med. 2020;46(7):1326–38.

Lingyu Hou, Ying Li. Risk factors for post-extubation dysphagia in ICU: A systematic review and meta-analysis. Medicine (Baltimore). 2023 Mar 10;102(10).

McIntyre M, Doeltgen S. Post-extubation dysphagia incidence in critically ill patients: A systematic review and meta-analysis. Aust Crit Care. 2021 Jan;34(1):67-75.

Paniagua J, Susanibar F. Disfagia. De la evidencia científica a la práctica clínica. Editorial GiuntiEos, 2019,

Pilato F, Profice P. Stroke in critically ill patients. Minerva Anestesiol. 2009 May;75(5):245-50.

Rodríguez MN, Vaamonde P, González T. Disfagia Orofaríngea: Actualización y manejo en poblaciones específicas. Sociedad Gallega de Otorrinolaringología y Patología Cérvico-Facial, 2018.

Sanz A, Calmarza F. Situación actual y visión de futuro de la utilidad de la ecografía en el estudio de la disfagia orofaríngea. Nutrición Clínica en Medicina. 2022. XVI(2):105-18.

Shannon M Sheppard, Rajani Sebastian. Diagnosing and managing post-stroke aphasia. Expert Rev Neurother. 2021 Feb;21(2):221-34.

Schefold J, Berger D. Dysphagia in Mechanically Ventilated ICU Patients (DYnAMICS): A Prospective Observational Trial. Critical Care Medicine. 2017 Dec. 45(12): 2061-9.

Zuercher P, Moret C. Dysphagia in the intensive care unit: epidemiology, mechanisms, and clinical management. Crit Care. 2019;23:103.

Zuercher P, Noëlle V. Risk Factors for Dysphagia in ICU Patients After Invasive Mechanical Ventilation. Chest. 2020 Nov;158(5):1983-91.

 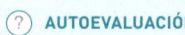
AUTOEVALUACIÓN

Protocolos de consenso de rehabilitación en unidades de críticos

31

S. de la Fuente Alameda, J. C. Sotillo Díaz, P. Piñeiro Otero,
I. Guerras Normand y J. Pinto López

PUNTOS CLAVE

- El desarrollo de protocolos de rehabilitación y movilización temprana depende de que exista una comunicación óptima entre los miembros del equipo interdisciplinar.
- La movilización temprana y los protocolos de rehabilitación son parte fundamental de la intervención terapéutica para prevenir el deterioro funcional y la DAUCI.
- Es importante iniciar el tratamiento rehabilitador tan pronto como sea seguro, en los primeros días del ingreso.
- Para contrarrestar los efectos del reposo y la inmovilidad en el paciente crítico se han diseñado programas dinámicos para poder progresar y adecuarlos a la situación del paciente.
- El impacto general de la rehabilitación en cada paciente individual no depende tanto de la elección correcta del momento de inicio, sino de la implementación exitosa de un protocolo, que, coordinado por el médico rehabilitador, incluya: fisioterapia, terapia ocupacional y logopedia.

INTRODUCCIÓN

El equipo asistencial de la unidad de cuidados críticos (UCC) está formado por diferentes profesionales: intensivistas, anestesistas, médicos rehabilitadores, cirujanos, enfermeros, fisioterapeutas, terapeutas ocupacionales y logopedas, entre otros. Existen diferentes programas específicos para el trabajo rehabilitador en UCC, pero los más importantes combinan intervenciones activas, programas de verticalización, cardiovasculares, respiratorios e intervenciones específicas, reservando las terapias puramente pasivas para los pacientes en que no se pueden aplicar las anteriores. Por norma general, el empleo de unas técnicas u otras se pauta en relación con el grado de colaboración/sedación del paciente y en función de su evolución.

¿Pero cuándo y de qué modo debe iniciarse el programa de rehabilitación? Esta pregunta quizás sea uno de los puntos más controvertidos y está en constante revisión y debate.

MOVILIZACIÓN TEMPRANA

Basándonos en los trabajos de Hodgson, informaremos sobre 10 pasos que puedan ayudar a los profesionales que convergen en la UCC a optimizar la movilización temprana y la rehabilitación, repasando posteriormente los protocolos más completos (v. **referencia bibliográfica 6**):

- Crear equipos multidisciplinares con profesionales de referencia.
- Emplear procesos estructurados de mejora de la calidad.
- Identificar barreras e implementar facilitadores.
- Promover la comunicación interprofesional.
- Comprender las necesidades del paciente.
- Adoptar criterios de seguridad.
- Implementar planes de cuidados en condiciones de dolor, sedación, *delirium* y sueño.
- Identificar los recursos necesarios.
- Sincronizar las intervenciones y dosis.
- Evaluar periódicamente los resultados y el desempeño.

El esfuerzo del equipo profesional para desarrollar el mejor programa de rehabilitación individualizado a cada paciente depende de una comunicación óptima entre ellos, para que, desde todos los puntos de vista, los miembros del equipo planteen las necesidades y las inquietudes que se objetivan en cada paciente y se garantice, así, un correcto flujo de atención.

Pese al creciente interés científico, existe la creencia muy extendida y poco documentada, de la supuesta reticencia para incluir al paciente crítico en tratamiento desde rehabilitación. Por el contrario, también existe la falsa idea de que la movilización pasiva, la masoterapia o la aplicación de medios físicos es un "*gold standard*" que debería aplicarse a todos los pacientes. A pesar de la evidencia que lo respalda, la implementación de rehabilitación en la UCC es muy variable. En España, los datos son preocupantes: solo el 14 % aplica los protocolos y solo el 34,9 % solicita interconsulta al servicio de rehabilitación.

La movilización temprana (MT) tiene como objetivo prevenir la pérdida muscular al inicio de una enfermedad crítica. Utilizando este razonamiento, se considera que la movilización temprana comienza dentro de las 72 horas de ingreso en la UCC. Sin embargo, este límite fue elegido arbitrariamente; diversas publicaciones más recientes han cuestionado este concepto, ya que un enfoque más agresivo no logró demostrar mejores resultados y podría aumentar los efectos adversos.

Por cerrar este punto, queremos concluir afirmando que la valoración desde rehabilitación debe implementarse siempre que el paciente lo precise, con independencia del tiempo transcurrido. Poner un límite puramente temporal parece accesorio, dado que cualquier sugerencia que se pueda proponer no podrá adaptarse a la heterogeneidad que se vive día a día en una UCC. El impacto de la intervención depende no tanto de la elección correcta del momento de inicio, sino de la implementación de un protocolo de rehabilitación completo.

VALORACIÓN DESDE REHABILITACIÓN E INICIO DEL TRATAMIENTO

Escalas

La valoración debe ser sistemática y reproducible y, por tanto, debe recurrir a escalas, ya explicadas en este libro. Este examen realizado por el médico rehabilitador indicará el inicio y cese de las terapias de movilización, el tipo de actividad a realizar y la progresión de esta. La actividad física debe ser programada y debe iniciarse tan pronto como el paciente presente las condiciones físicas, hemodinámicas y ventilatorias adecuadas. Aunque existen diferentes datos respecto a los puntos de corte de la monitorización cardiovascular, respiratoria y neurológica del paciente crítico, se ha optado por incluir los criterios de consenso avalados por la Sociedad Española de Medicina Intensiva, Crítica y Unidades Coronarias (SEMICYUC) y la Sociedad Española De Rehabilitación y Medicina Física (SERMEF), posteriormente, adaptados por el Grupo de Trabajo Multidisciplinar de la Sociedad de Medicina Intensiva de Madrid (SOMIAMA) y la Sociedad Centro de Rehabilitación (SCENRHB), en una serie de infografías y protocolos (ver **Anexo digital 1** y **2**).

Estos límites no deben entenderse como unos criterios definitivos, sino que deben ser una guía tan adaptable como cambiante es la situación clínica del paciente crítico.

Valoración médica del paciente: el médico rehabilitador, integrado idealmente en el equipo interdisciplinar de la UCC, evaluará al paciente y determinará la intervención más adecuada de rehabilitación, así como la necesidad de movilización precoz.

Valoración de los fármacos utilizados: la necesidad de medicación vasoactiva no es una contraindicación, pero no se aconseja, aunque depende de los protocolos de cada centro. La necesidad de relajantes neuromusculares no se considera una contraindicación, pero se desaconseja su realización por su dudosa eficacia y dado que el requerimiento suele asociarse a situación de inestabilidad. La dexmedetomidina facilita la sedación colaborativa.

Reserva cardiovascular: en un paciente estable hemodinámicamente partiremos de una FC basal del 50 % (220 - edad) y hasta 150 lpm se podrá realizar tratamiento rehabilitador, pero siempre con monitorización a tiempo real. Durante el tratamiento, la variabilidad de la TAM (> 65 a < 110 mmHg) no debería superar el 20 % de variación. Se considerará una arritmia estable si se ha intentado cardioversión eléctrica y/o con amiodarona y se ha evidenciado su irreversibilidad.

Reserva respiratoria: en un paciente con una vía aérea correcta, lo más seguro es iniciar la rehabilitación con una PAFI (PaO_2/FiO_2) > 300, aunque tras la pandemia del SARS-CoV2 quedó patente la necesidad de iniciar el tratamiento con una PAFI > 150-200, pero siempre manteniendo la SpO_2 > 88-90 %. Se deben evitar disincronías paciente-respirador y la FR debe ser < 30 rpm.

Nivel de consciencia: lo deseable es que el paciente presente un estado de sedación colaborativa. Si se utiliza la escala *Richmond Agitation-Sedation Scale (*RASS), el valor debería estar entre +2 y -2 (Sessler CN). Otra escala especialmente útil es la S5Q, en la que con más de 3 Puntos el paciente podrá colaborar con el resto de exploración e indica un despertar inminente (ver **Anexo digital 1**).

Otros parámetros: respecto a la temperatura corporal, se ha decidido no incluirla como un criterio en sí mismo, dado que puntualmente y sin repercusión sistémica, no debe considerarse como un criterio de peso. Entre estos factores, las determinaciones analíticas tienen poca relevancia de manera aislada. La existencia de un catéter femoral arterial o venoso y las terapias continuas de reemplazo renal no contraindican la movilización precoz. Tampoco son contraindicación la existencia de otros dispositivos, como sondas, drenajes, vías centrales, etcétera.

PROTOCOLOS DE TRATAMIENTO REHABILITADOR EN LA UNIDAD DE CUIDADOS CRÍTICOS

La rehabilitación forma parte de las intervenciones terapéuticas más utilizadas para prevenir el deterioro funcional y la DAUCI. Sin embargo, las actividades en la cama en muchas ocasiones no son suficientes para contrarrestar los efectos negativos del reposo y la inmovilidad, por lo que se han diseñado varios protocolos, que, aunque son similares entre sí, aportan ciertas diferencias que permiten progresar en el tratamiento. Se presentan los que se consideran más completos, ya que incluyen verticalización y ejercicio cardiovascular.

Protocolo de Yang

Parte de la premisa de que es adecuado implementar las medidas rehabilitadoras dentro de las 48 a 72 horas posteriores al ingreso del paciente en la UCC, pero obliga a realizar una revaluación antes de cada ciclo de tratamiento. Los autores proponen un diagrama de flujo basado en los criterios de evaluación de seguridad que ya hemos comentado, a través de una evaluación enfocada de la reserva cardíaca, la reserva respiratoria, la consciencia y la fuerza muscular combinadas con la condición del paciente:

- Nivel 1: pasivo o activo-asistido, en posición semi-Fowler (30–45°).
- Nivel 2: ejercicios activo-asistidos o activos, en posición Fowler (45–60°) hasta posición sentada; ejercicios contra gravedad o contra resistencia y sentado en el borde de la cama con las piernas colgando.
- Nivel 3/4: transferencia a una silla, sedestación, bipedestación y marcha.

Protocolo de Dantas

Parte de protocolos clásicos, añade cicloergómetros y reeducación de la marcha. Como crítica a este protocolo está la importancia que da a los programas de electroestimulación (ESNM), cuya eficacia no puede compararse a los beneficios de la contracción muscular activa. La progresión se realiza en base a la contracción muscular del cuádriceps, según la Escala *Medical Research Council* (MRC):

Fase 1: Paciente inconsciente, solo modalidades pasivas.

Fases 2-5: se va progresando en 4 niveles (movimientos activos, verticalización y entrenamiento cardiovascular, según Borg).

Protocolo SEMICYUC-SERMEF

Gestado en plena pandemia de la COVID-19, se basa en los dos anteriores y establece el punto de partida en las 48 horas de ventilación mecánica. Uno de los puntos fuertes de este protocolo es el aporte de una serie de criterios de cese de la terapia, lo que permite que sea tremendamente dinámico, pudiéndose retroceder de una fase a otra, pero obliga a continua revaluación de forma individualizada (Tabla 31-1).

Tabla 31-1. Recomendaciones sobre movilización precoz y rehabilitación respiratoria en la Covid-19
Adaptado de Martin Delgado MC, Magret Iglesias M, Rialp G. Recomendaciones sobre movilización precoz y rehabilitación respiratoria en la Covid-19. Sociedad Española de Medicina Intensiva, Crítica Y Unidades Coronarias (SEMICYUC). Consenso de Expertos (SEMICYUC-SERMEF), 2020.

NIVEL I	NIVEL II	NIVEL III	NIVEL IV	NIVEL V
INCONSCIENTE RASS ≤ 3 S5Q ≤ 3	CONSCIENTE RASS -2 S5Q < 3	CONSCIENTE RASS -1 S5Q > 3	CONSCIENTE RASS -1/0 S5Q > 3	CONSCIENTE RASS 0/+1/+2 S5Q > 3
Objetivo Estabilidad clínica Retirada de la sedación	**Objetivo** Estabilidad clínica Retirada de la sedación	**Objetivo** Aumentar la fuerza del tronco Movimientos contra gravedad en MMII	**Objetivo** Control del tronco Bipedestación Sedestación Ejercicios funcionales	**Objetivo** Deambulación AVD
Movilizaciones pasivas	Ejercicios pasivos y activos/asistidos	Ejercicios activos/asistidos y activos	Ejercicios activos libres y resistidos	Ejercicios activos y resistidos
		Cicloergómetro en MMSS: 3, 5, 10 min	Cicloergómetro en MMSS: 3, 5, 10 min	Cicloergómetro en MMSS/MMII: 3, 5, 10 min
Cambios posturales cada 4 horas	Cambios posturales cada 4 h	Cambios posturales/ asistidos cada 4 h	Ejercicios de control de tronco	Entrenamiento del equilibrio
Sedestación en cama 70º 2 v/día – 20 min	Sedestación en cama 70-90º 2 v/día – 20 min	Sedestación en cama 90º 2 v/día – 20 min	Sedestación en silla Transferencia pasiva 2 v/día	Sedestación en silla Transferencia activa 2 v/día
		Sedestación al borde de la cama 1 v/día	Bipedestación	Deambulación

AVD: actividades de la vida diaria. MMII: miembros inferiores. MMSS: miembros superiores. v: veces.

Protocolo SOMIAMA-SCENRHB

Está incluido en un programa completo de rehabilitación. Aporta niveles dinámicos en relación con la progresión de la Escala EMUCI. Consta de tratamiento motor y respiratorio. Está diseñado en forma de verdaders *check-list* (control postural, uso de férulas, pronación, etc.) y tiene el objetivo de facilitar las intervenciones del personal menos experimentado en cuidados intensivos.

Programa de Rehabilitación-Respiratoria (v. **Anexo digital 1**): desde el nivel RHB-R0 (broncodilatadores, mucoliticos y nebulizaciones de suero salino fisiológico) hasta RHB-R3 (progresa en 3 niveles de intervención: drenaje de secreciones, hiperinsuflaciones y trabajo de la musculatura respiratoria, se propone uso de dispositivos externos).

Programa de Rehabilitación-Motora (v. **Anexo digital 2**): desde el nivel RHB-M0 (evitar complicaciones, control postural, cambios posturales y uso de férulas) hasta el nivel RHB-M3 (tratamiento resistido, fortalecimiento general, progresión a bipedestación, *pedalier*).

CONCLUSIÓN

Por desgracia, no es factible extraer conclusiones firmes sobre el momento adecuado en el que se debe implementar el tratamiento rehabilitador y, de poder llegar a ellas, no sería posible que se adaptaran a todos los pacientes de la UCC; esta realidad ha generado gran debate en la comunidad científica. Si bien la MT dentro de las primeras 72 horas parece beneficiar a los pacientes, la incapacidad de movilizar a TODOS los pacientes dentro de este período de tiempo no debe considerarse un fracaso, sino como una oportunidad que indica que el tiempo puede no ser la única variable y que debemos esforzarnos en considerar otros factores para asegurarnos de brindar una rehabilitación temprana, estructurada y centrada en el paciente.

BIBLIOGRAFÍA

Dantas CM Silva PF, Siqueira FH, et al. Influence of early mobilization on respiratory and peripheral muscle strength in critically ill patients. Rev Bras Ter Intensiva. 2012 Jun;24(2):173-8. English, Portuguese. PMID: 23917766.

De la Fuente S, Guerras I, Pinto J, et al. Grupo de Trabajo Multidisciplinar: Recomendaciones para la Rehabilitación Motora/Respiratoria del Enfermo Crítico 1. SOMIAMA/SCENRHB 2022.

Hodgson C, Needham D, Haines K, et al. Feasibility and interrater reliability of the ICU Mobility Scale: Heart Lung. 2014;43(1):19-24. doi: 10.1016/j.hrtlng.2013.11.003. Epub 2013 Nov 19. Erratum in: Heart Lung. 2014.

Hodgson CL, Bailey M, Bellomo R, et al. Early Active Mobilization during Mechanical Ventilation in the ICU. N Engl J Med. 2022:387:1747–58.

Hodgson CL, Schaller SJ, Nydahl P, et al. Ten strategies to optimize early mobilization and rehabilitation in intensive care: Crit Care. 2021 Sep 3;25(1):324. doi: 10.1186/s13054-021-03741-z.

Lathyris D. Early mobilisation of critically ill patients: How soon is soon enough? Intensive Crit Care Nurs. 2024 Feb 9;82:103651. doi: 10.1016/j.iccn.2024.103651.

Martin Delgado MC, Magret Iglesias M, Rialp G. Recomendaciones sobre movilización precoz y rehabilitación respiratoria en la Covid-19. Sociedad Española De Medicina Intensiva, Crítica Y Unidades Coronarias (SEMICYUC). Consenso de Expertos (SEMICYUC-SERMEF), 2020.

Nydahl P, McWilliams D, Eggmann S. In critically ill patients 'time is muscle', isn't it?: Intensive Crit Care Nurs. 2024 Apr;81:103615. doi: 10.1016/j.iccn.2023.103615.

Raurell-Torredà M, Arias-Rivera S, Martí JD, et al. Degree of implementation of preventive strategies for post-ICU syndrome: Multi-centre, observational study in Spain: Enferm Intensiva (Engl Ed). 2019 Apr-Jun;30(2):59-71. English, Spanish. doi: 10.1016/j.enfi.2018.04.004. Epub 2018 Jun 28. PMID: 29960855.

Schweickert WD, Pohlman MC, Pohlman AS, et al. Early physical and occupational therapy in mechanically ventilated, critically ill patients: a randomised controlled trial. Lancet. 2009;373:1874–82.

Sessler CN Gosnell MS, Grap MJ, et al. The Richmond Agitation-Sedation Scale. Validity and reliability in adult intensive care unit patients: Am J Respir Crit Care Med. 2002;166:1338-44.

Yang R Zheng Q, Zuo D, et al. Safety Assessment Criteria for Early Active Mobilization in Mechanically Ventilated ICU Subjects: Respir Care. 2021;66(2):307-15. doi: 10.4187/respcare.07888.

Zhang F, Xia Q, Zhang L, et al. A bibliometric and visualized analysis of early mobilization in intensive care unit from 2000 to 2021. Front. Neurol. 2022;13:848545. doi: 10.3389/fneur.2022.848545.

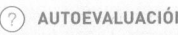 AUTOEVALUACIÓN

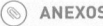 ANEXOS

Indicaciones terapéuticas y fases de la intervención rehabilitadora

32

M. E. López Blanco, D. Sanz Heras y S. Hernández Muñoz

PUNTOS CLAVE

- Para optimizar el cuidado del paciente ingresado en la UCC es necesaria una intervención rehabilitadora precoz y la colaboración interdisciplinar de todos los profesionales implicados en su manejo.
- Es preciso definir las patologías a tratar y el momento más adecuado para el inicio del tratamiento.
- En la literatura se han descrito diferentes fases en el manejo del paciente crítico, según su evolución clínica, con el objetivo de facilitar el diseño y adaptación del programa integral de rehabilitación, así como del resto de cuidados.
- El proceso no es lineal, sino dinámico, adaptable en cada momento a la progresión individualizada de cada paciente.
- La descripción de las diferentes fases de la intervención rehabilitadora ha servido de base para el desarrollo de diferentes protocolos de actuación (v. **Capítulo 31**).

INTRODUCCIÓN

Como ya se ha detallado en capítulos previos, en una UCC es posible encontrar una amplia variedad de pacientes, no solo atendiendo a la patología que originó el ingreso en la Unidad, sino también a las características propias de cada paciente (edad, sexo, comorbilidades, estado funcional previo, etc.). De ahí la importancia de una realizar una valoración clínica completa e integral por el médico rehabilitador (v. **Capítulo 29**), que nos permitirá detallar las necesidades individuales de tratamiento de cada paciente.

En la literatura se han descrito diferentes fases de la intervención rehabilitadora con los objetivos de intentar adecuar, en cada una de ellas, las diferentes técnicas de tratamiento, siempre en función de la evolución clínica, tolerancia y colaboración del paciente.

No se debe olvidar que la evolución de un paciente crítico no siempre es lineal, pudiendo sufrir procesos intercurrentes que conlleven un empeoramiento clínico, teniendo que adaptar o incluso suspender el tratamiento rehabilitador hasta su resolución. Ahí radica la importancia del seguimiento y valoración estrecho, para adecuar las pautas de tratamiento a dicha evolución.

Siempre se debe tener en cuenta la disponibilidad de recursos disponibles (tanto humanos como materiales, por ejemplo, tiempo) en cada centro.

INDICACIONES TERAPÉUTICAS

El tratamiento rehabilitador en la UCC está indicado en pacientes con patologías de diferente origen (v. **Capítulos correspondientes de la Sección I**), con limitación funcional y/o respiratoria, siempre que cumplan unos criterios seguridad (v. **Capítulos 31** y **34**). El tipo tratamiento se pautará de forma individual, en función de las características y necesidades de cada paciente.

Se pueden definir como grandes grupos de patologías: patologías médicas, quirúrgicas (postoperatorios cardíacos, torácicos, abdominales, etc.), neurológicas y traumatismos.

Además, es posible considerar como indicaciones específicas del tratamiento respiratorio:

- Patologías más susceptibles de precisar un tiempo de intubación prolongado y mayor riesgo de complicaciones: cirugía cardíaca, postoperatorios complicados, pacientes neurológicos, con sepsis, etcétera.
- Patologías con mal manejo de secreciones.
- Destete respiratorio del paciente crítico.

Estas patologías incluyen diferentes técnicas y dispositivos, que se describen en los capítulos correspondientes, con los objetivos de mejorar el drenaje y control de secreciones respiratorias, así como potenciar la musculatura respiratoria.

FASES DE LA INTERVENCIÓN REHABILITADORA

Como se ha comentado previamente, las diferentes fases de intervención terapéutica rehabilitadora en el paciente crítico deben tener en cuenta la situación clínica, y el grado de colaboración y de movilidad de este. Esto ha servido, asimismo, para la elaboración de diferentes protocolos de actuación, a llevar a cabo según las posibilidades y recursos disponibles.

La mayoría de los artículos, una vez que el paciente está estable, hacen una distinción entre 4 o 5 niveles, atendiendo al nivel de colaboración del paciente. Dada la evolución del paciente crítico, que puede desarrollar procesos intercurrentes que empeoren o retrasen su evolución clínica, antes de incluirlo o progresar en alguna de las fases de tratamiento rehabilitador, es importante comprobar estrechamente su evolución. Esta distinción de fases, no solo nos permite optimizar el tratamiento rehabilitador, sino que también permite adecuar el resto de las medidas terapéuticas que precisa el paciente, para el control del proceso patológico y sus complicaciones, que ha provocado su ingreso en la UCC.

Aunque no existe consenso en la literatura, en líneas generales es posible definir una serie de fases que describimos a continuación.

Prehabilitación

No se ha descrito en toda la literatura y es difícil de llevar a cabo en el paciente crítico, aunque con amplia evidencia en procesos quirúrgicos (guías de recuperación intensificada del adulto –RICA).

Dado el carácter agudo del ingreso en UCC, en la que el paciente está habitualmente inestable, esta fase solo podrá llevarse a cabo en pacientes ingresados en la UCC, pendientes de decisión quirúrgica (cardíaca, abdominal, etc.).

Los objetivos del tratamiento rehabilitador en esta fase incluyen: mejorar la reserva funcional y disminuir las complicaciones postquirúrgicas. Se lleva a cabo mediante la educación del paciente, ejercicios de movilidad global y de potenciación de extremidades, y ejercicios de tronco. Se incluye la enseñanza de los ejercicios respiratorios para fortalecimiento de la musculatura respiratoria y enseñanza de la técnica correcta de tos.

En esta fase también se incluyen otras medidas médicas para optimizar la situación del paciente, la estabilización de patologías crónicas, el soporte nutricional y la reducción de factores de riesgo, como pueden ser el tabaquismo y el consumo de alcohol.

Fase de estabilización hemodinámica y respiratoria

El objetivo es evitar las complicaciones debidas a la inmovilidad, incluido el posicionamiento, los cambios posturales, y el uso de férulas. En esta fase es importante la colaboración del personal de UCC (enfermería y TMSCAE).

Fase de movilización temprana

En función de la evolución del paciente, la colaboración atendiendo al estado de conciencia (habitualmente, teniendo en cuenta la escala RASS y la SQ5) y atendiendo a los criterios de seguridad (v. **Capítulo 31**), se describen habitualmente 5 niveles.

- Fisioterapia motora: existen distintas técnicas a emplear. Las más comunes son la cinesiterapia pasiva, activa-asistida y activa, la potenciación de la musculatura, la reeducación de control de tronco en sedestación, la reeducación de las transferencias, bipedestación, equilibrio y marcha. En función de los recursos materiales disponibles en cada centro, se pueden utilizar materiales terapéuticos como son el cicloergómetro, bipedestadores, bandas elásticas, etc. También la estimulación eléctrica neuromuscular (v. **Capítulos 39 y 40**).
- Fisioterapia respiratoria, según el perfil del paciente.
- Según la valoración integral del paciente se puede prescribir también: Terapia Ocupacional, Logopedia.

Fase de progresión en el destete

En pacientes con IOT o con traqueostomía se emplean diferentes técnicas de rehabilitación respiratoria con el objetivo de mejorar el drenaje de secreciones, conseguir una adecuada coordinación respiratoria y potenciar la musculatura respiratoria, fundamental para conseguir una tos eficaz.

Fase de seguimiento post-UCC

No hay que olvidar que el tratamiento del paciente crítico no finaliza en el alta de la unidad. Es necesaria una continuidad asistencial precoz una vez trasladado a planta (v. **Capítulos de la Sección VII**) y en el alta hospitalaria para valoración y adecuación del tratamiento a sus necesidades y déficits funcionales presentes.

BIBLIOGRAFÍA

Carmona-Espejo A, González-Villén R. Terapia rehabilitadora en unidades de cuidados intensivos. Revisión Sistemática. Rehabilitation Therapy in Intensive Care Units. Systematic review. Retos. 2022;46:758-66. ISSN: Edición impresa: 1579-1726. Edición Web: 1988-2041 (https://recyt.fecyt.es/index.php/retos/index)

Green M, Marzano V, Leditschke IA, et al. Mobilization of Intensive Care Patients: A Multidisciplinary Practical Guide for Clinicians. J Multidiscip Health. 2016;25(9):247-56.

Grupo de trabajo multidisciplinar. Recomendaciones para la rehabilitación motora del enfermo crítico de la Sociedad Centro de Medicina Física y Rehabilitación y de la Sociedad de Medicina Intensiva de Madrid.

Martin Delgado D, Magret Iglesias M, Rialp G. Recomendaciones sobre movilización precoz y rehabilitación respiratoria en la Covid-19. Consenso de Expertos 2020: Consenso de Expertos. (SEMICYUC-SERMEF), 2020.

Tang-Candiotti R, De la Cerna-Luna R, Calderón-Berrio A, et al. Implementación de un Programa Interdisciplinario de Medicina Física y Rehabilitación en la UCI. Octubre 2020. doi: 10.6084/m9.figshare.13077944.

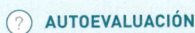

AUTOEVALUACIÓN

Particularidades en el proceso rehabilitador según el perfil del paciente crítico

33

C. M. Barquero Moreno, V. Velasco Ramos y P. Sánchez Tarifa

PUNTOS CLAVE

- El inicio de la rehabilitación del paciente crítico se basa en dos premisas: estabilidad clínica y tolerancia del paciente a las técnicas de rehabilitación disponibles.
- Aunque existen protocolos de rehabilitación del paciente crítico, el abordaje debe ser individualizado, versátil y coordinado con los diferentes profesionales del equipo de rehabilitación y del personal de la UCC a cargo del paciente.
- Independientemente del motivo de ingreso en UCC, el médico rehabilitador realiza una valoración integral del paciente para definir las necesidades funcionales individualizadas y hacer una estimación del riesgo de desarrollo de déficits susceptibles de prevención o compensación con las terapias existentes en rehabilitación.

INTRODUCCIÓN

El abordaje del paciente crítico desde el punto de vista del médico rehabilitador es siempre un reto. Nos encontramos ante un paciente extremadamente complejo, no solo por el motivo de ingreso en la UCC, sino, también, por la alta complejidad del soporte tecnológico que exigen sus cuidados. Por esto, se debe familiarizar con todo el aparataje de soporte respiratorio y hemodinámico, así como de monotorización, drogas, los diferentes accesos vasculares o los tipos de drenaje para poder adaptar el abordaje rehabilitador. Se recomienda el diseño de un plan de rehabilitación (RHB) individualizado, basado en objetivos SMART, y coordinado con los diferentes profesionales del equipo de RHB, así como del personal de la UCC a cargo del paciente.

No existe una estandarización en el abordaje rehabilitador del paciente crítico. Por ello, se debe facilitar una atención multimodal, individualizada, modificable, versátil y humanizada para cada caso, centrada en el paciente y su familia.

En este capítulo se abordarán los aspectos prácticos que repercuten en el proceso de RHB de subpoblaciones especiales de pacientes críticos.

SINDROME DE DISTRÉS RESPIRATORIO DEL ADULTO (SDRA)

Es un tipo de insuficiencia respiratoria muy grave y motivo de ingreso frecuente en la UCC. Se asocia a una elevada mortalidad (40 %). La mayoría precisan IOT y VM prolongadas, lo que puede implicar sedación-analgesia profunda y relajantes musculares en perfusión para acople al respirador, así como posiciones de prono. Todo ello conlleva un alto riesgo de desarrollar DAUCI, delirio, disfagia y úlceras por presión (UPP) en localizaciones poco frecuentes, como facial, pectoral, abdominal o pretibial:

- Posicionamiento: la posición en prono se ha convertido en una rutina en el SDRA. Son imprescindibles el correcto posicionamiento en el prono y tras cada ciclo de este, los cambios posturales e incluso considerar el uso de ortesis de posicionamiento para evitar complicaciones (UPP, lesiones corneales, edemas, neuropatías, plexopatías y lesiones articulares del hombro…). Su posible presencia debe ser tenida en cuenta cuando se explore a pacientes que han precisado ciclos de prono. Se usa ampliamente el drenaje postural para favorecer la resolución de atelectasias según la localización de estas o favorecer los resultados de la fibrobroncoscopia para extracción de tapones mucosos.
- Zonas críticas: en los pacientes que no responden a la VM y que precisan ECMO es frecuente la necesidad asociada de hemofiltración y, por tanto, se deben conocer los puntos de introducción de los catéteres y el estado de estos para evitar complicaciones asociadas a la inmovilización prolongada. También es habitual que precisen traqueostomía percutánea (TPQ).
- Consideraciones especiales en el inicio de la movilización: en pacientes con drenajes pleurales presentes hay que evitar maniobras que aumenten las presiones intraabdominales. Hay que asegurarse de que no hay fugas peridrenajes y las sujecciones o suturas de estos no se comprometen durante las movilizaciones.
- *Weaning* o destete: es más complejo que en otras situaciones. La aplicación de técnicas específicas de fisioterapia debe ser secuencial, según la tolerancia del paciente, evitando periodos de soporte prolongado cuando el paciente es más fatigable a los esfuerzos solicitados. Además, pueden precisar ajustes analgésicos previos a la sesión o tras la misma con el fin de mejorar su tolerancia y participación activa.

SÍNDROME AÓRTICO AGUDO

Engloba un grupo de emergencias médicas con alta tasa de mortalidad, que incluye la disección aórtica, el hematoma intramural y la úlcera penetrante aórtica (v. **Capítulo 1**).

Consideraciones que deben tenerse en cuenta

Tanto la disección aórtica en sí misma, como las complicaciones en los procedimientos de inserción de endoprótesis o quirúrgicos, pueden comprometer el flujo sanguíneo de órganos vitales, como el cerebro, intestino o riñones. Además, especialmente en disecciones aórticas tipo A o B, puede producirse una isquemia medular, que, en la mayoría de las ocasiones, ocasiona una lesión medular (LM) torácica. En ese caso, la escala ASIA es fundamental para establecer un pronóstico funcional a medio y largo plazo. Esta situación aumenta las necesidades de cuidados, puesto que el componente neurógeno de la afectación vesical e intestinal también debe ser abordado por el médico rehabilitador desde el mismo momento del diagnóstico de la LM. En las extremidades, si la afectación no es revascularizable, puede ser necesario llevar a cabo una amputación. El soporte inotrópico prolongado puede complicar la situación de vascularización distal.

Dado que la exploración del médico rehabilitador se caracterizada por ser sistemática e integral, su valoración puede ser clave para detectar sutilezas exploratorias, especialmente, desde el punto de vista neurológico, siendo preciso ser abordadas por todo el equipo de UCC-RHB. Además, podrá ser necesario solicitar la participación de otros especialistas en el momento agudo, especialmente, en situaciones que impliquen una repercusión funcional relevante. De esta manera, su detección favorece un abordaje rehabilitador precoz, que tiene que ser considerado en cada fase de la evolución en la UCC y a lo largo de toda la continuidad asistencial del paciente crítico, adaptado a las diferentes incidencias clínicas.

PACIENTES CON INSUFICIENCIA CARDÍACA REFRACTARIA

Cuando se produce un fallo cardíaco que no responde a inotrópicos, puede ser necesaria la utilización de dispositivos de estimulación cardíaca, como marcapasos transitorios o definitivos, terapia de resincronización cardíaca, desfibriladores automáticos implantables o balones de contrapulsación intraaórticos (v. **Capítulos 1** y **6**). Si no hay respuesta, las opciones son el trasplante cardíaco o la implantación de dispositivos de asistencia ventricular como terapia puente al mismo o como terapia definitiva.

Consideraciones especiales si se va a iniciar tratamiento RHB: verificar la correcta posición del catéter y su fijación para evitar desplazamientos, monitorización hemodinámica estricta, vigilancia de aparición de complicaciones, como sangrado en el punto de inserción habitualmente inguinal y vigilancia del estado neurovascular del miembro.

PACIENTE NEUROQUIRÚRGICO Y/ O CON TRAUMATISMO CRANEOENCEFÁLICO (TCE)

Criterios de seguridad y precauciones

La rehabilitación en la UCC en esta subpoblación de pacientes críticos debe estar supeditada a unos criterios de seguridad que dependen de:

La estabilidad hemodinámica y clínica: los pacientes con TCE en muchas ocasiones presentan traumatismos complejos torácicos, abdominales y ortopédicos asociados, debiendo tener en cuenta la presencia de drenajes pleurales o abdominales, así como distintos tipos de inmovilización (fijadores externos, yesos, férulas y ortesis). Puede ser necesaria una fijación quirúrgica, como las artrodesis axiales. Es mandatorio realizar, en cuanto sea posible, una exploración neurológica, incluyendo escalas específicas del estado de conciencia, como la Escala de Recuperación de Coma Revisada (CRS-R).

La normalidad de la presión intracraneal (PIC): se aconseja que la PIC sea 20-22 mmHg, siendo los valores normales 18-22 mmHg, algo menores en mujeres. La prevención de aumentos de PIC y el mantenimiento de la presión de perfusión cerebral se realizan mediante cuidados estándares de la UCC, pudiendo repercutir en el inicio de la Fase 1 o paso a Fase 2 o consecutivas. El cabecero elevado a 45°, salvo contraindicación por fractura vertebral asociada, es un estándar de cuidado para control de la PIC. Los pacientes con drenaje lumbar abierto se tratarán en cama en decúbito casi estricto y sin maniobras que aumenten la presión intrabdominal que pueda repercutir en un aumento de la PIC.

Otros aspectos relevantes

Delirio: es recomendable participar de manera proactiva en el control del delirio junto con el equipo de la UCC, teniendo presente que los pacientes con signos de delirio precoz presentan más riesgo de sufrir síndrome post-UCC. Hay que diferenciar el delirio de cualquier síndrome de abstinencia provocado en el paciente, secundario a la interrupción de la toma crónica de alcohol, benzodiacepinas y opiáceos e, incluso, nicotina (v. **Capítulo 25**).

Hiperactividad simpática paroxística: otro aspecto que exige colaboración estrecha entre los médicos rehabilitadores y los médicos responsables de la UCC es el manejo de la hiperactividad simpática paroxística tras un TCE. Se caracteriza por una clínica florida de hipertermia, hipertensión, taquicardia, taquipnea, diaforesis, alteraciones del tono con hipertonía o espasticidad, e, incluso, posturas de flexión-extensión forzadas.

Tratamiento

- *Medidas no farmacológicas:* se recomienda evitar estímulos sensoriales intensos lumínicos, auditivos, sensoriales e, incluso, táctiles y facilitar la presencia de familiares, entre otras. Durante las crisis de disautonomía, salvo la ausencia de control de estas, la cinesiterapia pasiva suave no se contraindica, debiendo adecuar su aplicación a la tolerancia del paciente.
- *Medidas farmacológicas:* entre las tradicionales de referencia en la UCC (entre otras, propofol, benzodiacepinas, clonidina, dexmedetomidina, betabloqueantes, etc.), considerar tizanidina, clonacepam o baclofeno.

Si al explorar al paciente se detectan alteraciones precoces del tono que se mantienen en el tiempo, dependiendo de la gravedad y repercusión de estas en los rangos articulares, se debe dejar reflejada en la historia clínica la posibilidad de que pueda beneficiarse de un manejo focal de la espasticidad o, incluso, de una bomba de baclofeno. Todo ello ha de realizarse una vez estabilizado clínicamente y habiendo controlado todas las posibles causas de espinas irritativas, como infecciones activas, dolor no controlado, calcificaciones periarticulares heterotópicas precoces o alteraciones iónicas.

Empeoramiento clínico o neurológico

Dada la labilidad del paciente crítico, si aparece un empeoramiento clínico y/o neurológico sustancial en cualquier momento, esto supondría una interrupción del tratamiento de RHB hasta la estabilización clínica. Si sucede, el paciente debe ser revaluado de nuevo por el médico rehabilitador, quien pautará y ajustará, si fuera necesario, el programa de rehabilitación. En algunos casos, la nueva situación supone una modificación sustancial del tratamiento previamente pautado, como podría ser el caso de la necesidad de una craniectomía descompresiva de emergencia.

PACIENTES CON LESIÓN MEDULAR

El médico rehabilitador es el facultativo especialista de referencia en pacientes con LM en fases subagudas y crónicas, siendo importante su aportación en la fase aguda. Si se dan las condiciones necesarias, lo ideal sería realizar una exploración ASIA formal al ingreso del paciente en el centro hospitalario y tras la intervención quirúrgica, si el origen es traumático. La exploración clínica determina un nivel neurológico de lesión (NNL) y establece si la lesión es completa o incompleta. Si en sucesivas exploraciones existen cambios sustanciales, especialmente, si hay un ascenso del NNL, estaría justificado solicitar pruebas complementarias de urgencia para descartar complicaciones asociadas.

El abordaje del paciente con LM comienza desde la fase de *shock* inicial, caracterizada por hipotonía y reflejos disminuidos y, dado que puede durar varias semanas, será lo que con más frecuencia se maneja en la estancia en la UCC. Posteriormente, en la fase subaguda pueden aparecen disreflexia en lesiones superiores a T6 y espasticidad.

Es fundamental el asesoramiento del médico rehabilitador en los cambios posturales, que son un estándar básico para evitar complicaciones en la integridad cutánea y en los rangos articulares, y de mayor exigencia que en otro tipo de pacientes, recomendándose cada 2-3 horas. Son especialmente interesantes las prescripciones de ortesis posturales pasivas de muñeca y manos *(Wrist/Hand/Finger Orthosis-* WHFO) y antiequinas *(Ankle/Foot Orthosis- AFO)* de manera precoz.

Se desaconseja la retirada de la sonda vesical en la UCC, ya que el abordaje de la vejiga neurógena debe iniciarse en la fase subaguda con el paciente en planta de convalecencia o ingresado en una Unidad de RHB de LM. Se debe recomendar el manejo proactivo del intestino neurógeno para garantizar el tránsito mantenido en la UCC.

En los pacientes con LM de origen traumático se debe considerar que, al igual que en los pacientes con TCE, las lesiones traumáticas asociadas condicionan el plan de RHB.

Los planes tradicionales de destete de cuidados intensivos, empleados en pacientes sin lesión medular, pueden no ser apropiados en lesionados medulares cervicales, debido al fallo ventilatorio inherente a este nivel neurológico. En pacientes con LM cervical de nivel C5 o superior, que no han podido ser extubados precozmente si han precisado una artrodesis para estabilización vertebral, deben remitirse, al menos, en nuestro medio, a un Centro monográfico de Lesión Medular bajo VM con IOT o TPQ. De manera variable en la literatura, parece que el 20 % de los pacientes con LM cervical fracasan en la extubación traqueal, sobre todo, pacientes con LM completa. En la actualidad no se dispone de ninguna técnica de fisioterapia respiratoria que garantice el weaning en fases hiperagudas en pacientes con LM por encima de C5 dependiente de VM. Ahí radica la importancia de su manejo específico en una UCI de referencia en LM.

Se recomienda el desinflado precoz del balón de TPQ en LM con VM en pacientes con lesión medular mientras están conectados a un ventilador. De esta manera, se intenta mejorar la deglución, reduciendo el tiempo hasta la decanulación, y promover asimismo el acondicionamiento de los músculos accesorios para aumentar la función diafragmática durante el destete.

El control del dolor (neuropático, somático y visceral) es fundamental para llevar a cabo las terapias de rehabilitación.

Una vez estabilizado el paciente, es fundamental la derivación a centros de referencia en RHB de LM o su ingreso en unidades específicas, si estuvieran en el mismo hospital, para su atención integral.

PACIENTES CON ENFERMEDADES NEUROMUSCULARES

Dentro del amplio grupo de enfermedades neuromusculares, el síndrome de Guillain-Barré y la crisis miasténica son las que con mayor frecuencia provocan debilidad muscular aguda, asociando insuficiencia respiratoria aguda (IRA) con necesidad de ingreso en la UCC. Aproximadamente, el 15-20 % de los pacientes con IRA precisarán IOT y VM. A diferencia de otros pacientes con necesidad de vigilancia intensiva, en las fases hiperagudas y con datos de dificultad respiratoria, no se dispone de ninguna técnica de RHB que pueda evitar una escalada del soporte respiratorio en cualquiera de sus modalidades. El riesgo de broncoaspiración de estos pacientes es extremo, especialmente, en afectaciones bulbares agudas.

El abordaje precoz debe ser muy conservador y cauteloso, debido al riesgo de fatiga muscular que podría empeorar la situación clínica. Conforme el paciente consiga una mejoría clínica y se estabilice, se podrá aplicar el modelo de fases, teniendo en cuenta la respuesta a tratamientos específicos, como inmunoglobulinas o plasmaféresis.

PACIENTES QUEMADOS GRAVES

Objetivos concretos del manejo rehabilitador una vez estabilizado el paciente: terapia postural para prevenir complicaciones, como contracturas y deformidades, especialmente, en quemaduras en zonas de flexión de superficies articulares, en concreto, de codos, rodillas y palmas de las manos, mantener rangos de movimiento articular y promover la cicatrización adecuada de la piel.

Es fundamental la confección específica de ortesis posicionadoras pasivas individualizadas, según la parte corporal afectada, por lo que la participación de los terapeutas ocupacionales es de especial relevancia en estos pacientes.

Recomendaciones de posicionamiento para evitar complicaciones articulares según la localización y extensión de las quemaduras:

- Miembros superiores: hombros en abducción de 90° y ligera rotación externa, codos extendidos o en ligera flexión (10-15°), muñecas en extensión de 20-30° y ligera desviación cubital y manos con metacarpofalángicas flexionadas 70-90°, interfalángicas en extensión y pulgar en abducción y oposición.
- Miembros inferiores: caderas en ligera abducción y rotación neutra, rodillas en extensión o ligera flexión (5-10°), tobillos en 90° (posición neutra) y pies en posición funcional, evitando el equino.
- Cuello y tronco: cuello en posición neutra, evitando la flexión, y tronco alineado, evitando la flexión.

Consideraciones especiales: debe garantizarse el ajuste analgésico previo o rescates para que el paciente quemado pueda tolerar las diferentes modalidades de cinesiterapia, así como de presoterapia, masoterapia y estiramientos de cicatrices para mejorar la elasticidad.

Complicaciones más frecuentes en los pacientes quemados, que afectan al proceso de RHB durante su estancia en la UCC: SDRA, neumonía asociada a la VM, infecciones de las quemaduras por la pérdida de la integridad cutánea, sepsis y alteraciones metabólicas. Entre las diferentes poblaciones de pacientes que precisan ingreso en la UCC, los pacientes quemados tienen un riesgo incrementado a medio y largo plazo de estrés postraumático y afectaciones de la esfera emocional.

BIBLIOGRAFÍA

Damian M, de Visser M. Recognition and Assessment of the Neuromuscular Emergency. In: Emergencies in Neuromuscular Disorders, 2022: 1-17.

Kreitzer N, Rath K, Kurowski BG, et al. Rehabilitation practices in patients with moderate and severe traumatic brain injury. J Head Trauma Rehabil. 2019;34(5):E66-72.

Kurtaiş Aytür Y, Füsun Köseoglu B, Özyemişci Taşkıran Ö, et al. Pulmonary rehabilitation principles in SARS-COV-2 infection (COVID-19): The revised guideline for the acute, subacute, and post-COVID-19 rehabilitation. Turk J Phys Med Rehab. 2021;67(2):129-45. DOI: 10.5606/tftrd.2021.8821

Roberson SW, Patel MB, Dabrowski W, et al. Challenges of delirium management in patients with traumatic brain injury: from pathophysiology to clinical practice. Curr Neuropharmacol. 2021;19:1519-44.

SERMEF-SEMICYUC. Recomendaciones sobre movilización precoz y rehabilitación respiratoria en la Covid-19 de la SEMICYUC y la SERMEF. Junio 2020.

Siegel MD. Acute respiratory distress syndrome: Prognosis and outcomes in adults. Uptodate. Diciembre, 2023.

SORECAR. Actualización en rehabilitación respiratoria. ISBN 978-84-09-04337-8. Agosto, 2018.

Sousa I, Kapp S, Santamaria N. Positioning immobile critically ill patients who are at risk of pressure injuries using a purpose-designed positioning device and usual care equipment: An observational feasibility study. International Wound Journal. 2020.;17(4):1028–38.

Stocker RA. Intensive care in traumatic brain injury including multi-modal monitoring and neuroprotection. Med Sci 2019;7:37. doi 10.3390/ medsci7030037.

Wiles MD, Benson I, Edwards L, et al. Management of acute cervical spinal cord injury in the non-specialist intensive care unit: a narrative review of current evidence. Anaesthesia. 2024;79:193-202.

Zheng RZ, Lei ZQ, Yang RZ, et al. Identification and management of paroxysmal sympathetic hyperactivity after traumatic brain injury. Front Neurol. 2020;25(11):81.

? **AUTOEVALUACIÓN**

Movilización precoz

I. Herraiz Gastesi, M. Supervía Pola y A. Camps Royo

34

PUNTOS CLAVE

- Las complicaciones derivadas de la inmovilización prolongada destacan la necesidad de la movilización precoz, que debe comenzar lo antes posible, tras la estabilización del paciente. Dicha movilización precoz incluye diferentes niveles de terapia, avanzando según el estado de consciencia, capacidad de colaboración y fuerza muscular del paciente.
- La movilización puede iniciarse en 12-24 horas postextubación, siempre que el paciente esté hemodinámicamente estable. Los criterios para interrumpir la terapia deben ser considerados, y la reevaluación diaria es esencial.
- En pacientes con ventilación mecánica y sin sedación, la movilización puede comenzar a las 72 horas, siempre que estén estables y sin antecedentes cognitivos o neuromusculares. En los sedados se deben realizar cambios posturales regularmente.

INTRODUCCIÓN: JUSTIFICACIÓN DE LA NECESIDAD DE UN PROGRAMA DE MOVILIZACIÓN PRECOZ

La inmovilización prolongada en la UCC provoca consecuencias adversas en múltiples sistemas (cardiovascular, endocrino, respiratorio y neuromuscular). Según la OMS, los centros sanitarios deben ofrecer servicios para personas con discapacidad en todos los niveles, priorizando la identificación y la intervención precoz para minimizar la discapacidad. Esto se logra a través de un proceso de rehabilitación integral, precoz y personalizado.

Un aspecto crítico es la DAUCI (v. Capítulo 27), que causa un aumento en la duración de la ventilación mecánica, la estancia hospitalaria, la mortalidad y discapacidad funcional persistente.

La movilización precoz, definida como la aplicación temprana de actividades progresivas en las primeras 24-72 horas después del ingreso, ha demostrado ser la intervención más efectiva para prevenir la DAUCI. Incluye desde movilización articular pasiva hasta deambulación, y puede incorporar técnicas como el cicloergómetro y la estimulación muscular eléctrica.

BENEFICIOS DE LA MOVILIZACIÓN PRECOZ

- Disminuye el estrés oxidativo y la inflamación.
- Reduce la sarcopenia y favorece la recuperación funcional.
- Reduce el tiempo de destete y mejora la función respiratoria.
- Previene la incidencia de delirio.
- Disminuye la estancia en UCC y hospitalaria, así como los reingresos hospitalarios.
- Puede incrementar la supervivencia a largo plazo y mejora la calidad de vida al alta.
- Humaniza la atención al paciente, involucrándolo en su recuperación precozmente.
- Reduce costes.

PARÁMETROS DE SEGURIDAD (Tabla 34-1)

Barreras para su implementación

A pesar de los enormes beneficios que proporciona la movilización precoz en un paciente crítico, existen diferentes barreras que dificultan la implementación de esta:

- Debidas al paciente: inestabilidad fisiológica del paciente, obesidad, dolor durante la movilización, sobresedación, miedo a las caídas, presencia de dispositivos de acceso vascular, tubo endotraqueal y terapias continuas de reemplazo renal, a través de catéter de diálisis femoral.
- Debidas al profesional sanitario: déficit de conocimientos por parte del personal y variabilidad en los cuidados.
- Debidas al sistema: falta de recursos técnicos y de personas formadas, escasez de tiempo, insuficiente colaboración interprofesional, ausencia de protocolos específicos y costes de las terapias.

COMPLICACIONES

Durante el tratamiento de movilización precoz pueden aparecer diferentes complicaciones, que obligarán a suspender temporalmente el tratamiento hasta que se resuelvan. Cabe destacar: hipotensión ortostática, desaturación de oxígeno, hipertensión arterial, taquicardia, y pérdida de dispositivos (sonda nasogástrica, vía central, vías periféricas, sondas vesicales, entre otros).

PUESTA DE MARCHA DE UN PROGRAMA DE MOVILIZACIÓN PRECOZ EN LA UCI

Para un manejo adecuado del paciente crítico en la UCC es imprescindible la **intervención precoz** y el **trabajo coordinado** entre los profesionales. Se recomienda el

Tabla 34-1. Parámetros de seguridad para iniciar el protocolo de movilización precoz en un paciente crítico

PASIVA	Estabilidad cardiorrespiratoria Estabilidad fisiológica
ACTIVA	**Temperatura** $> 36°C$ y $< 38,5°C$ **Parámetros neurológicos:** Nivel de conciencia: (RASS): 2, 1, 0,-1, -2 Respuesta a la estimulación verbal Ausencia de agitación, confusión o dificultad para seguir órdenes sencillas Sin aumento de PIC Sin necesidad de aumentar la sedación Ausencia de *delirium* (CAM-UCI negativo) **Parámetros cardiovasculares:** Sin datos de isquemia miocárdica reciente o arritmia inestable Frecuencia cardíaca entre 50 y 130 lpm, sin datos de inestabilidad TAS > 90 y < 180 mmHg TAD > 50 y < 110 mmHg TAM: 65-110 mmHg Ausencia de hipotensión ortostática Sin necesidad de dosis altas de aminas. Dosis de inotrópicos: dopamina < 8 mcg/kg/min o noradrenalina $< 0,2$ mcg/kg/min **Parámetros respiratorios:** Asegurar la situación correcta de la vía aérea artificial, en caso de llevarla Posición en decúbito supino y sin relajantes neuromusculares > 24 horas Saturación de oxígeno: ≥ 88 % $PaO_2/FiO_2 > 200$ $PaCO_2 < 50$ mmHg pH $> 7,30$ PEEP < 10 cmH$_2$O $FiO_2 < 0,6$ % Frecuencia respiratoria < 35 Los siguientes síntomas deben estar ausentes: Lesión vertebral/fractura inestable Hemorragia intestinal activa o no controlada

uso de guías y protocolos que permitan unificar criterios y facilitar la actuación de los diferentes profesionales, así como el uso de instrumentos validados para para evaluar objetivamente la situación clínica y funcional del paciente, los resultados del proceso de rehabilitación y el grado de movilización alcanzado. Los instrumentos más utilizados son: *IMS-Icu Mobility Scale,* S5Q- *Standarized Five Questions, RASS-Richmond Agitation Sedation Scale*; ESCID-Escala de Conductas Indicadoras de Dolor, VAS-Escala Visual analógica; CAM-ICU-*Confusion Assesment Method y MRC-Score-Medical research Council* (v. **Anexos digitales 3** y **4**).

Los criterios de interrupción de la terapia se detallan en la tabla 34-2.

Tabla 34-2. Criterios de interrupción de la terapia de movilización precoz

APARICIÓN DE EVENTOS ADVERSOS	Extubación accidental Retirada accidental de accesos vasculares u otros dispositivos Caída al suelo
Sistema respiratorio	Frecuencia respiratoria < 5 rpm o > 40 rpm SpO_2 < 88 % Aparición de asincronías paciente-respirador
Sistema cardiovascular	TAS < 90 mmHg o > 200 mmHg TAD < 60 mmHg o > 110 mmHg Frecuencia cardíaca < 40 lpm o > 120 lpm Aparición de taquiarritmias o isquemia miocárdica Aumento progresivo de dosis de vasopresores durante las sesiones Aparición de signos de mala perfusión periférica
Sistema neurológico	RASS > +2 Delirium hiperactivo, agitación o coma
	Temperatura central ≥ 38°-39°C o periférica > 38 °C Negativa del paciente a seguir con la sesión

BIBLIOGRAFÍA

Anekwe DE, Biswas S, Bussières A, et al. Early rehabilitation reduces the likelihood of developing intensive care unit-acquired weakness: a systematic review and meta-analysis. Physiotherapy. 2019,107.1–10.

Arias-Rivera S, Raurell-Torredà M, Thuissard-Vasallo IJ, Andreu-Vázquez C, Hodgson CL; Grupo IMS-Es; Grupo MOviPre; Autores Grupo IMS-Es; Autores Grupo MOviPre.. Adaptation and validation of the ICU Mobility scale in Spain. Enferm Intensiva. 2020;31(3):131-46.

Christakou A, Papadopoulos F, Patsaki E, et al. Functional Assessment Scales in a General Intensive Care Unit. A review. Hospital Chronicles. 2013;8(4):159-66.

Daum N, Drewniok N, Bald A, et al. Early mobilisation within 72 hours after admission of critically ill patients in the intensive care unit: A systematic review with network meta-analysis. Intensive Critical Care Nursing. 2024;80:103573.

Gimeno González M, Capape Genzor Y, Monserrat Cantera J, et al. Intervención coordinada del equipo Rehabilitador en UCI. Hospital Universitario Miguel Servet. En: Proyectos de calidad SALUD- ARAGÓN, 2023.

Hanekom S, Gosselink R, Dean E, et al. The development of a clinical management algorithm for early physical activity and mobilization of critically ill patients: synthesis of evidence and expert opinion and its translation into practice. Clin Rehabil. 2011 Sep;25(9):771-87.

Morris PE, Goad A, Thompson C, et al. Early intensive care unit mobility therapy in the treatment of acute respiratory failure. Crit Care Med. 2008;36(8):2238-43.

Nordon-Craft A, Schenkman M, Edbrooke L, et al. The Physical Function Intensive Care Test: Implementation in Survivors of Critical Illness. Phys. Ther. 2014;94(10):1499–1507.

Potter K, Miller S, Newman S. Patient-Level Barriers and Facilitators to Early Mobilization and the Relationship With Physical Disability Post-Intensive Care: Part 2 of an Integrative Review Through the Lens of the World Health Organization International Classification of Functioning, Disability, and Health. Dimensions of critical care nursing. 2021;40(3):164–73.

Raurell Torredá M, Regaira Martínez E, Planas Pascual B, et al. Algoritmo de movilización temprana para el paciente crítico. Recomendaciones de expertos. Enfermería Intensiva. 2021;32:153-63.

Rehabilitation 2030: A call for action. Rehabilitation: Key for the health in the 21st century. WHO;2017: 6. (Marco conceptual de la OMS de actuación del equipo de rehabilitación).

Ruo Yu L, Jia Jia W, Meng Tian W, et al. Optimal timing for early mobilization initiatives in intensive care unit patients: A systematic review and network meta-analysis. Intensive critical care nursing. Intensive Crit Care Nurs. 2024 Jun;82:103607.

Sanz E. Intervención coordinada del equipo Rehabilitador en UCI. Hospital Universitario Miguel Servet. En: Proyectos de calidad SALUD- ARAGÓN, 2023.

Thomas DC, Kreizman IJ, Melchiorre P, et al. Rehabilitation of the patient with chronic critical illness. Crit Care Clin. 2002;18(3):695-715.

Wang J, Ren D, Liu Y, et al. Effects of early mobilization on the prognosis of critically ill patients: A systematic review and meta-analysis. International Journal of Nursing Studies. 2020;110:103708.

Wang YT, Lang JK, Haines KJ, et al. Physical Rehabilitation in the ICU: A Systematic Review and Meta-Analysis. Critical Care Medicine. 2022;50(3):375–88.

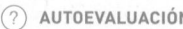 AUTOEVALUACIÓN
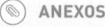 ANEXOS

Terapia ocupacional

M. García de Francisco

35

PUNTOS CLAVE

- El abordaje de los pacientes críticos desde la Terapia Ocupacional engloba diferentes técnicas de baja complejidad, que reducen las complicaciones del síndrome post-UCI.
- El tratamiento postural, guiado por el terapeuta ocupacional, debe ser un trabajo realizado por todo el personal encargado del cuidado del paciente.
- La correcta adaptación del entorno de la UCC mejora y reduce el *delirium* en pacientes con larga estancia en la UCC.
- Las visitas de los familiares del paciente son una parte importante del tratamiento, ya que permiten orientar al paciente en la realidad y situarlo en tiempo y espacio, mejorando así la función cognitiva.

INTRODUCCIÓN

Desde su inicio, la Terapia Ocupacional (TO) ha formado parte del equipo rehabilitador en ambientes intrahospitalarios. En la actualidad, una de las metas para la consolidación de campos de atención y conocimiento es profundizar en la intervención que realiza el terapeuta ocupacional en la UCC. La TO establece la base para disminuir o recuperar, en la medida de lo posible, la pérdida funcional física y cognitiva en el paciente crítico, contribuyendo así a una mayor rapidez en su recuperación. Su acción está marcada por diversas técnicas en las distintas fases de su intervención, tales como posicionamiento, estimulación sensorial, entrenamiento cognitivo, confección de férulas, reeducación de ABVD y asesoramiento del manejo del paciente a los familiares. Diversas investigaciones internacionales ponen en evidencia la importancia del trabajo del terapeuta ocupacional en la UCC de adulto, demostrando beneficios, como reducción de la estancia hospitalaria y mejoría funcional de los pacientes al alta.

OBJETIVOS TERAPÉUTICOS PRINCIPALES

En TO existen 2 objetivos principales: evitar la mayor pérdida posible de la **función cognitiva**, e impedir acortamientos y **rigideces articulares** por un mal posi-

225

cionamiento de forma prolongada en un paciente con inmovilidad. Conseguir recuperar la autonomía del paciente es el objetivo de cualquier tratamiento de TO; para conseguirlo se pueden confeccionar férulas y ayudas técnicas para adaptar el entorno a las necesidades del paciente. Antes de cualquier intervención, se deben revisar con enfermería los últimos cambios que hayan surgido. Además, será imprescindible su colaboración para dar continuidad temporal a los objetivos mencionados previamente. El estado de alerta y la capacidad de movimiento del paciente marcarán las diferentes pautas a seguir en la intervención del TO.

TRATAMIENTO POSTURAL EN LA UCC

Indicaciones

Incapacidad para realizar un movimiento activo. Esto sucede en pacientes en coma, sedados, con mínimo grado de consciencia o colaboración y/o con debilidad extrema de extremidades. Supone la base inicial de la rehabilitación.

Objetivos terapéuticos

Minimizar o evitar rigideces articulares y/o úlceras por presión.

Técnica

Posicionamiento. Dependerá de la posición en la que se encuentre el paciente, recomendando un cambio postural cada 2-3 horas.

Paciente encamado

Supino

Alteraciones posturales en miembros superiores

- Se colocarán los hombros nivelados en abducción de 20-30°, los codos en extensión o pequeña flexión de 5-10° y el antebrazo pronado, siempre que no se comprometan las vías periféricas.
- En los pacientes críticos aparece con frecuencia rigidez en los dedos, provocada por los edemas de las manos. Si, además, el paciente tiene una lesión neurológica, la deformidad más frecuente es la flexión palmar de muñeca con la mano en puño y pulgar incluido. Es una deformidad muy incapacitante si se mantiene en el tiempo y no se corrige, ya que para la recuperación de la autonomía del paciente es fundamental mantener la flexo-extensión de muñeca libre, así como una mano con capacidad de agarre y pulgar libre.
- Se pueden confeccionar férulas a medida en termoplástico, en posición funcional de la mano. Su mayor inconveniente es la rigidez, lo que podría com-

prometer la integridad cutánea, así como la interferencia con vías, que limitan la correcta colocación de la férula. Por este motivo, si la rigidez no es muy severa, existe la alternativa de emplear una toalla, de modo que se eviten presiones innecesarias y se pueda modificar su colocación según las necesidades. Es fundamental la colaboración conjunta con enfermería y TMSCAE, como se ha mencionado previamente, debiendo colocar las férulas de forma intermitente durante los cambios posturales (**Fig. 35-1**).

Alteraciones posturales en miembros inferiores

- Rotación de cadera: para evitar el acortamiento de los rotadores externos de cadera, se colocará una toalla o almohada pequeña en la zona externa del muslo. También se pueden emplear los antirrotatorios de los antiequinos.
- Pie equino: es una de las deformidades más frecuentes en los miembros inferiores. Puede aparecer en casos de debilidad, como el DAUCI, o ser secundarias a una lesión nerviosa central o periférica. Se puede conseguir una buena alineación, colocando almohadas o toallas, que suelen resultar más cómodas y efectivas que el dispositivo antiequino rígido hospitalario. En casos de lesión neurológica central cabe la posibilidad de que, al apoyar planta del pie sobre una superficie firme, aparezca el reflejo plantar con empuje extensor, corriendo el riesgo de favorecer una mayor flexión plantar, siendo en estos casos contraproducente. Sea cual sea el dispositivo disponible, el objetivo será asegurar una posición funcional del tobillo a 90°. Esto evitará futuras complicaciones con la bipedestación y consecución de la marcha (**Fig. 35-2**).
- Con el fin de evitar la lesión del nervio ciático poplíteo externo se puede colocar una almohada debajo de las rodillas para que permanezcan en ligera flexión de 5°, liberando así el apoyo en la cabeza del peroné.
- Casos especiales: amputados. La articulación proximal a la amputación estará en posición neutra, manteniendo el muñón en extensión el mayor tiempo posible,

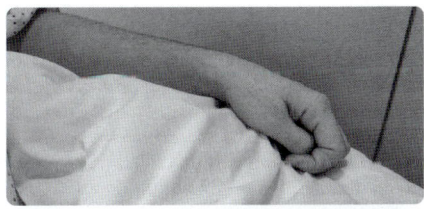

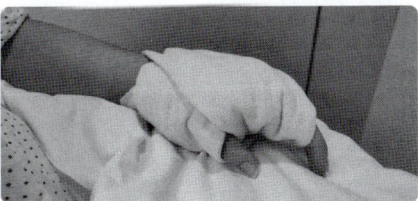

Figura 35-1. Propuesta de posicionamiento de muñeca y mano con toalla en posición funcional.

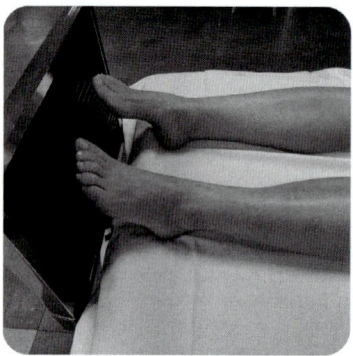
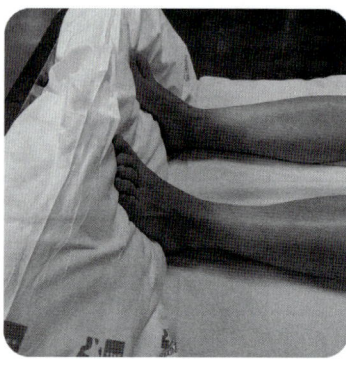

Figura 35-2. Corrección del equino con la colaboración de una almohada a los pies de la cama.

evitando así que la cicatriz soporte peso. Para ello no se dejará el muñón colgando sobre la cama o sillón ni almohadas debajo de la articulación de cadera (en amputaciones femorales) ni de la rodilla (en amputaciones tibiales). Es importante, además, realizar cambios posturales.

Prono

- Cabeza: girada, con la colocación de un cojín en "C" debajo para proteger frente, nariz, maxilares, labios, mentón, pabellones auriculares y cuello.
- Brazos: posición del nadador. El brazo al que mira el paciente arriba, hombro en abducción de 80º y codo en flexión de 90º. La mano hacia abajo, vigilando el contacto del pulpejo de los dedos, ya que es una zona especialmente delicada en la aparición de úlceras por presión. El otro brazo en línea con el tronco ligeramente separado y con una pequeña flexión de codo. La mano hacia arriba.
- Tórax: colocar una almohada bajo los hombros, clavículas y manubrio esternal. En mujeres se debe tener especial cuidado en la colocación de las mamas.
- Pelvis: colocar una almohada por debajo de espina ilíaca anterior, con las caderas en mínima flexión. En hombres, dejar genitales libres y bien colocados.
- MMII: en rotación neutra ligeramente separados. Vigilar la rótula y la tuberosidad tibial, que serán puntos de apoyo. Almohada debajo de las piernas para mantener los tobillos lo más próximo a una flexión de 90º y evitar que los dedos apoyen sobre la cama.

Sedestación

Si no existen contraindicaciones médicas, se debe iniciar una sedestación precoz, siempre que sea estable y segura. Además de mejorar la función respiratoria y de deglución, aumenta el campo visual, la interacción con el medio, la función cognitiva y mejora la autoestima.

Se debe prestar especial atención al posicionamiento axial y de extremidades. Una mala sedestación prolongada, sin alineación articular y con asimetrías, puede provocar rigideces y alteraciones articulares, con retraso en la recuperación funcional del paciente. Es frecuente que presenten inclinaciones laterales de tronco, provocando una desviación en toda su columna vertebral, así como un apoyo asimétrico en glúteos, con una cadera más adelantada y, como consecuencia, un apoyo también asimétrico en los pies. A nivel cervical, además, provoca una limitación de movilidad de giro e interacción con el medio. En otros casos se produce una retroversión pélvica importante, a pesar de cinchar al paciente con inclinación cervical anterior.

Una buena alineación postural del tronco supone una ventaja funcional, ya que la carga de peso en las caderas se encuentra repartida. Colocaremos caderas y rodillas en flexión de 90°, los pies completamente apoyados con un ángulo de 90° de flexión dorsal de tobillo, evitando rigideces, superponible a lo explicado en pacientes encamados.

Los miembros superiores deben estar relajados, en una posición que favorezca la movilización activa por parte del paciente. Es posible emplear también en este caso férulas o toallas para conseguir una correcta alineación postural de la mano, especialmente, en el caso de rigideces en la muñeca o manos de pacientes con

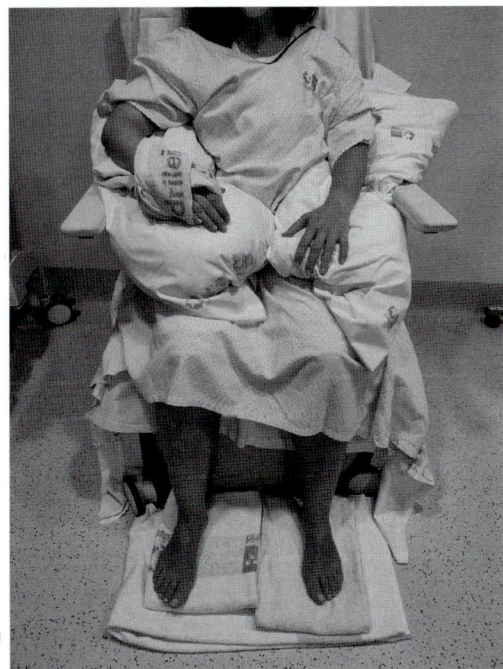

Figura 35-3. Alineación del paciente con la ayuda de almohadas en el tronco y toallas en apoyo de pies y mano.

lesión neurológica que tienen el estímulo palmar alterado, con tendencia a cierre de puño e inclusión del pulgar (**Fig. 35-3**).

Si el paciente lo tolera, es aconsejable fomentar la sedestación durante el turno de mañana y de nuevo durante el turno de tarde. De esta forma, al incluir un nuevo cambio postural, disminuirá el riesgo de aparición de úlceras por presión y simultáneamente mejorará la orientación temporal del paciente.

Cuando el paciente es capaz de mantener una buena posición en sedestación, se puede empezar a trabajar movimientos en miembros superiores orientados a reeducar las ABVD. En primer lugar, se debe valorar la sensibilidad mediante el roce de diferentes texturas y la presión en sus manos. Se debe empezar con actividades sencillas, como llevarse la mano a la boca y así promover la coordinación ojo-mano. Posteriormente, se irá aumentando el rango de movilidad de forma progresiva. Cuando el paciente sea capaz de realizar estos movimientos de forma autónoma, se pueden incluir objetos cotidianos, como cubiertos, vasos y accesorios de higiene, entre otros, valorando su capacidad de agarre o la necesidad de alguna adaptación. Aunque en la UCC no se reproducen generalmente las condiciones reales de ABVD, es importante evaluar la funcionalidad de la mano con objetos reales, enfocando el trabajo realizado en todo momento a conseguir la máxima autonomía posible.

INTERVENCIÓN EN ALTERACIONES COGNITIVAS

El *delirium* o síndrome confusional agudo es una complicación frecuente en la UCC. La intervención con estrategias de TO disminuye la duración y la incidencia de las alteraciones cognitivas en estos pacientes. Entre las estrategias utilizadas, además del buen posicionamiento, se encuentra la estimulación cognitiva, a realizar con ejercicios de diferentes funciones mentales, así como favorecer movilizaciones activas con la realización de pequeños ejercicios de autonomía en ABVD, por ejemplo, colaborando en el aseo o iniciando movimientos necesarios para la alimentación. La orientación en espacio y tiempo se puede fomentar colocando a la vista del paciente un reloj y un calendario, y preguntándole la hora y día del calendario (**Fig. 35-4**).

Lo ideal sería que las habitaciones tuviesen luz natural para favorecer la orientación temporal o, en su defecto, ajustar la luz ambiental nocturna para disminuirla por la noche en los espacios comunes. Durante el día se puede poner música en la habitación para favorecer el estado de alerta del paciente en las horas centrales del día. Para favorecer el descanso nocturno se deberían adaptar los horarios de las intervenciones.

La visita de los familiares, además de dar un soporte psicológico al paciente, le ayudan a mejorar la orientación temporal (horarios de visitas) y la orientación a la realidad. Por eso, en la medida de lo posible, y siempre que el médico lo autorice, es positivo que las visitas de los familiares se realicen a diario.

Si el paciente colabora, se puede proporcionar una libreta y un lápiz para que realice un pequeño diario de UCC, donde ponga la fecha y describa con alguna palabra los avances y logros de cada día. Con esta actividad trabajamos la orientación temporo-espacial, la orientación a la realidad, la capacidad manipulativa, la coordinación ojo-mano, la lecto-escritura y el posicionamiento correcto de la

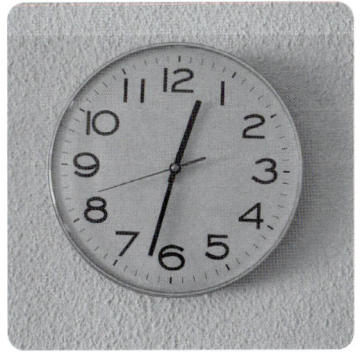 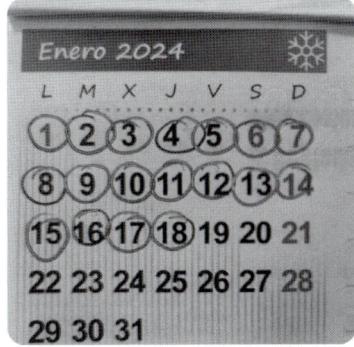

Figura 35-4. Colocación de un reloj y un calendario de grandes dimensiones y visible para el paciente.

mano, entre otros aspectos. También puede expresar sus sentimientos e inquietudes, pudiendo individualizar las terapias de rehabilitación en función de sus necesidades y preocupaciones en la medida de lo posible. Si el paciente tiene dificultad para escribir, se debe valorar realizar la actividad haciendo alguna adaptación para que pueda escribir y comunicarse. Por ejemplo, mediante ayudas técnicas como el engrosamiento de un lápiz con material antideslizante para favorecer una mejor sujeción, supliendo la debilidad de la mano.

BIBLIOGRAFÍA

Colegio Profesional de Terapeutas Ocupacionales de la Comunidad de Madrid. Guía clínica de intervención de terapia ocupacional en pacientes con COVID-19. COPTOCAM, 2020.

Guía informativa para el paciente amputado de miembro inferior. Saludcastillayleon.es

Humanizando los Cuidados intensivos (HUCI). Manual de buenas prácticas. Disponible en: https://proyectohuci.com/es/buenas-practicas/

Moreno Chaparro J, Cubillos-Mesa J, Duarte-Torres SC. Terapia ocupacional en la unidad de cuidados intensivos. Revista de la Facultad de Medicina. 2017;65(2):291-6. Universidad Nacional de Colombia.

Slusplay Material Didáctico. Cuidados intensivos. Tema 7. El delirio en la UCI. Disponible en: https://www.salusplay.com/apuntes/cuidados-intensivos-uci/tema-7-el-delirio-en-la-uci

Sociedad de Medicina Intensiva de Madrid (SOMIAMA), Sociedad Centro de Medicina Física y Rehabilitación (SCENRHB). Recomendaciones para la rehabilitación motora en el enfermo crítico.

 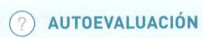 **AUTOEVALUACIÓN**

Técnicas de rehabilitación respiratoria

A. Muñoz Martínez

36

PUNTOS CLAVE

- La debilidad adquirida en la UCC produce una afectación global de la musculatura, incluida la respiratoria, lo que puede provocar debilidad, disminución de fuerza y resistencia tanto de la musculatura respiratoria principal (diafragma) como de la accesoria (intercostales, escalenos, dorsal ancho, musculatura abdominal, etc.).
- La rehabilitación respiratoria en la UCC tiene como objetivo prevenir y tratar las complicaciones pulmonares de estos pacientes y colaborar en el proceso de destete de los sometidos a ventilación mecánica invasiva.
- Es fundamental el conocimiento de las diferentes técnicas de fisioterapia respiratoria que se pueden aplicar en el paciente crítico, en función de sus características individualizadas.
- El tratamiento se modifica según la situación clínica, evolución del paciente, así como de su colaboración y tolerancia al mismo.

INTRODUCCIÓN

La debilidad adquirida en la UCC afecta globalmente a la musculatura, incluida la respiratoria, lo que puede provocar debilidad, disminución de fuerza y resistencia de la musculatura respiratoria principal (diafragma) y de la accesoria (intercostales, escalenos, dorsal ancho, musculatura abdominal, etc.) (v. **Capítulo 27**).

Los objetivos de las técnicas de tratamiento son drenaje de secreciones, mejorar la distensibilidad pulmonar y potenciar la musculatura respiratoria. Con todo ello se puede minimizar el riesgo de complicaciones, tratarlas y colaborar en el proceso del destete del paciente.

En este capítulo se describen las diferentes técnicas que se pueden realizar en el paciente crítico, teniendo siempre en cuenta no solo la patología actual del mismo, sino también la morbilidad respiratoria previa al ingreso, así como las complicaciones desarrolladas, las necesidades de soporte ventilatorio (VMI, VMNI) y los hallazgos de la exploración y pruebas complementarias.

Antes de cada sesión de tratamiento se debe comprobar la estabilidad del paciente.

No hay que olvidar que siempre es recomendable una adecuada protección del terapeuta durante el tratamiento, obligatoria en casos de patologías respiratorias con alto riesgo de contagio (COVID, gripe o virus respiratorio sincitial).

TÉCNICAS DE FISIOTERAPIA RESPIRATORIA

A continuación, se detallan las técnicas de fisioterapia utilizadas, en función del lugar de la vía aérea donde centralizar el tratamiento (**Fig. 36-1**).

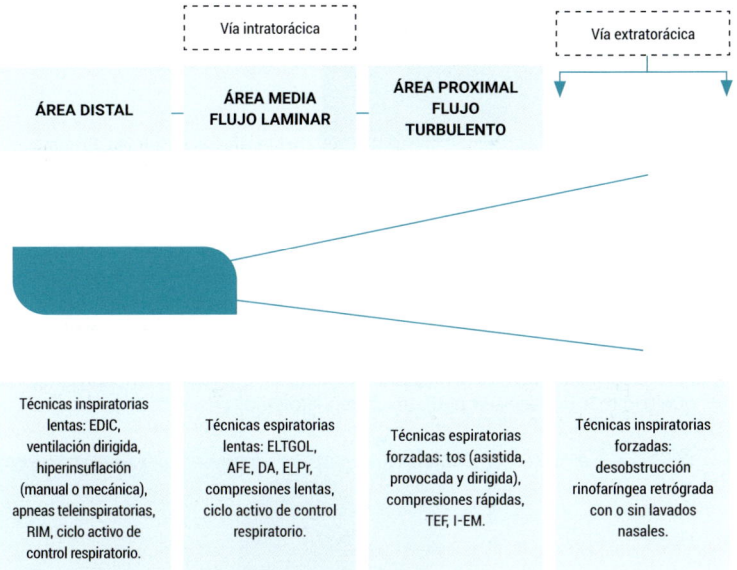

Figura 36-1. Técnicas de fisioterapia respiratoria según la vía respiratoria, aérea pulmonar y generación bronquial en la que se ausculten las secreciones.

Técnicas para vías aéreas distales

Están basadas en maniobras inspiratorias de alto volumen y bajo flujo:

- **Ventilaciones dirigidas (diafragmáticas, costales inferiores y apicales)**: trabajo de la coordinación respiratoria con o sin apneas teleinspiratorias.
- *Air stacking*: insuflaciones manuales de aire con las que se trabaja la coordinación respiratoria (**Fig. 36-2**)
- **EDIC (Ejercicio de Débito Inspiratorio Controlado)**: ejercicio de control respiratorio en decúbito inspiratorio.

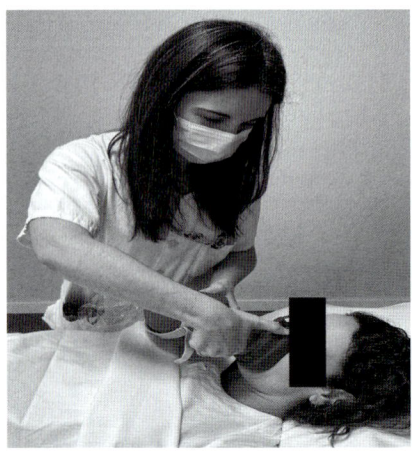

Figura 36-2. Técnica de *air stacking.*

Técnicas para vías aéreas medias

Son maniobras espiratorias de volúmenes y flujos bajos:

- **Labios fruncidos**: espiraciones lentas y prolongadas que inciden en el control de la disnea a través del soplido (**Fig. 36-3**).
- **ELPr (Espiración Lenta Prolongada)**: técnicas de espiración lenta prolongada, que son más eficaces en pediatría y neonatología.

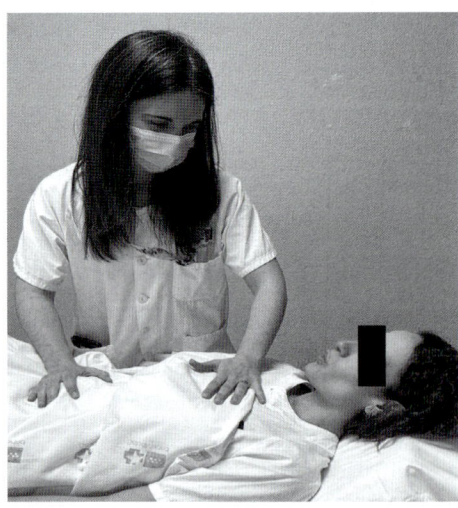

Figura 36-3. Técnica de labios fruncidos.

- **Drenaje autógeno**: movilización de las secreciones desde las vías medias y distales para facilitar su expectoración.
- **ELTGOL (Espiración Lenta Total con Glotis Abierta en Decúbito Lateral)**: técnica en la que se realiza una espiración lenta total con glotis abierta en posición de decúbito infralateral hasta volumen residual para movilización de secreciones en vías distales.

Técnicas para vías aéreas proximal

Centradas en volúmenes y flujos espiratorios altos:

- **Técnica de espiración forzada**: aumento del transporte mucociliar en vías más proximales. Combinándola con algunas de las técnicas inspiratorias lentas, forma el Ciclo Activo Respiratorio (CAR).
- **Tos dirigida, asistida o protegida**: facilitación final para la expulsión de secreciones de forma autónoma o con ayuda, bien de forma manual o mecánica (insuflador-exuflador mecánico).

Muchas de estas técnicas se pueden ver complementadas con ayuda de algunos de los dispositivos que se detallan en el **capítulo 37**:

- **Inspirómetro de incentivo volumétrico:** se realiza para aumentar los volúmenes inspiratorios, además de combinarse con técnicas destinadas al drenaje de secreciones.
- **Sistemas de presión espiratoria positiva (PEP):** se utilizan para fortalecimiento de la musculatura espiratoria y para mantener la vía aérea permeable, facilitando así el drenaje de secreciones. Se distinguen:
  – Dispositivos de PEP continua, como TheraPEP®.
  – Dispositivos de PEP oscilante, como bottle PEP, Acapella® o Flutter®.
- **Sistema de entrenamiento de la musculatura inspiratoria (IMT)**: se usa para fortalecer la musculatura inspiratoria (**Fig. 36-4**).
- **Resucitador manual tipo Ambú®**: se utiliza para aumentar el flujo aéreo durante una técnica de inspiraciones lentas o como dispositivo para aumentar la efectividad de las espiraciones forzadas.
- **Insuflador-exuflador mecánico (I-EM):** sirve para aumentar el flujo aéreo inspiratorio y para realizar una tos asistida al paciente.

Técnicas para vías extratorácicas

Con altos flujos y volúmenes inspiratorios.

Desobstrucción rinofaríngea retrógrada:

Se realiza con o sin lavados nasales.

Trabajo de musculatura inspiratoria y espiratoria:

Se puede trabajar el fortalecimiento de la musculatura respiratoria a través de dispositivos PEP e IMT ya mencionados (v. **Capítulo 37**).

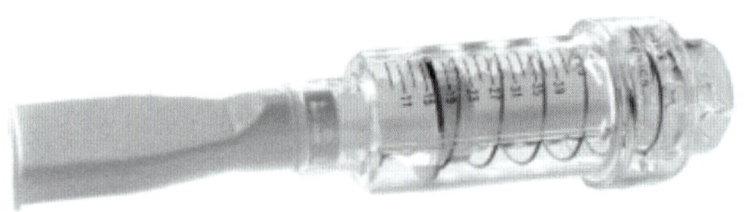

Figura 36-4. Sistema de entrenamiento de la musculatura inspiratoria.

En pacientes con vía aérea artificial y/o conectados a VMI puede realizarse con los dispositivos nombrados anteriormente o bien con el ajuste de parámetros del ventilador (variaciones de presión de soporte, ajustes del *trigger*, etc.).

CONSIDERACIONES EN PACIENTES CON VENTILACIÓN MECÁNICA INVASIVA

Cabe tener en cuenta que en las UCC se van a encontrar pacientes con vía aérea natural o con vía aérea artificial, ya sea un tubo de intubación orotraqueal (IOT) o una cánula de traqueostomía (TQ). En función de ello, del objetivo que se pretenda trabajar y del lugar donde se encuentren las secreciones, se podrán realizar unas técnicas u otras con diferentes dispositivos según disponibilidad en cada Centro (**Tabla 36-1**).

Tabla 36-1. Técnicas de fisioterapia respiratoria que se pueden realizar según el tipo de vía aérea que presente el paciente

CON VÍA AÉREA NATURAL	CON VÍA AÉREA ARTIFICIAL
Compresiones abdominotorácicas lentas y rápidas	Compresiones abdominotorácicas lentas y rápidas
Bolsa de resucitación manual (hiperinsuflaciones y *air stacking*)	Bolsa de resucitación manual (hiperinsuflaciones y *air stacking*)
EDIC, ELTGOL, AFE, *bottle pep*	Maniobras con el ventilador (modificación de parámetros: hiperinsuflación, PEEP-ZEEP, fortalecimiento de la musculatura respiratoria)
Válvula umbral (IMT, PEP)	Válvula umbral (IMT, PEP)
Incentivador volumétrico	Incentivador volumétrico
Insuflador-exuflador mecánico	Insuflador-exuflador mecánico

Técnicas respiratorias con vía aérea artificial

- Compresiones abdominotorácicas lentas y rápidas.
- Bolsa de resucitación manual: para realizar hiperinsuflaciones y *air stacking*.
- Maniobras con el ventilador: a partir de la modificación de parámetros para realizar hiperinsuflaciones, PEEP-ZEEP o fortalecimiento de la musculatura respiratoria.
- Utilización de dispositivos de válvula umbral (IMT, PEP) e incentivador volumétrico adaptados a la situación del paciente.
- Insuflador-exuflador mecánico para facilitar la movilización y expulsión de secreciones, además de fortalecimiento de la musculatura.

BIBLIOGRAFÍA

Balañá Corberó A, del Corral Núñez-Flores T, Gimeno-Santos E, et al. Manual Separ de procedimientos en técnicas manuales e instrumentales para el drenaje de secreciones bronquiales en el paciente adulto (1ª edición). Editorial Respira, 2013: 27:105.

Berger D, Bloechlinger S, von Haehling S, et al. Dysfunction of respiratory muscles in critically il patients on the intensive care unit. J Cachexia Sarcopenia Muscle. 2016;7(4):403-12.

Bissett BM, Leditschke IA, Neeman T, et al. Inspiratory muscle training to enhance recovery from mechanical ventilation: a randomised trial. Thorax. 2016;71:812-9.

Cristancho Gómez W. Fisioterapia en la UCI: Teoría, experiencia y evidencia (1ª edición). Editorial El Manual Moderno, 2022.

De la Fuente S, Guerras I, Pinto J, et al. Grupo de Trabajo Multidisciplinar: Recomendaciones para la Rehabilitación Motora/Respiratoria del Enfermo Crítico 1. SOMIAMA/SCENRHB 2022.

Díaz Lobato S, García González JL. Manual Separ de procedimientos en terapias respiratorias y cuidado del paciente neuromuscular con afectación respiratoria (1ª edición). Editorial Respira, 2012: 118. Vol. nº25. Procedimiento en las ENM de evolución lenta.

Expósito Alburquerque M, Garrido Cabañas ML, Garrido Romero JJ, et al. Manual Separ de procedimientos en ventilación mecánica no invasiva (1ª Edición. Editorial Respira; 2008. 80 p. Vol. nº16. Fisioterapia respiratoria en el paciente en VMNI.

García Segura A, Hernández Criado MT, Muelas Gómez L, et al. Manual Separ de procedimientos en fisioterapia respiratoria en cirugía torácica (1ª edición). Editorial Respira, 2023. 70 p. Vol. nº41. Tratamiento de Fisioterapia peri-hospitalaria.

Martin AD, Smith BK, Davenport PD, et al. Inspiratory muscle strength training improves weaning outcome in failure to wean patients: a randomized trial. Critical Care. 2011;15:R84.

Shi ZH, Jonkman A, de Vries H, et al. Expiratory muscle dysfunction in critically ill patients: towards improved understanding. Intensive Care Med. 2019 Aug; 45(8): 1061-1071.

Tille AW, Boissier F, Muller M, et al. Role of ICU-acquired weakness on extubation outcome among patients at high risk of reintubation. Crit Care. 2020 Mar 12;24(1):86

Vorona S, Sabatini U, Al-Maqbali S, et al. Inspiratory muscle rehabilitation in critically ill adults. A systematic review and meta-analysis. Ann AmThorac Soc. 2018 Jun;15(6):735-44.

AUTOEVALUACIÓN

Dispositivos de rehabilitación respiratoria

37

Mª R. Urbez Mir y D. Alexandres Ríos de los Ríos

PUNTOS CLAVE

- Es importante conocer los diferentes dispositivos mecánicos empleados para el tratamiento de apoyo respiratorio en el paciente crítico, así como sus indicaciones y contraindicaciones.
- Estos dispositivos se utilizan como coadyuvantes de las técnicas de fisioterapia respiratoria convencionales.
- Tanto el médico rehabilitador como los terapeutas encargados de abordar a los pacientes críticos deben estar entrenados en su uso.
- Su empleo dependerá de los recursos disponibles en cada centro.

INTRODUCCIÓN

En el manejo de las complicaciones respiratorias del paciente crítico y apoyo a la extubación existen diversas estrategias dentro de la especialidad de Medicina Física y Rehabilitación.

Además de la fisioterapia respiratoria, se pueden necesitar dispositivos mecánicos como apoyo al tratamiento.

Objetivos del tratamiento

Determinar cuáles son los objetivos de nuestra intervención orientará a la decisión del tratamiento adecuado:

- Movilizar secreciones periféricas y/o proximales.
- Mejorar volúmenes pulmonares y reclutamiento.
- Ayudar al paciente con tos ineficaz.
- Otros aspectos que deben valorarse: tipo de secreción, presencia de sangrado, etcétera.

Existen diversas técnicas para mejorar el aclaramiento mucociliar. Estas técnicas pueden también tener efecto en el reclutamiento alveolar y en la ganancia de volúmenes pulmonares, así como en la mejora de la fuerza de la musculatura respiratoria. Todo ello colaborará a la reducción de la dependencia de dispositivos invasivos y permitirá el alta del paciente de la UCC. En este capítulo se desarrollarán únicamente las realizadas con dispositivos mecánicos.

En la figura 37-1 se recogen las diversas técnicas que se aplican y se destacan en azul las que corresponden a los dispositivos mecánicos que se tratarán en este capítulo, que son los siguientes:

- Sistemas de vibración externa: oscilación de pared torácica de alta frecuencia y compresión torácica de alta frecuencia.
- Dispositivo de presión positiva espiratoria oscilante.
- Tecnología de aceleración de flujos espiratorios.
- Asistente de tos.
- Dispositivos con reclutamiento pulmonar volumétrico.

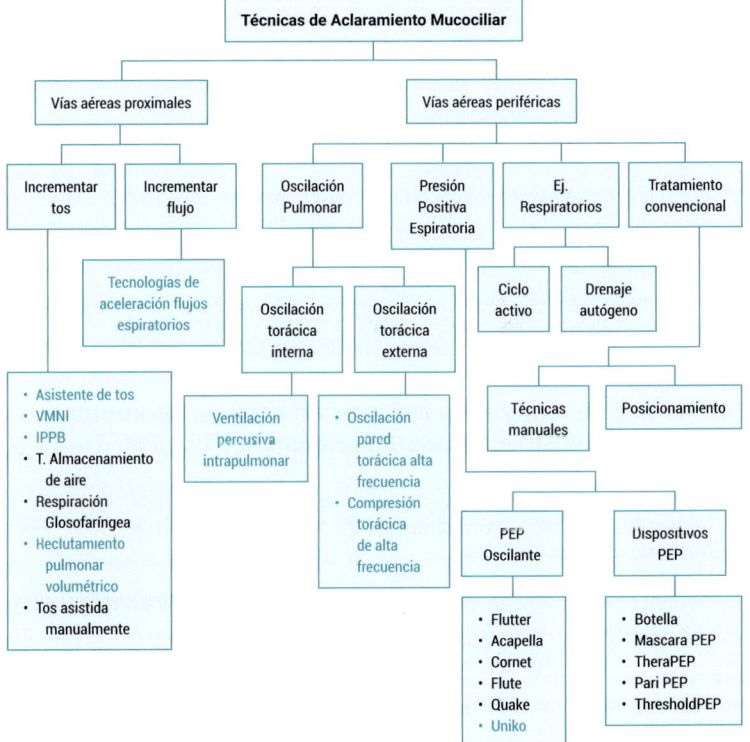

Figura 37-1. Técnicas de aclaramiento mucociliar (Urbez, 2021. Modificado de Chatwin).

- Dispositivos de respiración con presión positiva intermitente.
- Dispositivos de ventilación percusiva intrapulmonar.

Dado que cada uno responde a una técnica y a un objetivo diferente de tratamiento, se describirán según su actuación. No se referirán los dispositivos de compresión torácica de alta frecuencia por su falta de evidencia actual tanto como dispositivo de ventilación mecánica no invasiva (VMNI) como de movilización de secreciones; ni la oscilación torácica de alta frecuencia (chalecos) por su baja evidencia actual y su controversia en la aplicación en pacientes críticos, dado el riesgo de mayor inestabilidad hemodinámica.

DESCRIPCIÓN DE LAS TÉCNICAS

Técnicas de inspiración asistida (insuflaciones)

Se basan en la necesidad de tener un volumen inspiratorio adecuado antes de la generación de un flujo espiratorio suficiente que movilice secreciones. Ese volumen inspirado es necesario para el reclutamiento alveolar.

Ventiladores ciclados por volumen

Permite programar hiperinsuflaciones intercaladas al volumen corriente. Resulta tan efectiva como su realización con resucitador manual.

Maniobra asistida de insuflación pulmonar (LIAM)

Disponible en algunos modelos de ventilador. Produce una insuflación controlada por presión con tiempo de presión *plateau* al finalizar.

Dispositivo de respiración con presión positiva intermitente (Intermittent Positive Pressure Breathing o IPPB) (Fig. 37-2)

- Realiza una maniobra controlada por flujo.
- Mejora la ventilación y el reclutamiento.
- Aumenta la capacidad vital.
- Es útil en pautas de apoyo a la extubación.
- Permite el entrenamiento progresivo de la musculatura inspiratoria.

En resumen, se pauta el flujo y la presión objetivo a la que dejará de insuflar. Es fundamental el ajuste correcto de la presión máxima en vías respiratorias para no generar barotrauma, evitándose superar los 35 cmH_2O.

El dispositivo puede aplicarse mediante tubo bucal, a través de traqueostomía o con tubo endotraqueal. Además, ha demostrado su utilidad en las pautas de apoyo a extubación.

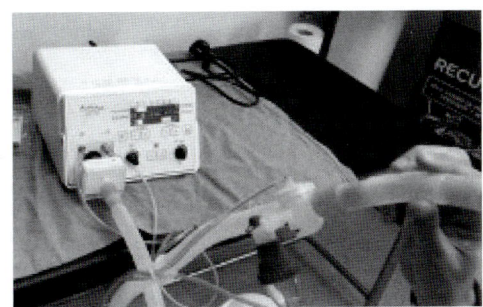

Figura 37-2. Dispositivo de respiración con presión positiva intermitente.

Fase insufladora del asistente de tos

Puede mejorar la capacidad inspiratoria y el reclutamiento. Se parece a un IPPB, aunque sin conseguir el mismo grado de insuflación, al tener que determinarse el tiempo de insuflación.

Estas técnicas permiten expandir los pulmones, manteniendo la compliancia pulmonar y el reclutamiento, y previniendo atelectasias.

Ayuda mecánica a la tos: asistente de tos

- Aplica insuflación profunda seguida de exuflación a presión negativa. Ese cambio rápido simula los flujos generados en una tos normal.
- Es útil para movilizar secreciones proximales y mantener distensibilidad torácica.
- Está indicado, principalmente, en pacientes neuromusculares.
- Permite ajustar presiones, flujo, tiempos y *trigger* inspiratorio.

Se debe tener en cuenta que es un dispositivo diseñado y estudiado para pacientes neuromusculares con un **parénquima pulmonar sano,** que tienen fallo en la fuerza de los músculos con tos ineficaz. Por ello, debemos ser muy cautelosos si se decide usarlo en otro tipo de pacientes, ya que en esos casos sí se puede provocar daño pulmonar o hiperinsuflación.

Para tener en cuenta en las adaptaciones: los tiempos de insuflación mayores se correlacionan con flujos espiratorios mayores.

Cuando se administra vía tubo endotraqueal puede ser necesario incrementar presiones sobre su basal, más cuanto más estrecho sea el tubo o bien que sea molesto y requerir reducir presiones por su carácter más invasivo.

Actualmente, no hay ninguna evidencia que apoye el uso de la vibración. Puede favorecer inestabilidad en las vías altas, pérdida de flujo efectivo, y se ha visto que no disminuye el riesgo de infección respiratoria.

Se han descrito complicaciones, como la aparición de neumotórax bilateral tras el uso del dispositivo, pero esto puede estar relacionado con una mala indicación del mismo, *al aplicarlo en pacientes no neuromusculares con afectación de parénquima pulmonar por otras enfermedades respiratorias.*

Tecnologías de aceleración de flujos espiratorios

- Funcionan por efecto Venturi.
- Se activan en la fase espiratoria.
- No generan presión negativa.
- Son útiles en pacientes con flujos de tos bajos.

Actualmente, solo se dispone de un dispositivo en el mercado (Free Aspire®).

Movilización de secreciones periféricas

Presión Positiva Espiratoria Temporal (TPEP)

- Es un dispositivo de freno espiratorio mecánico.
- Genera un flujo pulsado contrario al aire exhalado solo al inicio de espiración y con una frecuencia de 42 hercios.
- Mejora la elasticidad de las paredes pulmonares.
- Administrado en el paciente en ventilación invasiva (VMI), se debe tener en cuenta que genera una PEEP de 1 cmH_2O.

Ventilación Percusiva Intrapulmonar (VPI)

La VPI es una técnica instrumental efectiva para la limpieza de secreciones bronquiales. Utiliza un dispositivo convertidor de flujo-presión (Phasitron), que administra volúmenes tidales sucesivos a la vía respiratoria, tanto en inspiración como en espiración.

Características principales:

- Presiones: 1 a 3,5 bares.
- Frecuencia: 75 a 500 percusiones por minuto.
- Duración: 10-40 minutos por sesión.

Efectos y beneficios:

- Moviliza secreciones de vías distales y medias.
- Recluta alvéolos y resuelve atelectasias.
- Mejora el intercambio gaseoso y la compliancia toraco-pulmonar.

Indicaciones y contraindicaciones

- Está indicada para acúmulos de secreciones en patologías restrictivas y obstructivas. Puede administrarse por máscara facial, pipeta bucal o en pacientes con ventilación mecánica.
- Contraindicación absoluta: neumotórax sin drenaje. Relativas: síndrome de Lyell, hemoptisis grave, trastorno de coagulación y tratamiento anticoagulante (según nivel de anticoagulación).

BIBLIOGRAFÍA

Bach JR, Sinquee DM, Saporito LR, et al. Efficacy of mechanical insufflation-exsufflation in extubating unweanable subjects with restrictive pulmonary disorders. Respir Care. 2015 Apr;60(4):477-83. doi: 10.4187/respcare.03584. Epub 2014 Dec 9. PMID: 25492956.

Bertelli L, Nardo GD, Cazzato S, et al. Free-Aspire: A new device for the management of airways clearance in patient with ineffective cough. Pediatr Rep. 2017 Oct 6;9(3):7270. doi: 10.4081/pr.2017.7270. PMID: 29081932; PMCID: PMC5643880.

Bourdin G, Guérin C, Leray V, et al. Comparison of Alpha 200 and CoughAssist as intermittent positive pressure breathing devices: a bench study. Respir Care. 2012 Jul;57(7):1129-36.

Chen YH, Yeh MC, Hu HC, et al. Effects of Lung Expansion Therapy on Lung Function in Patients with Prolonged Mechanical Ventilation. Can Respir J. 2016;2016:5624315.

Dellamonica J, Louis B, Lyazidi A, et al. Intrapulmonary percussive ventilation superimposed on conventional ventilation: bench study of humidity and ventilator behaviour. Intensive Care Med. 2008 Nov;34(11):2035-43.

Gómez-Merino E, Sancho J, Marín J, et al. Mechanical insufflation-exsufflation: pressure, volume, and flow relationships and the adequacy of the manufacturer's guidelines. Am J Phys Med Rehabil. 2002 Aug;81(8):579-83.

Guérin C, Bourdin G, Leray V, et al. Performance of the coughassist insufflation-exsufflation device in the presence of an endotracheal tube or tracheostomy tube: a bench study. Respir Care. 2011 Aug;56(8):1108-14. doi: 10.4187/respcare.01121. PMID: 21801577.

Hassan A, Takacs S, Orde S, et al. Clinical application of intrapulmonary percussive ventilation: A scoping review. Hong Kong Physiother J. 2024 Jun;44(1):39-56. doi: 10.1142/S1013702524500033. Epub 2023 Sep 30. PMID: 38577395; PMCID: PMC10988273.

Rose L, Adhikari NK, Leasa D, et al. Cough augmentation techniques for extubation or weaning critically ill patients from mechanical ventilation. Cochrane Database Syst Rev. 2017 Jan 11;1(1):CD011833. doi: 10.1002/14651858.CD011833.pub2. PMID: 28075489; PMCID: PMC6353102.

Sancho J, Burés E, Ferrer S, et al. Mechanical Insufflation-Exsufflation With Oscillations in Amyotrophic Lateral Sclerosis With Home Ventilation via Tracheostomy. Respir Care. 2020. May;65(5):596-602. doi: 10.4187/respcare.07202. Epub 2019 Nov 12. PMID: 31719190.

Yasokawa N, Tanaka H, Kurose K, et al. Mechanical insufflation-exsufflation-related bilateral pneumothorax. Respir Med Case Rep. 2020 Feb 4;29:101017. doi: 10.1016/j.rmcr.2020.101017. PMID: 32071855; PMCID: PMC7013176.

? **AUTOEVALUACIÓN**

Técnicas de rehabilitación motora

38

S. Cañamares Muñoz y L. García Montes

PUNTOS CLAVE

- Es fundamental realizar un abordaje precoz del paciente crítico con el fin de conseguir la máxima funcionalidad, trabajando las transferencias y la verticalización en cuanto el estado del paciente lo permita.
- Las técnicas de tratamiento deben adecuarse al grado de colaboración, cumpliendo siempre con unos criterios de estabilidad clínica y hemodinámica.
- Las técnicas de fisioterapia motora desarrolladas en este capítulo han demostrado ser seguras para el paciente.

INTRODUCCIÓN

Como ya se ha detallado en capítulos anteriores, en el paciente crítico confluyen una serie de factores que condicionan la pérdida de movilidad, fuerza y función tanto a nivel de la musculatura periférica como respiratoria. Por ello, las guías de práctica clínica recomiendan la movilización del paciente crítico de forma precoz y sistemática. A continuación, se plantean una serie de intervenciones, ordenadas por fases, teniendo en cuenta el grado de conciencia y colaboración, así como la estabilidad clínica y hemodinámica del paciente.

FASES

La rehabilitación debe ir encaminada a que los pacientes aprendan a elaborar nuevas estrategias sensoriales y motoras en función de los déficits que presenten, a medida que su patología vaya evolucionando (**Fig. 38-1**).

Movilización pasiva y posicionamiento en cama

- Inicio: en pacientes con un nivel de consciencia bajo (RASS de +2 a −2) y/o con una importante debilidad muscular.

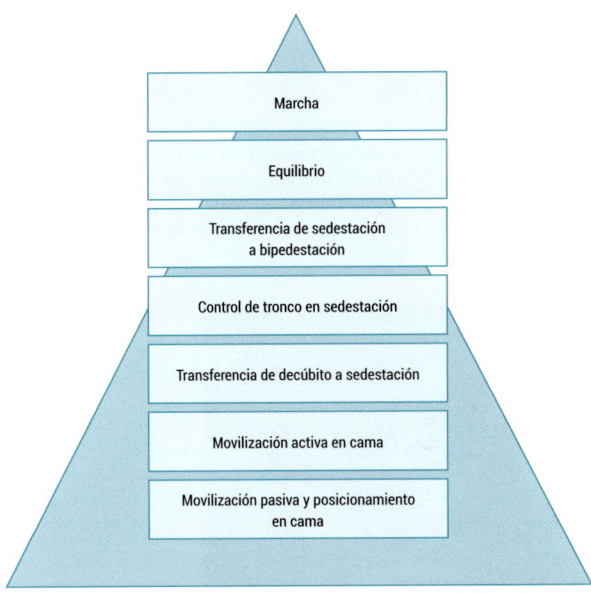

Figura 38-1. Esquema de tratamiento fisioterápico en pacientes críticos.

- Técnicas:
  - Movilizaciones pasivas y estiramientos: el objetivo es contrarrestar la tendencia al acortamiento musculoesquelético y a la retracción capsuloligamentosa en estos pacientes. Deben realizarse, al menos, una vez por turno, en las principales articulaciones (columna vertebral, hombro, codo, muñeca-mano, cadera, rodilla y tobillo-pie). De especial relevancia es el complejo tobillo-pie, ya que cualquier déficit a este nivel podría acarrear consecuencias nefastas para la marcha, con importante repercusión funcional.

Es también esencial verificar un correcto posicionamiento antes y después de la terapia, como se ha desarrollado en el capítulo 35.

Movilización activa en cama

- Inicio: en pacientes presentan un menor grado de sedación y mayor colaboración.
- Técnicas:
  - Movilizaciones articulares: se realizan de forma similar a las del apartado anterior, pero de forma activa, en cualquiera de sus modalidades (activa-asistida, libre o resistida).

- Facilitación Neuromuscular Propioceptiva (FNP): a través de sus patrones de movimiento en diagonal y espiral, tanto para miembros superiores como inferiores. Es útil para preparar al paciente para la realización de actividades más funcionales.
- Volteos y elevación de la pelvis del plano de la cama: su objetivo es conseguir la independencia del paciente en la cama.
- Verticalización: es importante introducirla en esta etapa para paliar las consecuencias derivadas del decúbito. Se realiza mediante posicionamiento en sedestación en la cama, sillón o bipedestación con plano inclinado (**Fig. 38-2**).

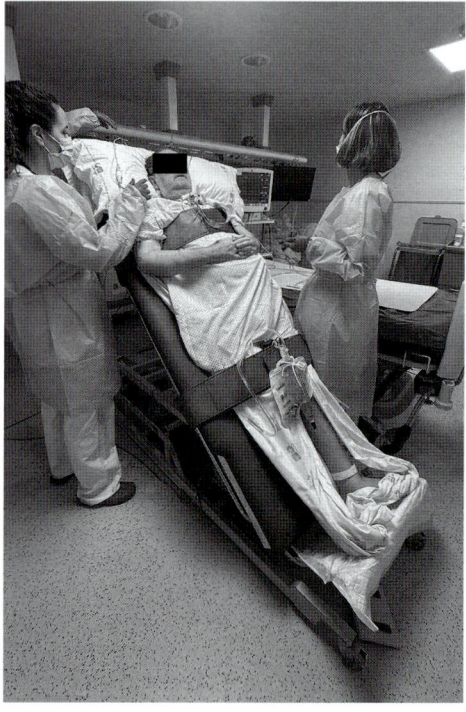

Figura 38-2. Uso del plano inclinado en pacientes críticos.

Transferencia de decúbito a sedestación

- Inicio: en pacientes que sean capaces de iniciar movilización activa contra gravedad.
- Técnica: hay que tener en consideración que no existe una sola estrategia válida para llevarlo a cabo, por lo que debe individualizarse en función de la patología y situación clínica del paciente.

- Observaciones: esta fase produce en los pacientes grandes cambios hemodinámicos, neuromusculoesqueléticos, respiratorios y psicológicos, por lo que habrá que vigilar posibles cambios clínicos que puedan acontecer durante la realización de la transferencia, con ayuda de dos personas como mínimo, de modo que la técnica sea segura, y controlar los distintos dispositivos que monitorizan al paciente.

Control de tronco en sedestación

- Inicio: cuando el paciente tolere la posición de sedestación.
- Técnica: enderezamientos, transferencias y descargas de peso multidireccionales, alcances de miembros superiores y reacciones de equilibrio (**Fig. 38-3**).

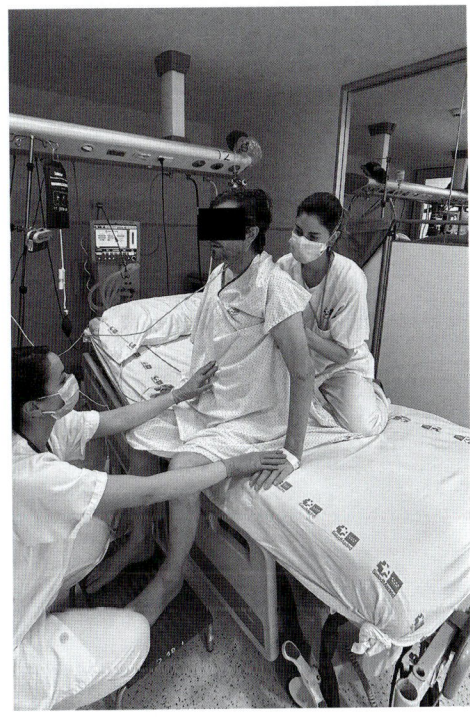

Figura 38-3. Trabajo de control de tronco en sedestación al borde de la cama en pacientes ingresados en la unidad de críticos.

Transferencia de sedestación a bipedestación

- Inicio: en pacientes con control parcial o total de tronco y que sean capaces de movilizar miembros inferiores contra gravedad.

- Técnica: en líneas generales, la primera vez que se aborda este ítem se debe trabajar con un apoyo anterior (que puede ser la barandilla de la cama, una butaca o un andador) para dar mayor seguridad y estabilidad al paciente. Se recomienda realizarlo con dos profesionales, que, según los recursos disponibles, podrán ser dos fisioterapeutas o un fisioterapeuta y otro profesional sanitario (por ejemplo, TMSCAE). De esta manera, se asegura el bloqueo de las rodillas y de la pelvis, que a su vez podrán ayudarse de distintos elementos para garantizar el confort y la seguridad de esta, como cinchas, marcos de levantamiento eléctricos (bipedestadores), grúas o sistemas más sofisticados, tipo Sara Combilizer®.

Trabajo de equilibrio

- Inicio: tras conseguir una posición estable en bipedestación.
- Técnicas:
  - Ejercicios de coordinación y equilibrio estático y dinámico: se realiza como fase inicial o previa para la reeducación de la marcha.
  - Otros ejercicios: con variaciones de la base de sustentación, cambios de peso multidireccionales, apoyo monopodal, alcances con miembros superiores e inferiores con distintas trayectorias y lanzamientos, entre otros.
  - Método de Frenkel: se considera una estrategia para el trabajo de la coordinación y el equilibrio que podría usarse también durante el tratamiento en supino y sedestación.

Reeducación de la marcha

- Inicio: una vez conseguidas las habilidades necesarias en la fase anterior, se procederá al trabajo de marcha estática y dinámica.
- Técnica: en esta fase se incluiría el uso de dispositivos de asistencia, que contribuyen la estabilidad postural, al aumentar la base de sustentación y brindar un apoyo adicional. Existe una amplia variedad de dispositivos, tales como andadores, bastones y muletas, individualizándolos según la estabilidad o necesidades de cada paciente.

En cualquiera de las fases anteriormente detalladas se podrían añadir ejercicios de etapas previas. Asimismo, en función de la disponibilidad de recursos materiales de cada centro, se podría complementar el tratamiento con técnicas instrumentales (plano inclinado, cicloergómetro de forma pasiva o activa, grúas de techo y electroestimulación muscular (v. Capítulo 39), bandas elásticas, mancuernas o lastres y bipedestador o andador, entre otros) (Fig. 38-4).

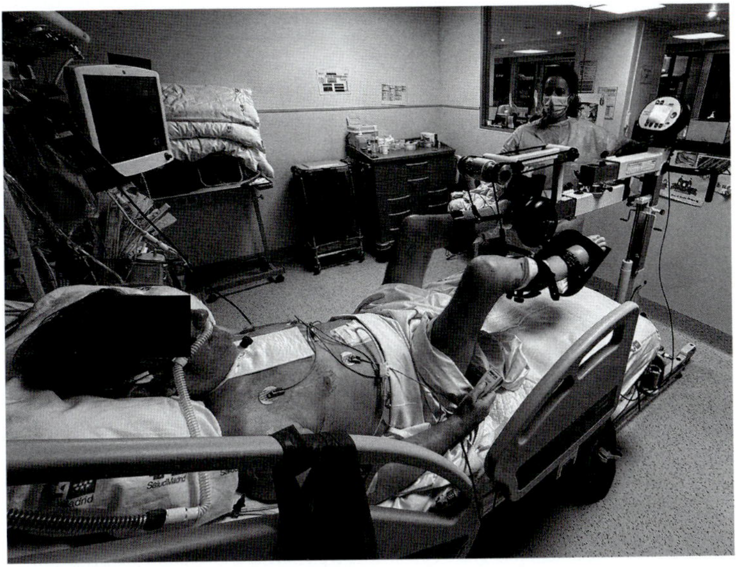

Figura 38-4. Cicloergometría para miembros inferiores en pacientes ingresados en la unidad de críticos.

BIBLIOGRAFÍA

Cristancho W. Fisioterapia en la UCI: teoría, experiencia y evidencia (2ª edición). Bogotá: Manual Moderno, 2022.

Guillén Llera F, Pérez del Molino Martín J. Síndrome y cuidados en el paciente geriátrico. Barcelona: Masson, 1994.

Hodgson CL, Stiller K, Needham DM, et al. Expert consensus and recommendations on safety criteria for active mobilization of mechanically ventilated critically ill adults. Crit Care. 2014; 18(6):658.

Shumway-Cook A, Woollacott M. Control motor. De la investigación a la práctica clínica (5ª edición). Philadelphia: Wolters Kluwer, 2019.

Stokes M, Stack E. Fisioterapia en la rehabilitación neurológica (3ª edición). Barcelona: Elsevier, 2013.

Xhardez Y. Vademecum de kinesioterapia y de reeducación funcional (5ª edición). Buenos Aires: El Ateneo, 2010.

⊙ **AUTOEVALUACIÓN**

Electroestimulación

39

S. González López y P. Ortega García

PUNTOS CLAVE

- La electroestimulación neuromuscular (EENM) mejora la masa muscular y la fuerza en los pacientes críticos, ayudando a prevenir la debilidad adquirida en la UCI (DAUCI). Disminuye el tiempo de ventilación mecánica, la estancia en la UCI y hospitalaria, y mejora la situación funcional al alta.
- Otras indicaciones de la EENM, como terapia coadyuvante, son la disfagia, las úlceras por presión y la prevención de complicaciones vasculares. Las indicaciones de la electroestimulación nerviosa transcutánea (TENS) son el tratamiento del dolor y del íleo paralítico.
- La electroestimulación es un tratamiento viable y seguro, con mínimos efectos secundarios, aunque se deberán tener en cuenta las peculiaridades del enfermo crítico, como edema, sepsis, fármacos vasoactivos y bloqueantes neuromusculares.
- La aplicación de la corriente se realizará de forma precoz, en cuanto la situación clínica del paciente lo permita, en los grandes grupos musculares, con sesiones de 30 a 60 minutos y, si es posible, 1-2 veces al día.

INTRODUCCIÓN

En este capítulo se va a desarrollar, según los conocimientos actuales, cómo puede ayudar la electroestimulación a prevenir y tratar la DAUCI y otros problemas derivados de la inmovilidad.

EL MÚSCULO DEL ENFERMO CRÍTICO

En los primeros diez días de ingreso en la UCI se pierde alrededor de un 20% de la masa muscular, debido a la rápida degradación de las fibras, inducida por la inmovilidad, el aumento de citoquinas proinflamatorias en caso de sepsis, y la afectación neuromuscular producida por algunos fármacos, como los corticoides. Es habitual que el paciente crítico precise distintos grados de sedación y bloqueo neuromuscular, que empeoran aún más la debilidad y la posibilidad de colaboración con las terapias.

La movilización precoz contribuye a prevenir y disminuir la gravedad de la DAUCI (v. **Capítulo 34**). Sin embargo, debido a la gravedad del proceso, en algunos pacientes no es posible realizarla. En estos casos se puede aplicar la electroestimulación neuromuscular (EENM) para ayudar a disminuir dicho deterioro funcional.

ELECTROESTIMULACIÓN

La electroterapia es el uso de una corriente eléctrica con un fin terapéutico. La EENM y el TENS son las técnicas de electroterapia más utilizadas en la UCI.

Electroestimulación neuromuscular (EENM)

Busca un efecto excitomotriz, mediante la despolarización de la membrana muscular o del nervio, lo que origina un potencial de acción capaz de producir la contracción muscular. Se requiere un tiempo de recuperación de la fibra muscular para realizar una repetición del estímulo. En general, la EENM utiliza corrientes variables, de baja frecuencia (hasta 800 Hz), donde por debajo de 50-60 Hz el efecto es excitomotor y por encima de 80 Hz es analgésico. El tipo de onda más empleado se basa en un impulso cuadrado, equilibrado, simétrico y bifásico.

Electroestimulación nerviosa transcutánea (TENS)

Consiste en la aplicación de una corriente variable, de baja frecuencia (menor de 800 Hz) y modulada. Tiene un efecto analgésico. Su mecanismo de acción se basa en dos teorías:

- La teoría de la puerta de entrada de Melzack y Wall: la estimulación de la fibra Ab estimula la secreción de encefalina e inhibe la sustancia P, que bloquea la entrada al dolor.
- La teoría de las endorfinas: los estímulos que descienden del SNC o la estimulación de las fibras Aδ producen la liberación de endorfinas que modulan la transmisión del dolor de las fibras C y Aδ.

ELECTROESTIMULACIÓN NEUROMUSCULAR EN EL PACIENTE CRÍTICO

Indicaciones y efectos terapéuticos

- **Debilidad adquirida en la UCI (DAUCI)**: cada vez existen más evidencias sobre los efectos positivos de la EENM en el paciente crítico, demostrándose que ayuda a incrementar la fuerza y a reducir la pérdida de masa muscular. Cuanto más precoz se instaure el tratamiento, más eficaz será, ya que la afectación muscular se desarrolla desde las primeras horas de estancia en la UCI.

Si las circunstancias del paciente lo permiten, debería iniciarse la terapia en las primeras 24-48 horas de ingreso.

La EENM tiene efecto como terapia aislada y, además, produce un efecto sumatorio en pacientes a los que se puede realizar movilización precoz. Se han realizado diversos estudios, comparando la terapia de movilización precoz aislada o junto con EENM, observándose mejor evolución en el grupo de pacientes que recibían ambos tratamientos en cuanto a la situación funcional y fuerza muscular. Además, puede reducir el tiempo de destete de la asistencia respiratoria en el paciente crítico, colaborando así con la disminución del tiempo de estancia en la UCI y en los días totales de hospitalización (**Fig. 39-1**). Hay evidencia de que los pacientes con DAUCI, que han recibido EENM durante su estancia en la UCI, presentan mejor capacidad funcional para la realización de las ABVD y recorren más distancia en la prueba de marcha de seis minutos al alta hospitalaria. No se ha podido demostrar que la EENM mejore la calidad de vida de los pacientes al alta hospitalaria, debido a la escasez de publicaciones al respecto. Tampoco se ha demostrado que mejore el grado de conciencia ni la aparición de delirio ni que disminuya la mortalidad.

• **Disfagia**: la EENM, utilizada en conjunto con estrategias de abordaje tradicional o técnicas compensatorias, ha demostrado evidencias favorables en torno a su uso. Los parámetros más usados son 50 Hz. Ciclo *ON:OFF* 1:3. Tiempo máximo: 30 minutos al día. No existen evidencias que sustenten el uso de tiempos de intervención mayores. La ubicación de los electrodos se encuen-

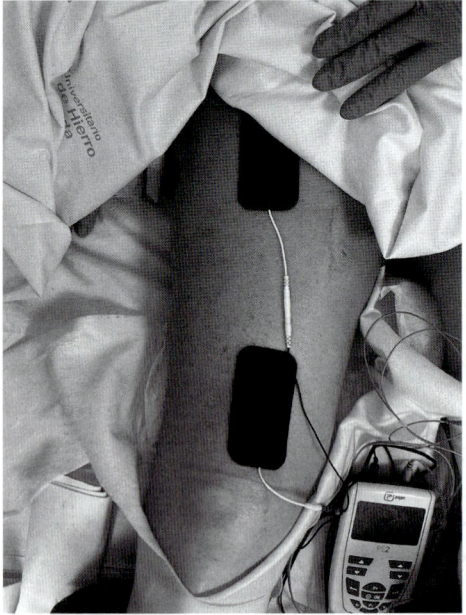

Figura 39-1. Electroestimulación en cuádriceps.

tra en la zona supra-hioidea, ya que es la única que presenta evidencia sobre su uso (**Fig. 39-2**).

- **Dolor**: el TENS puede ayudar al manejo del dolor agudo y subagudo del paciente crítico. Contribuye a disminuir las dosis de fármacos opioides y a mejorar su situación funcional. Se ha descrito mejoría del dolor y de la función pulmonar tras cirugía de revascularización miocárdica, aplicado en la zona de irradiación del dolor, habitualmente, dorsal o costal.

- **Íleo paralítico**: la aparición de náuseas, vómitos, distensión abdominal y dificultad para el tránsito intestinal en los pacientes ingresados en la UCI es frecuente, siendo del 5-15 % en los que han sido intervenidos de cirugía mayor abdominal. La fisiopatología es múltiple e intervienen factores neurales, hormonales, inflamatorios y farmacológicos. Hay varios tipos de estimulación eléctrica utilizados, y los que han demostrado mayor eficacia son el TENS y la electroacupuntura. Es posible que el efecto esté relacionado con el control del dolor y la posibilidad de disminuir el uso de fármacos analgésicos que enlentecen el tránsito intestinal.

- **Complicaciones vasculares**: muchas de las complicaciones de la sepsis son causadas por la alteración de la función endotelial. La EENM puede aumentar la proporción de progenitores endoteliales celulares, capaces de reparar el endotelio de los vasos sanguíneos. Existen estudios favorables a añadir de forma simultánea la EENM a las prendas de compresión neumática intermitente para mejorar las tasas de prevención de TVP, aunque no hay suficiente evidencia para su uso de forma aislada.

- **Úlceras por presión (UPP)**: son una complicación frecuente del encamamiento prolongado. Desde hace años se conoce el efecto favorable de la estimula-

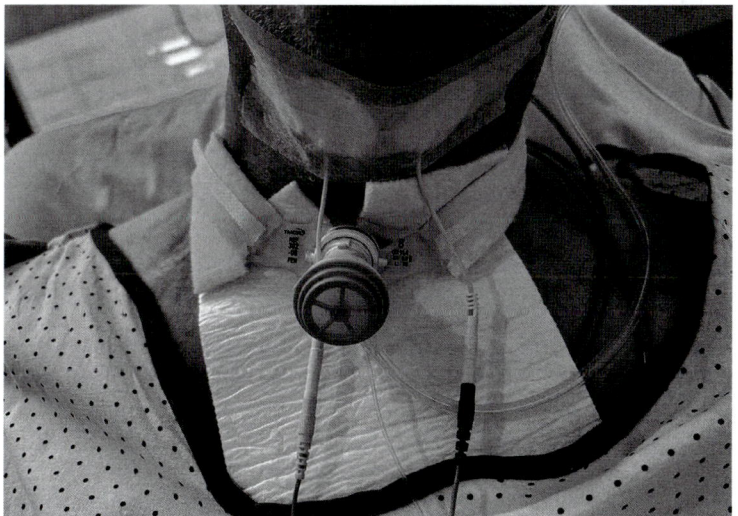

Figura 39-2. Estimulación electromuscular en paciente con disfagia.

ción eléctrica para acelerar la mejoría de las UPP, individualizando la forma de aplicación. Este efecto se basa en la facilitación del proceso de angiogénesis y de granulación mediante, el incremento de producción de colágeno, la proliferación de fibroblastos y el aumento de síntesis del factor de crecimiento vascular endotelial. El tipo de corriente que ha demostrado más eficacia y menos efectos secundarios es la pulsada de alto voltaje, bifásica, asimétrica de 50 microsegundos, alrededor de 100 Hz y entre 100 y 150 v. Los efectos secundarios son poco frecuentes y de escasa gravedad, como la irritación cutánea y la sensación desagradable al paso de la corriente. También se ha descrito el uso de la EENM como prevención de las UPP, aplicándolo en los grupos musculares próximos a las zonas de riesgo.

Seguridad y viabilidad

La EENM ha demostrado ser segura en el paciente crítico. Puede producir un leve aumento de la frecuencia cardíaca, sin influencia en la situación clínica del paciente. No altera otros parámetros. Como único efecto secundario, leve y poco frecuente, se puede producir una sensación de parestesias en la zona de aplicación y enrojecimiento cutáneo.

Consideraciones específicas en el paciente crítico

- El edema en extremidades aumenta la impedancia y será necesaria mayor intensidad.
- Los fármacos vasoactivos podrían alterar los efectos de la EENM, ya que el flujo sanguíneo será redireccionado a órganos vitales, disminuyendo en la musculatura periférica. Se produce una menor contractilidad por su acción sobre los receptores alfa 1 adrenérgicos existentes en los vasos sanguíneos, el músculo esquelético y la piel.
- La EENM carece de efecto cuando el paciente se encuentra bajo bloqueo neuromuscular.
- Hasta un 23 % de los pacientes con sepsis pueden tener una menor respuesta muscular contráctil a la estimulación eléctrica. Esto se debe a que la situación proinflamatoria causa activación del sistema de la ubiquitina-proteasoma y lisosomal.

Recomendaciones en los parámetros de uso de electroterapia en el paciente crítico (Tabla 39-1)

CONTRAINDICACIONES

Marcapasos o dispositivos electrónicos implantados, zonas con hipo/anestesia, infección, inflamación, neoplasias, tromboflebitis aguda. Se debe evitar la zona precordial, el seno carotídeo y la región abdómino-lumbo-pélvica en gestantes.

Tabla 39-1. Indicaciones más comunes sobre el uso de EENM/TENS en el paciente crítico

Patología	Tipo	Colocación del electrodo	FR	Amplitud	Intensidad	Ciclo On:Off	Tiempo	Precauciones
Dauci	EENM	Grandes grupos Musculares	50 Hz	200-650 ms	Según la tolerancia	2-5:4-10	30-60 min/2 veces al día	Onda bifásica de baja frecuencia Integridad de piel, infección
Disfagia	EENM	Suprahiodea	50 Hz			1:3	30 min/día (máximo)	Musculatura infrahiodea, seno carotídeo
Dolor	TENS	Localizacion del dolor	Agudo: 100-150 Hz Crónico: 1-20 Hz	0,1-1-2 ms	0,5-100 mA (idealmente, sensación de cosquilleo sin contracción ni dolor)		60 min/2 veces al día	Integridad de piel, infección
UPPS	TENS	Perilesión	100 Hz			1:3	30 min/día (máximo)	
Íleo paralítico	TENS	Pared Abdominal	100 Hz				30 min/día (máximo)	Integridad de piel, infección

BIBLIOGRAFÍA

Balke M, Teschler M, Schäfer H, et al. Therapeutic Potential of Electromyostimulation (EMS) in Critically Ill Patients-A Systematic Review. Front Physiol. 2022 May 9;13:865437.

Baron MV, Silva PE, Koepp J, Urbanetto JS, et al. Efficacy and safety of neuromuscular electrical stimulation in the prevention of pressure injuries in critically ill patients: a randomized controlled trial. Ann Intensive Care. 2022 Jun 13;12(1):53.

Campos DR, Bueno TBC, Anjos JSGG, et al. Early Neuromuscular Electrical Stimulation in Addition to Early Mobilization Improves Functional Status and Decreases Hospitalization Days of Critically Ill Patients. Crit Care Med. 2022 Jul 1;50(7):1116-26.

Chen X, Wang Y, Jia R, et al. Intermittent pneumatic compression (IPC) combined with an electric stimulator in the prevention of venous thromboembolism in stroke patients. Am J Transl Res. 2021 Sep 15;13(9):10837-42.

Jahangirifard A, Razavi M, Ahmadi ZH, et al. Effect of TENS on Postoperative Pain and Pulmonary Function in Patients Undergoing Coronary Artery Bypass Surgery. Pain Manag Nurs. 2018 Aug;19(4):408-14.

Johnson MI, Paley CA, Jones G, et al. Efficacy and safety of transcutaneous electrical nerve stimulation (TENS) for acute and chronic pain in adults: a systematic review and meta-analysis of 381 studies (the meta-TENS study). BMJ Open. 2022 Feb 10;12(2):e051073. doi: 10.1136/bmjopen-2021-051073.

Liu M, Luo J, Zhou J, et al. Intervention effect of neuromuscular electrical stimulation on ICU acquired weakness: A meta-analysis. Int J Nurs Sci. 2020 Mar 10;7(2):228-37.

Maffiuletti NA, Dirks ML, Stevens-Lapsley J, et al. Electrical stimulation for investigating and improving neuromuscular function in vivo: Historical perspective and major advances. J Biomech. 2023 May;152:111582.

Nakanishi N, Yoshihiro S, Kawamura Y, et al. Effect of Neuromuscular Electrical Stimulation in Patients With Critical Illness: An Updated Systematic Review and Meta-Analysis of Randomized Controlled Trials. Crit Care Med. 2023 Oct 1;51(10):1386-96.

Nussbaum EL, Houghton P, Anthony J, et al. Neuromuscular Electrical Stimulation for Treatment of Muscle Impairment: Critical Review and Recommendations for Clinical Practice. Physiother Can. 2017;69(5):1-76. doi: 10.3138/ptc.2015-88.

Penfold JA, Wells CI, Du P, et al. Electrical Stimulation and Recovery of Gastrointestinal Function Following Surgery: A Systematic Review. Neuromodulation. 2019 Aug;22(6):669-79.

Segers J, Hermans G, Bruyninckx F, et al. Feasibility of neuromuscular electrical stimulation in critically ill patients. J Crit Care. 2014 Dec;29(6):1082-8.

Stefanou C, Karatzanos E, Mitsiou G, et al. Neuromuscular electrical stimulation acutely mobilizes endothelial progenitor cells in critically ill patients with sepsis. Ann Intensive Care. 2016 Dec;6(1):21.

Szołtys-Brzezowska B, Bańkowska A, Piejko L, et al. Electrical Stimulation in the Treatment of Pressure Injuries: A Systematic Review of Clinical Trials. Adv Skin Wound Care. 2023 Jun 1;36(6):292-302.

Zayed Y, Kheiri B, Barbarawi M, et al. Effects of neuromuscular electrical stimulation in critically ill patients: A systematic review and meta-analysis of randomised controlled trials. Aust Crit Care. 2020 Mar;33(2):203-10.

(?) **AUTOEVALUACIÓN**

Nuevas tecnologías

A. B. Morata Crespo y E. García Álvarez

40

PUNTOS CLAVE

- En los próximos años, la Medicina Física y Rehabilitación va a comprobar cómo la llegada de nuevos sistemas de valoración y tratamiento, basados en el uso de las nuevas tecnologías, va a cambiar la forma de tratar al paciente crítico.
- Para una adecuada implementación de las nuevas tecnologías es necesario hacer previamente un análisis de las barreras locales que pueden limitar su uso.
- Son necesarios más estudios sobre la seguridad de las nuevas tecnologías y sobre sus resultados en funcionalidad, beneficios clínicos y disminución de estancia hospitalaria.

INTRODUCCIÓN

Las nuevas tecnologías, aplicadas al ámbito de Medicina Física y Rehabilitación, hacen referencia a las herramientas, equipos y productos que ayudan a las personas con diferentes tipos de discapacidad a completar con éxito actividades en el hogar, el trabajo y la comunidad, además de servir para recuperar la funcionalidad perdida.

Los principales desafíos a los que se enfrenta su implementación en las UCC son las diferentes barreras del personal sanitario, las empresas que fabrican los sistemas y la propia estructura del hospital. Antes de su adquisición es importante comprobar y adaptar las condiciones de la Unidad y el centro, así como integrar el dispositivo en los cuidados, proporcionando la formación necesaria a los profesionales y un entrenamiento suficiente para su uso.

Los grandes bloques de tecnología asistencial aplicables al paciente crítico son:

- Ayudas para la movilidad: sillas de ruedas con o sin motor, andadores, bastones, prótesis y ortesis, entre otras.
- Ayudas para facilitar la movilización: grúas, bipedestadores, etcétera.
- Sistemas para facilitar la comunicación, dispositivos de comunicación alternativa y/o aumentativa: lectores oculares.

257

- Ayudas cognitivas: dispositivos de asistencia informáticos o electrónicos y de realidad virtual.
- Dispositivos que ayudan a realizar actividades de la vida diaria e instrumentales.

Existen muy pocos artículos publicados sobre el uso de dispositivos electrónicos y nuevas tecnologías en la rehabilitación del paciente crítico. Los pocos artículos existentes versan sobre el uso de los dispositivos tecnológicos y su seguridad y dificultad de introducción en la UCC, más que sobre la utilidad clínica y las mejoras funcionales.

NUEVAS TECNOLOGÍAS PARA LA MOVILIZACIÓN PRECOZ

A continuación, se describen las tecnologías existentes actualmente para la movilización del paciente crítico:

Estimulación eléctrica neuromuscular (v. Capítulo 39)

Robótica y mecatrónica

Las nuevas tecnologías aplicadas a la movilización temprana se podrían resumir en tres grandes bloques de sistemas, según su función:

- Conseguir la bipedestación: Erigo®, Sara Combilizer® y diferentes tipos de camas motorizadas.
- Facilitar la cinesiterapia: Motomed Letto 2® y Thera-trainer Bemo®, entre otros.
- Realizar marcha con carga parcial: grúas con carga parcial, andadores etcétera.

En la revisión sistemática de Teng et al. sobre el uso de sistemas robóticos en las UCC se analizaron diversos estudios y se encontraron beneficios con Motomed®, Erigo® y Clamer®. Este último sólo se emplea en la UCC neonatal y permite simular el apego del recién nacido con la madre.

A continuación, se describen los sistemas más relevantes:

- *MOTOmed Letto 2® (RECK.Technik)*: es un dispositivo de terapia de movimiento robótico, que facilita la movilización de las extremidades inferiores y/o superiores en supino, permitiendo la movilización pasiva, activa-asistida o activa. Además, se puede incorporar un electroestimulador muscular. En los trabajos de la revisión sistemática de Ferre et al. se obtuvieron mejores resultados en pacientes con accidente cerebrovascular isquémico agudo en comparación con un programa de fisioterapia tradicional, pero debe usarse con precaución en pacientes con hemorragia subaracnoidea, ya que se asoció a mayor riesgo de vasoespasmo.
- *Erigo® (Hocoma AG)*: combina una mesa basculante con un sistema de movimiento de miembros inferiores, permitiendo una verticalización progresiva e individualizada. Los artículos publicados se realizaron en pacien-

tes con daño cerebral adquirido y, al compararla con la fisioterapia convencional, se obtiene una reducción significativa de la hipotensión ortostática y diferencias significativas en la escala de Glasgow y en el funcionamiento cognitivo.
- *Sara Combilizer® (Arjo):* según el trabajo de McWilliams et al., la movilización se produce antes y en situaciones clínicas de mayor gravedad que en el grupo en el que se realiza la movilización convencional.

Sistemas de sensores para monitorización

El sistema e-PEMICU es una plataforma de e-salud para mejorar la movilización precoz. Esta solución se basa en el uso de sensores de movimiento no invasivos, teléfonos inteligentes y otros dispositivos móviles. El objetivo es mejorar la UCC de una manera rentable y mínimamente intrusiva.

REALIDAD VIRTUAL Y AUMENTADA

La **realidad virtual (RV)** es un entorno tridimensional de escenas y objetos simulados de apariencia real, generado mediante tecnología informática, que crea en el usuario la sensación de estar inmerso en él. Las imágenes pueden ser generadas con el ordenador o grabadas de la realidad.

La **realidad aumentada (RA)** es el conjunto de tecnologías que permiten que un usuario visualice parte del mundo real a través de un dispositivo tecnológico con información gráfica añadida por este. Es decir, una parte virtual aparece en la realidad, de manera que los elementos físicos tangibles se combinen con elementos virtuales, creando así una realidad aumentada en tiempo real.

Tanto la RV como la RA son tecnologías emergentes que permiten numerosas aplicaciones en el campo de la salud. Necesitan un dispositivo a través del cual el usuario realice la inmersión, tales como gafas o casco de realidad virtual. Este puede ir acompañado de otros dispositivos, como guantes o trajes especiales, que permiten una mayor interacción con el entorno, así como la percepción de diferentes estímulos que intensifican la sensación de realidad.

Su uso en las UCC tiene varias aplicaciones (**véase referencia bibliográfica 2**). En los últimos años, la mayoría de los estudios en el paciente crítico versan sobre su seguridad y aceptación, lo que obliga a revisar la evidencia de su eficacia de forma periódica. En este capítulo se describirá la utilización de estos dispositivos para el tratamiento de rehabilitación durante la estancia en la UCC, mediante dos abordajes terapéuticos: la terapia neurocognitiva y la física.

Terapia neurocognitiva

La duración del estímulo visual no debe exceder los 10-15 minutos, mientras que los estímulos auditivos no deben exceder los 60 minutos, con el fin de prevenir los efectos secundarios (Naef, 2023).

Delirio

Las terapias farmacológicas tienen efectos secundarios, por lo que se debe tratar y prevenir el delirio de otro modo.

Estrés

Puede reducirse con un entorno más tranquilo y con técnicas de relajación. Se ha usado en población pediátrica, donde la familia refería que la RV calmaba a los niños, pero sólo durante su aplicación.

Los beneficios encontrados en la literatura con la RV incluyen menor consumo de recursos humanos, con menor sobrecarga de los profesionales de la UCC, reducción la de ansiedad y frecuencia respiratoria, y mejora en la calidad del sueño.

Alteraciones neurocognitivas

Se han utilizado simulaciones con un avatar que acompaña al paciente, ayudándolo a orientarse en el tiempo y el espacio, proporcionando instrucciones de uso, ayudándole para que esté relajado y animándole a que realice ejercicios.

Rehabilitación física

Varias plataformas comerciales, como Nintendo Wii™ o Kinect®, también han creado soluciones específicas para el paciente crítico, realizando ejercicios de extremidades superiores, inferiores y tronco y para mejorar la resistencia. Estas soluciones comerciales han demostrado ser seguras, factibles y bien aceptadas por el paciente, y podrían ser de utilidad como apoyo en el proceso de rehabilitación, aunque faltan ensayos clínicos que lo estudien. En los estudios realizados encuentran que la RV en pacientes de UCI es una práctica segura y factible.

SISTEMAS DE COMUNICACIÓN ALTERNATIVA DE ALTA TECNOLOGÍA

La comunicación es un elemento esencial en la interacción humana en cualquier contexto; también en el ámbito clínico. En las personas que reciben ventilación asistida, las dificultades para comunicarse pueden generar estrés, miedo, enfado y frustración, por no poder expresar sus emociones y sensaciones. En los profesionales de la salud y en los familiares pueden provocar impotencia, frustración e insatisfacción de los cuidados ofrecidos, al no recibir ninguna respuesta por parte de los pacientes que confirme la ayuda proporcionada.

Los sistemas de comunicación alternativa y aumentativa (SAAC) son formas de expresión diferentes del lenguaje hablado. Pueden utilizarse en un amplio rango de situaciones; en concreto, en el entorno de UCC, las necesidades de comunicación y el grado de atención que puede mantener el paciente pueden fluctuar en el tiempo, siendo además relevante la aceptación del personal de enfermería y la interacción con otros cuidadores. Aunque la evidencia es de baja o muy baja calidad, los SAAC en la UCC mejoran la satisfacción de los pacientes y del personal sanitario que los atiende, siendo intervenciones seguras y factibles. Aún queda mucho por investigar sobre la individualización de cada caso para proporcionar el SAAC más adecuado.

Los SAAC pueden clasificarse en:

- **Sin ayuda externa**: gestos, signos, vocalización y expresión facial.
- **Con ayuda externa**: a través de dibujos, símbolos, tabla de comunicación y sintetizadores de voz. Estos a su vez se pueden subclasificar en:
  - Baja tecnología: tienen limitaciones si hay debilidad muscular y temblor. El uso de pizarra manual o tablero de comunicación tiene la limitación de que requiere la atención del interlocutor, que debe situarse continuamente junto al paciente, impidiendo realizar otras tareas simultáneas: es especialmente difícil para el personal de enfermería.
  - Alta tecnología: se han desarrollado en las últimas décadas. Tablets y teléfonos móviles pueden proporcionar un SAAC mediante un *software* específico (Apps). Son una buena opción de comunicación para pacientes ingresados en la UCC que no pueden hablar: para mejorar la capacidad comunicativa, la capacidad de comprender y atender las necesidades del paciente y reducir las emociones negativas. Los lectores oculares son una nueva tecnología que tiene especial interés en pacientes que no pueden moverse. En la mayoría de los estudios son fáciles de usar. El tamaño, peso y suavidad son aspectos importantes, así como el tamaño adecuado de la pantalla. La interfaz es fundamental cuando no pueden ser accionados manualmente; el fracaso en la selección de esta puede frustrar el intento de comunicación. Los obstáculos para su implantación son grado de conciencia, grado de sedación, habilidad motora del paciente y capacidad sensorial. En general, se utiliza en pacientes con una RASS -2/+2.

BIBLIOGRAFÍA

Badke CM, Krogh-Jespersen S, Flynn RM, et al. Virtual Reality in the Pediatric Intensive Care Unit: Patient Emotional and Physiologic Responses. Front Digit Health. 2022 Mar 28;4:867961. https://doi.org/10.3389/fdgth.2022.867961.

Bruno RR, Wolff G, Wernly B, et al. Virtual and Augmented Reality in Critical Care Medicine: The Patient's, Clinician's, and Researcher's Perspective. Crit Care. 2022 Oct 25;26(1):326. https://doi.org/10.1186/s13054-022-04202-x

Castelli L, Iacovelli C, Fusco A, et al. The role of technological rehabilitation in patients with intensive care unit weaness: a randomized controlled pilot study. J. Clin Med 2023 Mar 30;12(7):2612.

Goldberg MA, Hochberg LR, Carpenter D, et al. Development of a Manually Operated Communication System (MOCS) for Patients in Intensive Care Units. Augment Altern Commun. 2021 Dec;37(4):261-73. https://doi.org/10.1080/07434618.2021.2016958.

Gomes TT, Schujmann DS, Fu C, et al. Rehabilitation through Virtual Reality: Physical Activity of Patients Admitted to the Intensive Care Unit Rev Bras Ter Intensiva. 2019 Oct-Dec;31(4):456-63. https://doi.org/10.5935/0103-507X.20190078.

Jawed YT, Golovyan D, Lopez D, et al. Feasibility of a Virtual Reality Intervention in the Intensive Care Unit. Heart Lung. 2021 Nov-Dec;50(6):748-53. https://doi.org/10.1016/j.hrtlng.2021.05.007.

Ju XX, Yang J, Liu XX. A Systematic review on voiceless patients' willingness to adopt high-technology augmentative and alternative communication in intensive care units. Intensive Crit Care Nurs. 2021 Apr;63:102948. https://doi.org/10.1016/j.iccn.2020.102948.

Kanschik D, Bruno RR, Wolff G, et al. Virtual and augmented reality in intensive care medicine: a systematic review. Annals of Intensive Care. 2023;13(1):81. https://doi.org/10.1186/s13613-023-01176-z.

Liu M, Luo J, Zhou J, et al. Intervention effect of neuromuscular electrical stimulation on ICU acquired weakness: A meta-analysis. Int J Nurs Sci. 2020 Mar 10;7(2):228-37.

McWilliams D, Atkins G, Hodson J, et al. The Sara Combilizer as an early mobilisation aid for critically ill patients. A prospective before an after study. Aust Crit Care. 2017 Jul;30(4):189-95.

Mobasheri MH, King D, Judge S, et al. Communication aid requirements of intensive care unit patients with transient speech loss. Augment Altern Commun. 2016 Dec;32(4):261-71. https://doi.org/10.1080/07434618.2016.1235610.

Naef AC, Gerber SM, Single M, et al. Effects of immersive virtual reality on sensory overload in a random sample of critically ill patients. Front Med (Lausanne). 2023 Oct 4;10:1268659. https://doi.org/10.3389/fmed.2023.1268659.

Navarra-Ventura G, Gomà G, de Haro C, et al. Virtual Reality-Based Early Neurocognitive Stimulation in Critically Ill Patients: A Pilot Randomized Clinical Trial. J Pers Med. 2021 Nov 29;11(12):1260. https://doi.org/10.3390/jpm11121260.

Schujmann DS, Lunardi AC, Fu C. Progressive mobility program and technology to increase the level of physical activity and its benefits in respiratory, muscular system, and functionality of ICU patients:study protocol for a randomized controlled trial. Trials. 2018 May 10;19(1):274.

Teng R. Use of robots in critical care: systematic review. J Med Internet Res. 2022 May 16;24(5): e333380.

Warmbein A, Rathgeber I, Seif J, et al. Barriers and facilitators in the implementation of mobilization robots in hospitals fromthe perspective of clinical experts and developers. BMC Nurs. 2023 Feb 17;22(1):45.

Zaga CJ, Berney S, Vogel AP. The Feasibility, Utility, and Safety of Communication Interventions With Mechanically Ventilated Intensive Care Unit Patients: A Systematic Review. Am J Speech Lang Pathol. 2019 Aug 9;28(3):1335-55. https://doi.org/10.1044/2019_AJSLP-19-0001.

? **AUTOEVALUACIÓN**

Logopedia

J. L. Acevedo Pérez y G. Pisón del Real

41

PUNTOS CLAVE

- La intervención logopédica en el paciente crítico proporciona una optimización funcional y ejerce un claro beneficio en su estado de salud.
- El tratamiento debe ser individualizado, precoz y con un enfoque útil y efectivo, priorizando objetivos vitales.
- Se requiere una estrecha coordinación con el equipo interdisciplinar para garantizar que la intervención sea coherente y eficiente.
- Es necesaria la capacitación de pacientes, familiares y cuidadores para conseguir que la deglución sea segura y la comunicación, eficaz.

INTRODUCCIÓN

La intervención logopédica en el paciente crítico adulto representa un desafío y una oportunidad única para mejorar su estado, permitiendo acelerar de manera segura su transición a otros niveles asistenciales menos monitorizados. Debe ser precoz e individualizada, permitiendo abordar los síntomas, previniendo complicaciones graves, como aspiraciones y desnutrición, mejorando la comunicación y la expresión de las necesidades, consentimientos y afectos del paciente, garantizando la humanización de la asistencia y mejorando su pronóstico.

La continuidad asistencial es fundamental para optimizar los resultados terapéuticos y mejorar la calidad de vida del paciente.

INTERVENCIÓN LOGOPÉDICA EN UNIDADES DE CRÍTICOS

En una fase inicial es necesaria la valoración y el diagnóstico de las áreas de deglución, lenguaje y voz en el paciente crítico por parte del médico rehabilitador-foniatra, pautando un tratamiento logopédico individualizado (v. **Capítulo 30**). Es entonces cuando interviene el logopeda. Este requiere comprender en profundidad las alteraciones cognitivo-lingüísticas, las disfunciones anatomofuncionales que presente el paciente y los efectos clínicos de la patología de base, empleando técnicas y procedimientos propios de la disciplina. En este sentido, y a diferencia

263

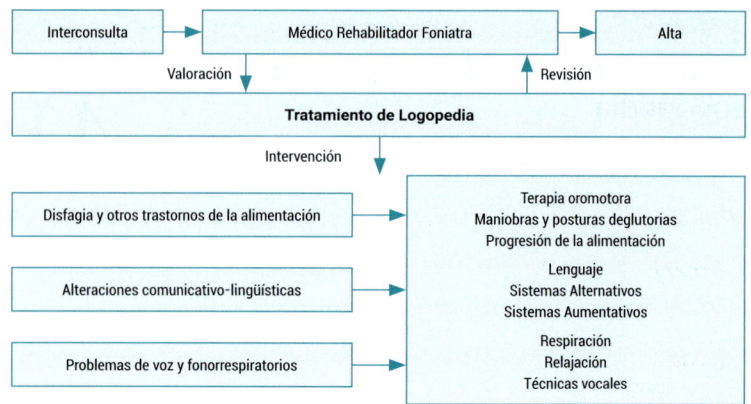

Figura 41-1. Modelo de intervención logopédica en pacientes ingresados en Unidades de Críticos.

de otros entornos, los tratamientos de logopedia se deben adaptar específicamente a las patologías más comunes de las UCC. Además, se deben tener en cuenta los efectos deletéreos que puedan surgir debido a las técnicas invasivas utilizadas, como la intubación endotraqueal prolongada, la sedación, la inmovilidad y la disfonía post-extubación, así como posibles lesiones del nervio laríngeo recurrente. La intervención logopédica requiere una estrecha **coordinación con el equipo interdisciplinar**, aportando información valiosa en el proceso de decanulación, insuficiencia respiratoria y ventilación mecánica, y asegurando una atención integral e individualizada.

Para iniciar el tratamiento es fundamental aplicar un razonamiento clínico que permita diseñar y ejecutar el programa de intervención logopédica más adecuado. Esto implica no solo revisar el estado clínico del paciente antes de la terapia, sino también realizar una monitorización continua durante la misma. De esta manera, se obtiene una visión completa del estado basal del paciente y se pueden detectar **"banderas rojas"** que requieran atención inmediata, lo que podría obligar a suspender temporalmente el tratamiento. En consecuencia, la duración de cada sesión dependerá del estado general del paciente y de su grado de fatiga. Al finalizar cada sesión se comunica la información relevante al paciente y/o a sus familiares, así como al resto del equipo interdisciplinar, para facilitar la toma de decisiones informadas y de forma colaborativa.

En la figura 41-1 se muestra el circuito asistencial con los puntos clave de la intervención logopédica.

Disfagia y otros trastornos de la alimentación

El objetivo de la intervención logopédica es garantizar una alimentación segura y efectiva, minimizando el riesgo de aspiración de alimentos o líquidos hacia los pulmones y asegurando una adecuada ingesta nutricional e hidratación.

Tabla 41-1. Etapas, contenidos y técnicas de la intervención logopédica de la disfagia

Etapas	Contenidos y técnicas
Acondicionamiento del entorno y del paciente	• Planificación y organización • Ajustes posturales de tronco, cabeza y cuello • Nivel de la escala RASS
Optimización de estructuras e higiene oral	• Movilización temprana de estructuras orales (labios, lengua, mejillas y mandíbula). • Dispositivos adaptados para la higiene oral • Manejo de secreciones
Deglución de saliva y ejercicio funcional	• Incremento de la sensibilidad intra/extraoral • Estimulación del reflejo deglutorio
Restablecimiento/ restauración del vestíbulo laríngeo	• ACV, reflejo tusígeno • Trabajo de fonación • Dispositivos de asistencia vocal
Terapia oromotora	• Ejercicios pasivos: masaje laríngeo, ejercicios miofuncionales • Ejercicios activos: praxias neuromusculares, estrategias respiratorias, entrenamiento de fuerza muscular respiratoria, resistencia activa de la musculatura suprahioidea, fortalecimiento de musculatura lingual, *biofeedback* • Maniobras deglutorias, estrategias posturales y técnicas compensatorias • Tecnologías complementarias: *IOPI Medical*, Electroestimulación, EMST
Progresión en alimentación	• Entrenamiento nutritivo: volumen del bolo, temperaturas, sabores, viscosidad y texturas del bolo, estimulación nutricional térmico-táctil instrumental • Coordinación para adaptación niveles de consistencia, tipos de dietas (IDDSI) y tipos de utensilios

ACV (*Above Cuff Vocalization*): vocalización supraglótica. **EMST** (*Expiratory Muscle Strength Training*): Entrenamiento de la Fuerza de los Músculos Espiratorios. **IDDSI** (*International Dysphagia Diet Standarisation Initiative*): Iniciativa Internacional para la Estandarización de la Dieta en Disfagia. **IOPI Medical** (*Iowa Oral Performance Instrument*): Instrumento de desempeño oral de Iowa. **RASS**: Escala de Agitación y Sedación de Richmond.

La progresión en la alimentación debe seguir la siguiente secuencia:

1. **Estimulación no nutritiva**: está destinada especialmente para aquellos pacientes con riesgo de aspiración, escasa fuerza, tono y movilidad de estructuras intra y extraorales, así como bajo grado de consciencia o alteraciones cognitivo-conductuales.

2. **Estimulación nutritiva**: debe llevarse a cabo en pacientes con buen nivel de comprensión de órdenes, adecuado manejo de secreciones respiratorias, reflejo tusígeno funcional, respuesta motora y sensitiva, y adecuada elevación, descenso y contracción laríngea.
3. **Tolerancia de la alimentación oral**: se deben contemplar todas las fases de la deglución (oral, faríngea e inicio de la esofágica). Se abordará el proceso con distintos alimentos (texturas, consistencias, viscosidades, cantidades y temperaturas), combinándose estrategias de compensación y/o de restauración e incorporando ejercicios para fortalecer los mecanismos implicados en el sistema deglutorio.

Es importante implicar en el tratamiento a enfermería y TMSCAE, permitiendo ofrecer continuidad y sistematicidad a las recomendaciones y los ejercicios pautados. Siguiendo a J. Bueno (2024), en la **tabla 41-1** se muestra una adaptación de las etapas, contenidos y técnicas de la intervención.

Pacientes traqueostomizados

Los pacientes con vía aérea artificial se enfrentan a problemas de reducida excursión hiolaríngea, alteración de la sensibilidad, problemas de coordinación entre la respiración y la deglución, cierre glótico inadecuado y producción de tos ineficaz, junto con presión subglótica insuficiente. Se procede a trabajar la rutina de ejercicios y, posteriormente, cuando se aprecie mejora muscular a nivel oral y una adecuada propulsión del bolo, se llevará a cabo la práctica deglutoria con o sin estímulo nutritivo, evaluando diferentes escenarios, según la presencia o no de balón de neumotaponamiento, de válvula fonatoria o diferentes tipos de cánula. Se debe realizar, además, una observación clínica detallada para determinar la respuesta del paciente.

La progresión hacia la alimentación oral durante el proceso de decanulación se realiza en coordinación con el médico rehabilitador-foniatra y el digestivo. Este proceso requiere una supervisión constante del paciente y una colaboración estrecha entre todos los miembros del equipo interdisciplinar para garantizar la seguridad, asegurar una ingesta adecuada y maximizar los resultados terapéuticos.

La decanulación de la traqueostomía requiere una mínima participación activa por parte del paciente, enfocándose en restablecer el flujo aéreo a través de la glotis para optimizar la voz y el habla (mediante la técnica de vocalización por puerto subglótico [ACV]) y las funciones de deglución, olfato y gusto (desinflado progresivo del balón y uso de válvula fonatoria). Los principales indicadores de éxito para el desinflado incluyen la estabilidad clínica general, la estabilidad respiratoria y la capacidad para gestionar eficazmente las secreciones orales y respiratorias, esta última favorecida por el médico rehabilitador y los fisioterapeutas.

Alteraciones comunicativo-lingüísticas

El objetivo principal de la intervención logopédica es proporcionar herramientas y estrategias al paciente y a sus familiares, a los cuidadores y al equipo interdisciplinar de la UCC para establecer canales de comunicación efectivos que contribuyan a mejorar la calidad de vida del paciente. Esto incluye capacitar al paciente para expresar sus necesidades y comunicarse de manera adecuada, adaptándose a sus capacidades y contexto.

En pacientes con alteraciones del estado de consciencia es crucial intervenir y brindar orientación específica, según su grado de conciencia y las respuestas identificadas, considerando aspectos verbales (cohesión y coherencia del discurso, orientación, tipo de vocabulario, anomias, circunloquios, parafasias, neologismos, apraxia, etc.) y no verbales (falta de respuesta, comprensión de órdenes, intención comunicativa, etc.).

En el caso de que haya *alteraciones en la comunicación verbal,* es posible recurrir a sistemas alternativos y/o aumentativos de comunicación (SAAC), cuya finalidad es enseñar un conjunto estructurado de códigos vocales o no vocales (v. **Capítulo 40**). Para seleccionar el SAAC más adecuado es esencial conocer las necesidades del paciente, así como sus gustos e intereses y utilizar una matriz de decisiones como herramienta de ayuda en la elección. Además, entre las estrategias terapéuticas para optimizar el proceso comunicativo-lingüístico destacan el *feedback* correctivo, la imitación inmediata, el modelado, el moldeado y el habla paralela, entre otras. A fin de favorecer el proceso comunicativo-lingüístico del paciente y sus familiares, se les ofrecerán las pautas de habla lentificada, mayor vocalización, espera en turnos conversacionales, etcétera.

Problemas de voz y fonorrespiratorios

El objetivo de la intervención logopédica es mejorar la función respiratoria y fonatoria para mejorar la comunicación oral y conseguir una deglución segura.

En pacientes no traqueostomizados con lesiones de cuerdas vocales post-intubación (como parálisis cordal, edema persistente, etc.) o con sospecha de aspiración es necesario implementar terapias específicas centradas en estrategias que reduzcan la fatiga vocal, optimicen la coaptación y eficacia fonatoria, y, estimulen el reflejo tusígeno, entre otras intervención. Así, el plan terapéutico debe incluir entrenamiento vocal y fortalecimiento de los músculos espiratorios e inspiratorios mediante ejercicios de soplo, fuerza, direccionalidad y duración, con el fin de facilitar la eficacia de la tos y teniendo en cuenta la postura adecuada. Asimismo, se incorporan técnicas de relajación pasiva, como el *mindfulness,* y activas, como el LaxVox, junto con ejercicios de contrarresistencia e impostación vocal, para reducir la tensión muscular y promover un uso eficiente de la voz.

Pacientes traqueostomizados

Se llevarán a cabo diversas técnicas, como la ACV, el deshinchado del balón y la adaptación de la válvula fonatoria, siempre que el estoma se encuentre suficientemente estable.

La ACV (*Above Cuff Vocalization* o vocalización por puerto subglótico) tiene como objetivo restaurar el flujo de aire laringofaríngeo, mediante la aplicación de un flujo de aire continuo o intermitente a través del puerto subglótico de un tubo de traqueostomía. Esto permite la vocalización y el restablecimiento de la sensación orofaríngea y laríngea, requiriendo la coordinación vocal del paciente.

La rehabilitación de la *válvula fonatoria* implica restablecer el paso de aire por la glotis, aumentar la presión subglótica y estimular los terminales nerviosos periféricos y centrales. La tolerancia y el beneficio de su uso se evalúan en función de la estabilidad del paciente, la fuerza respiratoria y la capacidad expectorante mediante la tos. Este proceso incluye la educación del paciente sobre su nueva forma de respirar y fonar, así como sobre la resistencia adicional que supone la exhalación. Por lo tanto, se trabaja en la respiración consciente y controlada, la relajación muscular, y el tono y la modulación de la intensidad vocal, mediante diversos ejercicios, hasta lograr un timbre cómodo y adecuado. Se recomienda estimular el habla durante ciertos períodos diarios, evitando la fatiga vocal. Estos ejercicios se realizan de manera gradual, teniendo en cuenta la tolerancia del paciente a la válvula y sus características individuales.

Respecto a la *post-decanulación*, la terapia está diseñada para ayudar al paciente a adaptarse a la respiración sin la cánula traqueal, incluyendo ejercicios de la musculatura cervical y de fortalecimiento respiratorio, técnicas de tos forzada para manejar la vía aérea, ejercicios de carraspeo, calidad vocal y resistencia, y ejercicios de vibración laríngea, modificación de la presión subglótica con presión digital en el estoma y una correcta coordinación fonorrespiratoria. De esta manera se mejora la deglución, el olfato/gusto y la voz/habla.

BIBLIOGRAFÍA

Badilla N. Métodos de prueba del marco de la IDDSI 2.0. IDDSI, 2016. https://iddsi.org/IDDSI/media/images/Translations/IDDSI_TestingMethods_V2__LA_SPANISH_FINAL_July2020.pdf

Bueno J, del Río A, Rodríguez R. Tratamiento de la deglución en el paciente traqueostomizado. En: Giménez P, Murciego P, Paniagua J, de Almeida M, editores. Abordaje de la disfagia en el paciente traqueostomizado. España: Elsevier, 2024.

Fernández-Carmona A, Peñas-Maldonado L, Yuste-Osorio E, et al. Exploración y abordaje de disfagia secundaria a vía aérea artificial. Med Intensiva. 2012;36(6):423-33.

Hongo T, Yamamoto R, Liu K, et al. Association between timing of speech and language therapy initiation and outcomes among post-extubation dysphagia patients: a multicenter retrospective cohort study. Crit Care. 2022;26(1):98.

Langmore SE, Pisegna J. Efficacy of exercises to rehabilitate dysphagia: A critique of the literature. Int J Speech-Language Pathol. 2015;17:222–9. doi:10.3109/17549507.2015.1024171.

Martino R, Foley N, Bhogal S, et al. Dysphagia after stroke: Incidence, diagnosis, and pulmonary complications. Stroke. 2005;36:2756–63. doi:10.1161/01.STR.0000190056.76543.eb.

McGrath BA, Wallace S, Wilson M, et al. Safety and feasibility of above cuff vocalisation for ventilator-dependant patients with tracheostomies. J Intensive Care Soc. 2018; 0(0).

McRae J, Montgomery E, Garstang Z, et al. The role of speech and language therapists in the intensive care unit. J Intensive Care Soc. 2020;21(4):344-8. doi:10.1177/1751143719875687. Epub 2019 Sep 30. PMID: 34093737; PMCID: PMC8142103.

Mobasheri MH, King D, Judge S, et al. Communication aid requirements of intensive care unit patients with transient speech loss. Augment Altern Commun. 2016;32(4):261-71. doi:10.1080/07434618.2016.1235610.

Robayna-Delgado MC, Arroyo-López MC, Martín-Meana C, et al. Incidencia por lesiones por presión en pacientes con y sin COVID-19, ingresados en una Unidad de Cuidados Intensivos. 2022;16(1):1325.

Skoretz SA, et al. A Systematic Review of Tracheostomy Modifications and Swallowing in Adults. Dysphagia. 2020; 35(6):935-47. doi:10.1007/s00455-020-10115-0.

Speyer R, Cordier R, Sutt AL, et al. Behavioural Interventions in People with Oropharyngeal Dysphagia: A Systematic Review and Meta-Analysis of Randomised Clinical Trials. J Clin Med. 2022 Jan 28;11(3):685.

Tisaire A, Ordóñez B. Guía de Intervención Logopédica en las Disfagias (1st edition). Madrid: Editorial Síntesis, 2021. ISBN: 978-84-1357-115-7.

Wallace S, McGowan S, Sutt AL. Benefits and options for voice restoration in mechanically ventilated intensive care unit patients with a tracheostomy. J Intensive Care Soc. 2023 Feb; 24(1):104-11.

(?) **AUTOEVALUACIÓN**

Paciente crítico infantil VI

Principales cuadros clínicos y su manejo

42

R. González Cortés, R. Cieza Asenjo, A. M. Dumitrescu

 PUNTOS CLAVE

- Los pacientes pediátricos presentan particularidades que hacen que el abordaje de sus patologías sea diferente del que se realiza en el adulto.
- Estas características fisiológicas evolucionan y varían con el crecimiento.
- En la edad pediátrica son frecuentes las patologías congénitas.

INTRODUCCIÓN

El paciente pediátrico crítico tiene características propias que le diferencian del adulto. Además, la variabilidad que motiva un organismo en desarrollo supone que la atención a los niños graves sea compleja y requiera dotación personal y material específica.

El ingreso en la UCI-P puede deberse a patologías agudas o crónicas, siendo cada vez más frecuente la presencia del perfil crónico complejo. La presencia de inestabilidad respiratoria, cardiovascular o neurológica en el contexto de cuadros médicos o quirúrgicos, son los principales motivos que llevan a los niños a precisar ingreso en la UCI-P, con diferente prevalencia según la edad.

Aparte de los cambios pondero-estaturales, la fisiología y los valores normales de los distintos parámetros fisiológicos van variando con la edad (**Tabla 42-1**):

- **Gasto cardíaco**: en los recién nacidos y lactantes depende, sobre todo, de la frecuencia cardíaca, que basalmente es más elevada, y en situaciones en que tengan que aumentar el gasto cardíaco, responden taquicardizándose hasta valores mucho mayores que los niños de mayor edad y adultos.
- **Tensión arterial:** los valores son menores en lactantes y niños pequeños que en niños más mayores.
- **Respuesta respiratoria y vía aérea**: también difiere de la del adulto. En los primeros meses de vida, un occipital prominente y un menor tono muscular, junto a una vía aérea proporcionalmente más estrecha, pueden condicionar la obstrucción de la vía aérea al flexionar el cuello. También hay que considerar que los lactantes suelen presentar una respiración de predominio nasal

Tabla 42-1. Parámetros fisiológicos normales en la población pediátrica

Edad	Peso (kg)	Frecuencia cardíaca (lpm)	Frecuencia respiratoria (rpm)	Tensión arterial sistólica (mmhg)	Tensión arterial diastólica (mmhg)
Recién nacido	3-4	120-180	30-50	50-75	30-50
6 meses	7	100-130	20-40	80-100	45-65
1-2 años	10-12	95-125	20-30	80-105	45-70
3-6 años	14-19	90-120	15-20	80-120	50-80
6-8 años	19-26	80-110	15-20	85-130	55-90
8-10 años	26-32	75-105	13-15	85-130	55-90
10-14 años	32-50	70-100	13-15	90-140	60-95

y en la edad preescolar, el desarrollo de las estructuras linfáticas puede condicionar también cierto grado de obstrucción respiratoria.

En este capítulo se revisarán las patologías más prevalentes en los pacientes pediátricos críticos, haciendo hincapié en su abordaje terapéutico.

PATOLOGÍAS RESPIRATORIAS

Bronquiolitis

Conceptos y etiología: es un cuadro de dificultad respiratoria típico de los pacientes de menor edad. De etiología habitualmente vírica, se debe a la inflamación de las vías aéreas de menor calibre y puede verse agravada con la aparición de sobreinfecciones bacterianas.

Clínica: habitualmente, comienza con un cuadro catarral que progresa con la aparición de dificultad respiratoria (retracción intercostal, tiraje subcostal, aleteo nasal y a veces cabeceo), rechazo de la ingesta y, en ocasiones, fiebre.

Exploración física: es característica una auscultación "húmeda", con subcrepitantes y *roncus* diseminados en ambos campos pulmonares.

Pruebas complementarias: la realización de pruebas radiológicas debe restringirse a aquellos casos en los que se sospeche la aparición de complicaciones (atelectasias, neumotórax o neumonías).

Tratamiento: aunque no existe ningún tratamiento específico eficaz, la necesidad de ingreso en UCI-P deriva del grado de dificultad respiratoria alcanzado y de la necesidad de iniciar soporte respiratorio, que se realiza habitualmente con VMNI. En los casos más graves, la enorme dificultad respiratoria, con aparición de signos de agotamiento, hipoxemia o pausas de apnea, puede exigir intubación endotraqueal e inicio de VM convencional. El uso de oxigenoterapia de alto flujo, si bien está muy extendido por sus beneficios teóricos, carece de una adecuada evidencia que lo apoye. Del mismo modo, el empleo de otros tratamientos, como los broncodilatadores, la adrenalina o el suero salino hipertónico nebulizados, carece de evidencias que permitan indicar su uso rutinario. El manejo de los pacientes con bronquiolitis requiere asegurar un adecuado aporte hídrico y nutricional a través de sonda nasogástrica, cuando la vía oral no sea adecuada.

Asma

- *Conceptos y etiología:* el broncoespasmo suele aparecer en niños más mayores, pero puede dar lugar a cuadros de estatus asmático. Aunque puede estar desencadenado por episodios infecciosos, a diferencia de las bronquiolitis, también suele ser desencadenado por estímulos alérgicos.
- *Exploración física:* la auscultación característica incluye hipoventilación bilateral, sibilancias y espiración alargada.
- *Tratamiento:*
  - Primera línea: salbutamol y corticosteroides.
  - Paciente de mayor gravedad: broncodilatadores, como bromuro de ipratropio nebulizado o sulfato de magnesio intravenoso. La necesidad de iniciar soporte ventilatorio no invasivo para disminuir el trabajo respiratorio, prevenir el agotamiento y facilitar una adecuada ventilación es frecuente en los pacientes que precisan UCI-P, siendo menos frecuente el uso de VMI.

Obstrucción respiratoria alta (laringitis aguda o crup y laringotraqueítis)

Conceptos y etiología: la inflamación de la vía aérea superior puede dar lugar a cuadros de dificultad respiratoria considerable, caracterizados por la presencia de estridor. Suele deberse a procesos infecciosos de etiología vírica, aunque también puede desencadenarse por mecanismos inflamatorios mecánicos, especialmente, en pacientes intubados previamente.

Tratamiento: el tratamiento de este cuadro precisa la administración de fármacos que disminuyan la inflamación de la vía aérea (corticoides sistémicos o nebulizados y adrenalina nebulizada). La administración de heliox (mezcla de oxígeno y helio 30/70 %), al favorecer un flujo de aire laminar con menor turbulencia, mejora el trabajo respiratorio en estos pacientes. Del mismo modo, la oxigenoterapia de alto flujo y la VMNI pueden mejorar la dinámica respiratoria. El uso de VM convencional en niños con cuadros de obstrucción respiratoria alta supone una situación de elevado riesgo en el momento de la intubación endotraqueal, por lo que esta debe ser realizada por un profesional experto en el manejo de la vía aérea pediátrica.

PATOLOGÍAS CARDIOVASCULARES

Shock

Conceptos y etiología: no es excepcional. Su etiología es variable, siendo frecuentes los cuadros de origen infeccioso (shock séptico), hipovolémico (en el contexto de traumatismos y deshidratación severa) y situaciones de fallo cardíaco agudo (miocarditis).

Clínica: taquicardia, pulsos débiles, alteración de la perfusión cutánea y, en ocasiones, disminución del grado de conciencia.

Tratamiento: el manejo debe ser rápido y agresivo, con el fin de restaurar una adecuada perfusión y aporte de oxígeno a los tejidos. La valoración inicial se realizará en dos fases: identificación del shock y grado de descompensación. Se realizará mediante el triángulo de evaluación pediátrica, que incluye la valoración de la apariencia, la respiración y la circulación. Posteriormente, el manejo específico se realizará empleando la sistemática ABCDE (v. **Capítulo 8**).

Cardiopatías congénitas

Conceptos y etiología: la mayoría de las cardiopatías congénitas son diagnosticadas intraútero, lo que permite un abordaje terapéutico postnatal planificado.

Clínica: sus manifestaciones clínicas son muy variables, desde cuadros asintomáticos, que se diagnostican casualmente, hasta situaciones con mucha afectación del gasto cardíaco o de la oxigenación desde el comienzo de la vida extrauterina.

Tratamiento: el manejo definitivo suele ser quirúrgico o intervencionista, mediante cateterismos en diferentes momentos de la evolución clínica, aunque es frecuente que estos pacientes puedan precisar basalmente diferentes tratamientos farmacológicos. En situaciones de descompensación de cardiopatías no corregidas o en las que existan lesiones residuales es frecuente la necesidad de soporte con drogas vasoactivas y/o soporte ventilatorio (invasivo o no invasivo).

Arritmias

- *Conceptos y etiología:* estas alteraciones son poco frecuentes y, en general, bien toleradas.
- *Clínica:* depende del tipo de arritmia, presentándose una sintomatología que puede ir desde palpitaciones a la aparición bajo gasto cardíaco. En los lactantes, la irritabilidad y el rechazo de la ingesta pueden ser manifestaciones de alteración del ritmo cardíaco.
- *Tratamiento:* el manejo dependerá de las características de la arritmia y su repercusión. En general, se siguen los siguientes principios:

- En pacientes estables con taquiarritmias se considerará el uso de medidas no farmacológicas, como las maniobras vagales.
- El uso de fármacos antiarrítmicos se reserva para pacientes con repercusión hemodinámica importante y para pacientes estables en los que no hay respuesta a las medidas no farmacológicas.
- En caso de inestabilidad hemodinámica significativa con ausencia de signos vitales, el manejo debe ser agresivo, iniciando maniobras de Reanimación Cardiopulmonar.

PATOLOGÍAS NEUROLÓGICAS

Crisis convulsivas y estatus epiléptico

- *Conceptos y etiología:* son frecuentes en pediatría en el contexto de diferentes cuadros clínicos, especialmente, febriles.
- *Tratamiento:* la necesidad de ingreso en la UCI-P va ligada a la refractariedad a los tratamientos de primera línea, a la prolongación de las crisis (estatus epilépticos) y a la aparición de inestabilidad respiratoria o cardiovascular asociadas a las crisis o a su tratamiento:
  - El tratamiento debe ir dirigido inicialmente a mantener las funciones vitales del paciente, siguiendo la sistemática ABCDE, y a controlar las crisis y prevenir su recurrencia.
  - Como fármacos de primera línea pueden usarse benzodiacepinas (midazolam o diazepam) para el control agudo de las crisis, mientras que otros fármacos, como levetiracetam, fenitoína o ácido valproico, se emplean como tratamientos de base para un control más a largo plazo.

Hipertensión intracraneal y coma

Conceptos y etiología: en la población pediátrica, las causas más frecuentes de hipertensión intracraneal y coma son de origen traumático, infeccioso (meningoencefalitis) o cerebrovascular (isquémico o hemorrágico). Otras causas pueden ser tóxicos, alteraciones metabólicas o crisis convulsivas.

Tratamiento: debe ser etiológico en la medida de lo posible, aunque el empleo de la sistemática ABCDE facilita un abordaje estructurado, dirigido a mantener las funciones vitales globales. Ante la sospecha de hipertensión intracraneal, el manejo debe orientarse a asegurar una adecuada perfusión cerebral. La optimización de la sedo-analgesia, el soporte ventilatorio y el tratamiento hiperosmolar pueden favorecer la restauración del flujo sanguíneo cerebral.

Encefalopatías (fijas y progresivas)

Conceptos y etiología: no es infrecuente la necesidad de ingreso en UCI-P de pacientes con otras encefalopatías. La aparición de descompensaciones de su situación basal, sobre todo, desde el punto de vista respiratorio, puede hacer que los pacientes precisen el uso de VM. También es frecuente su ingreso en el postoperatorio de diferentes procedimientos quirúrgicos.

PATOLOGÍAS METABÓLICAS, ENDOCRINOLÓGICAS Y RENALES

Errores innatos del metabolismo

Conceptos y etiología: a pesar del cribado postnatal sistemático para un número creciente de patologías metabólicas congénitas, en ocasiones, pueden aparecer cuadros agudos de descompensación metabólica que requieren cuidados intensivos, sobre todo, en pacientes de corta edad sin diagnóstico previo. Las manifestaciones de estos cuadros son de toda índole, pudiendo incluir síntomas digestivos (vómitos, deshidratación, rechazo de la ingesta, etc.), cardiovasculares (disfunción miocárdica), neurológicos (letargia, hipotonía y debilidad) y alteraciones respiratorias, además de los puramente metabólicos (hipoglucemia, alteraciones hidroelectrolíticas, etc.).

Tratamiento: incluye el establecimiento de medidas de soporte vital asociadas a fármacos y adaptaciones dietéticas dirigidas a corregir las vías metabólicas alteradas.

Cetoacidosis diabética

Conceptos y etiología: los niños con *diabetes mellitus* tipo I pueden presentar descompensaciones metabólicas en forma de cetoacidosis. Aunque lo típico es que estos cuadros se produzcan en el momento del diagnóstico, un cumplimiento terapéutico inadecuado también puede precipitarlos.

Clínica: en el ingreso son característicos la deshidratación grave, la taquicardia y la hipotensión, la disminución del estado de conciencia y las alteraciones respiratorias compensatorias (respiración de Kussmaul), asociadas a la hiperglucemia, acidosis metabólica grave y otras alteraciones hidroelectrolíticas.

Tratamiento: el ingreso en UCI-P es necesario cuando existen alteraciones metabólicas severas con riesgo de edema cerebral. El tratamiento en casos graves incluye la rehidratación intravenosa, la reposición electrolítica y la administración de insulina, con el fin de conseguir el control glucémico.

Daño renal agudo

Conceptos y etiología: la aparición de daño renal agudo en pacientes pediátricos críticos suele ser secundaria a trastornos sistémicos (sepsis y microangiopatías especialmente) o al uso de fármacos nefrotóxicos.

Tratamiento: se dirige, por un lado, a establecer la causa y el grado de daño renal, y, por otro, a asegurar un adecuado balance hídrico y una depuración correcta de sustancias tóxicas. El uso de diuréticos puede permitir evitar la sobrecarga de líquidos, si bien, en ocasiones, puede ser necesaria la utilización de técnicas de depuración extrarrenal.

TRAUMATISMOS EN PEDIATRÍA

Conceptos y etiología: los politraumatismos son la primera causa de muerte en pediatría en niños mayores de un año. Su menor tamaño condiciona una mayor absorción energética ante el trauma, y su flexibilidad, y proporcionalmente su mayor tamaño cefálico, condicionan una menor frecuencia de fracturas, pero mayor riesgo de lesiones multisistémicas y de afectación encefálica. Además, en pediatría se pueden producir lesiones medulares sin anomalías radiológicas asociadas (SCIWORA). En la población infantil, la presencia de lesiones traumáticas no claramente explicadas a través de la historia clínica debe hacernos considerar la posibilidad de que el traumatismo no haya sido accidental.

Tratamiento: la asistencia es similar a la del adulto. Se realiza mediante la sistemática ABCDE.

BIBLIOGRAFÍA

Abend NS, Loddenkemper T. Pediatric status epilepticus management. Curr Opin Pediatr. 2014 Dec;26(6):668-74.

Cashen K, Petersen T. Diabetic Ketoacidosis. Pediatr Rev. 2019 Aug;40(8):412-20.

De la Oliva P, Cambra-Lasaosa FJ. Admission, discharge and triage guidelines for paediatric intensive care units in Spain. Med Intensiva (Engl Ed). 2018 May;42(4):235-46.

Engel J, von Borell F, Baumgartner I, et al. Neunhoeffer F. Modified ABCDEF-Bundles for Critically Ill Pediatric Patients -What Could They Look Like? Front Pediatr. 2022 May 2;10:886334.

Goldstein B, Giroir B, Randolph A; International Consensus Conference on Pediatric Sepsis.. International pediatric sepsis consensus conference: definitions for sepsis and organ dysfunction in pediatrics. Pediatr Crit Care Med. 2005 Jan;6(1):2-8.

Mastrangelo M, Baglioni V. Management of Neurological Emergencies in Children: An Updated Overview. Neuropediatrics. 2021 Aug;52(4):242-51.

Mendelson J. Emergency Department Management of Pediatric Shock. Emerg Med Clin North Am. 2018 May;36(2):427-40.

Mizuguchi M, Ichiyama T, Imataka G, et al. Guidelines for the diagnosis and treatment of acute encephalopathy in childhood. Brain Dev. 2021;43(1):2-31.

Weiss SL, Peters MJ, Alhazzani W, et al. Surviving Sepsis Campaign International Guidelines for the Management of Septic Shock and Sepsis-Associated Organ Dysfunction in Children. Pediatr Crit Care Med. 2020 Feb;21(2):e52-e106.

AUTOEVALUACIÓN

Rehabilitación infantil: valoración y tratamiento

43

A. M. Dumitrescu, M. Echevarría Ulloa y R. González Cortés

PUNTOS CLAVE

- La intervención rehabilitadora es parte del manejo interdisciplinar del paciente crítico.
- El tratamiento rehabilitador, fundamentalmente, la movilización precoz y la fisioterapia respiratoria, se dirigen a prevenir y/o tratar las complicaciones.
- La familia desempeña un papel importante dentro del proceso rehabilitador.

INTRODUCCIÓN

El ingreso en la Unidad de Cuidados Intensivos Pediátrica (UCI-P), sobre todo, de larga duración, supone un reto tanto por la gravedad de la patología de base, como por las complicaciones secundarias a la ventilación asistida y al encamamiento prolongado. Se ha observado que los niños que reciben valoración y tratamiento rehabilitador durante el ingreso en la UCI-P acortan su estancia media hospitalaria. Además, se ha publicado que la implicación de la familia desempeña un papel imprescindible, haciendo que se sienta partícipe del proceso, mejorando la confianza, la comunicación y el confort, y disminuyendo la ansiedad y preocupación tanto del paciente como de sus cuidadores.

La intervención rehabilitadora se realiza en el contexto de un manejo interdisciplinar de la patología que ha motivado el ingreso y de las complicaciones sobreañadidas. Las alteraciones que con mayor frecuencia motivan interconsulta al médico rehabilitador son de causa respiratoria (consolidación, atelectasia, mal drenaje de secreciones, aumento del trabajo respiratorio, dificultad para el destete de la ventilación mecánica invasiva o necesidad de aclaramiento de secreciones bronquiales previa a la extubación) y las consecuencias de las sedaciones prolongadas con su repercusión en la disminución de la actividad motriz. Con la intervención rehabilitadora se trata de evitar o aliviar el síndrome post UCI-P (v. **Capítulo 50**).

VALORACIÓN DEL PACIENTE INGRESADO EN LA UCI-P

Valoración por parte del médico intensivista

Los pacientes ingresados en la UCI-P son evaluados periódicamente para su participación en el programa de intervención rehabilitadora precoz, siendo asignados con este fin a unos grupos de actividad establecidos y realizando una interconsulta al Servicio de Rehabilitación en los casos en los que esté indicado.

La evaluación se realizará siguiendo la sistemática ABCDE (v. **capítulo 8**).

Clasificación según la estabilidad del paciente

1. **Muy inestable**: parámetros lábiles.
2. **Algo inestable**: precisa PEEP ≥ 10 cmH$_2$O, dopamina ≥ 10 µg/kg/min o tratamiento con adrenalina o noradrenalina.
3. **Estable**: precisa PEEP < 10 cmH$_2$O, FiO$_2$ < 60 % y dopamina < 10 µg/kg/min.
4. **Muy estable**: sin ventilación mecánica invasiva, sin soporte inotrópico.

Indicaciones de interconsulta a Rehabilitación

- Niveles III y IV de categorización del paciente por parte del intensivista.
- Nivel II, salvo que tuviera compromiso respiratorio.
- Patrón hipersecretor con mal drenaje de secreciones o complicaciones establecidas como atelectasia o proceso de extubación.
- Afebril y clínicamente estable hemodinámica, respiratoria y neurológicamente, al menos, 48 horas.
- Sin relajantes musculares, al menos, 24 horas.
- En pacientes sin ventilación mecánica, si la saturación de oxígeno (SatO$_2$) basal o con gafas nasales (GN) a 2-3 litros/min de O$_2$ es > 90 % (valoración individual en pacientes crónicos).
- En pacientes con ventilación mecánica si PEEP < 10 cmH$_2$O y FiO$_2$ < 60 %.
- Sin necesidad de aumento de soporte inotrópico.
- Tensión arterial (TA) estable, con valores normales para la edad, no precisando fluidoterapia ni aumento de dosis de medicación vasoactiva.
- Previsión de una estancia en UCI-P mayor de una semana.
- Sospecha de polineuropatía o miopatía en paciente crítico.

Valoración por parte del médico rehabilitador

La anamnesis a los familiares debe incluir la situación basal previa al ingreso, la etapa de desarrollo en que se encontraba el niño y el grado de autonomía previo. La exploración física por órganos y sistemas incluye: valoración respiratoria, neurológica, ortopédica y de hitos del desarrollo. En niños mayores de 5 años colaboradores se utiliza la escala MRC, puntuando entre 0 y 5 la fuerza en diferentes grupos musculares, con un máximo de 60 puntos. Un valor por debajo de 48 puntos se considera definitorio de DAUCI en pacientes sin discapacidad física previa.

Tras hacer un diagnóstico clínico y funcional, se definen los objetivos y se prescribe tratamiento de fisioterapia respiratoria y/o motora, terapia ocupacional (intervención o postural) y se programa la siguiente revisión. El médico foniatra, si es necesario, prescribe tratamiento de logopedia (v. **Capítulo 44**).

INTERVENCIÓN REHABILITADORA

Objetivos específicos de la intervención rehabilitadora:

- Minimizar el efecto negativo del encamamiento prolongado.
- Prevención y tratamiento de alteraciones físicas generadoras de discapacidad.
- Favorecer el automanejo y aumentar la tolerancia al esfuerzo físico.
- Reinicio precoz de las ABVD y facilitar el manejo a los cuidadores.
- Dar información a la familia/paciente sobre su nueva condición de salud, pronóstico y su participación en el proceso rehabilitador.
- Mejorar la calidad de vida.
- Asegurar una atención centrada en el paciente-familia y humanizada.
- Coordinación de ayudas necesarias (médicas, técnicas, sociales) para disminuir el impacto de la enfermedad y la discapacidad.

Este apartado se centra en la movilización precoz y fisioterapia respiratoria, indicaciones y evidencia científica.

Movilización precoz del niño crítico

Se denomina precoz a la movilización (pasiva o activo-asistida) que tiene lugar en las primeras 48-72 horas desde el ingreso en la UCI-P o desde la estabilidad clínica. El tratamiento con terapias físicas debe ser individualizado, graduado y respetando la etapa de desarrollo del niño. El tiempo, la intensidad y la frecuencia de los tratamientos son revaluados periódicamente. A menudo, es necesaria la implicación del personal de enfermería y siempre es recomendable la participación de los familiares en el cuidado y tratamiento del niño.

Antes de comenzar cada sesión de tratamiento rehabilitador prescrito, el terapeuta, junto con el personal de enfermería, revisa a pie de cama los parámetros de seguridad protocolizados y consensuados del mismo (véase niveles de estabilidad). Se comprueba la ausencia de contraindicaciones, revisando las precauciones a tener en cuenta durante la sesión de terapia: vía respiratoria segura, dispositivos bien fijados (vías centrales y periféricas, tubo endotraqueal, mascarilla CPAP), conocimiento del equipo humano del orden de actividades a realizar y personal de enfermería disponible para participar en la movilización del paciente.

El tratamiento rehabilitador a realizar por parte del fisioterapeuta o terapeuta ocupacional se va a adaptar al nivel de estabilidad clínica y asistencia del niño. En caso de sedación prolongada, cuando sólo sean posibles **técnicas pasivas**, se recomienda ser enseñadas a los padres y personal de enfermería y que sean realizadas por los mismos. El terapeuta ocupacional asegurará un **posicionamiento** correcto y adaptará las **férulas de manos y pies** para evitar la aparición de deformidades osteomusculares. En pacientes despiertos y colaboradores, se añadirán **técnicas de neurodesarrollo, cinesiterapia activo-asistida o resistida** según el estado evolutivo del niño (control cefálico, de tronco, volteos, sedestación libre, manipulación, etc.).

Contraindicaciones de la movilización precoz

Se incluyen situaciones de inestabilidad y urgencia:

- *Inestabilidad hemodinámica*: hipotensión, necesidad de fluidoterapia o de aumento de la dosis de medicación vasoactiva, taponamiento cardíaco, isquemia coronaria, arritmia aguda, crisis de hipertensión arterial o pulmonar no resueltas o que requieran tratamiento intravenoso.
- *Inestabilidad respiratoria*: insuficiencia aguda, necesidad de intensificar el soporte respiratorio, dosis ascendente de broncodilatador intravenoso y tratamiento vasodilatador pulmonar en las últimas 4 horas.
- *Inestabilidad neurológica*: hipertensión intracraneal, deterioro brusco del estado de alerta, presencia de convulsiones o empeoramiento de estas con la movilización.
- *Fracturas inestables vg de pelvis o vertebrales*: en caso de lesión medular, cuando sea posible, es importante continuar movilizando las extremidades del paciente mientras se mantiene la columna vertebral alineada.
- *Urgencia quirúrgica de cualquier origen.*

Precauciones para la movilización precoz

- Hipertensión arterial o pulmonar, infusión de fármacos vasoactivos en dosis constantes o descendentes.
- Ventilación mecánica invasiva o no invasiva, trabajo respiratorio, necesidad de $FiO_2 > 50\ \%$.
- Cirugía reciente de vías aéreas, incluyendo las traqueostomías.
- Post-craniectomía, presencia de drenaje ventricular externo o monitorización de la presión intracraneal.
- Lesión medular aguda.
- Tratamiento con bloqueantes neuromusculares, alteraciones del tono (espasticidad, hipotonía).

Suspensión del tratamiento con terapias físicas en algunos casos

- Cambios en los valores basales de frecuencia cardíaca, tensión arterial, frecuencia respiratoria (mayores del 20 % de cada parámetro), episodios de arritmias o aparición de signos de mala perfusión periférica.
- Distrés respiratorio (empeoramiento del trabajo respiratorio, estridor, disminución del murmullo vesicular, descenso de la $SatO_2 > 10\ \%$, necesidad de

aumento de la $FiO_2 > 20$ %, aumento de CO_2 espirado > 20 %) o desincronización con el respirador de la ventilación invasiva o no invasiva.
- Secreciones hemáticas.
- Sudoración profusa.
- Aumento de la presión intracraneal > 20 % y/o > 20 mmHg.
- Dolor, malestar o agitación que no responden al tratamiento farmacológico.
- Sospecha de alteración de la integridad o desplazamiento de algún dispositivo.
- Preocupación por parte de los progenitores ante las maniobras.

Fisioterapia respiratoria en la UCI-P

La fisioterapia respiratoria (FTR) es parte del cuidado aceptado de niños intubados en muchas UCI-P a nivel mundial, a pesar de que la base de evidencia es limitada. Dado el diámetro reducido del tubo endotraqueal (TET), que actúa como cuerpo extraño y provoca que aumente el volumen y la viscosidad de las secreciones bronquiales, hay mayor riesgo de obstrucción en bebés y niños pequeños y se requieren aspiraciones frecuentes. Además de esto, la humidificación inadecuada de los gases del respirador y la propia enfermedad pueden provocar una obstrucción de las vías respiratorias, infección, atelectasia y, en última instancia, enfermedad pulmonar crónica.

El tratamiento de FTR va dirigido a movilizar y facilitar la eliminación de secreciones, previniendo o aliviando la obstrucción de vías respiratorias, con reexpansión de los lóbulos colapsados, disminución de la resistencia de las vías y el trabajo respiratorio, y mejora del intercambio gaseoso, facilitando el destete temprano. Se plantea FTR cuando hay un grado moderado de asistencia respiratoria, siendo las modalidades SIMV (Ventilación Mandatoria Intermitente Sincronizada) y CPAP (Presión Positiva Continua) las indicaciones más frecuentes.

La FTR ha demostrado su eficacia en la fibrosis quística, siendo también posiblemente beneficiosa en atelectasias y reagudizaciones respiratorias en enfermedades neuromusculares. Sin embargo, presenta mínimos o nulos beneficios en crisis asmáticas, bronquiolitis, insuficiencia respiratoria aguda sin atelectasia y síndrome del distrés respiratorio del recién nacido, según las guías de práctica clínica. En los casos de bronquiolitis, ninguna de las técnicas de fisioterapia ha demostrado una reducción en la gravedad de la enfermedad y no pueden usarse como práctica clínica estándar para pacientes hospitalizados con formas severas. Hay pruebas de baja calidad en ensayos individuales de que las técnicas espiratorias pasivas lentas podrían ejercer un efecto de corta duración en pacientes que presentan bronquiolitis moderada y en la reducción de la necesidad de suplementación con oxígeno en pacientes con bronquiolitis grave en el contexto de infección por el virus sincitial respiratorio.

Contraindicaciones de la fisioterapia respiratoria

Son paralelas a las contraindicaciones de la movilización precoz:

- Inestabilidad hemodinámica: crisis de hipertensión pulmonar o crisis de hipertensión arterial. Inestabilidad respiratoria: edema pulmonar, crisis asmática y hemorragia pulmonar.

- Hipertensión intracraneal* o tensión intracraneal fluctuante.
- Trastornos de la coagulación.
- Prematuridad, bajo peso para la edad gestacional.

La constante innovación tecnológica y los ensayos clínicos acerca de la evidencia de las valoraciones e intervenciones hacen necesarios más estudios y experiencia para conseguir los mejores resultados en salud.

BIBLIOGRAFÍA

Choong K, Canci F, Clark H, et al. Practice Recommendations for Early Mobilization in Critically Ill Children. J Pediatr Intensive Care. 2018 Mar;7(1):14-26. doi: 10.1055/s-0037-1601424. Epub 2017 Apr 10. PMID: 31073462; PMCID: PMC6260323.

Colwell BRL, Williams CN, Kelly SP, et al. Mobilization Therapy in the Pediatric Intensive Care Unit: A Multidisciplinary Quality Improvement Initiative. Am J Crit Care. 2018 May;27(3):194-203. doi: 10.4037/ajcc2018193. PMID: 29716905.

Cui LR, LaPorte M, Civitello M, et al. Physical and occupational therapy utilization in a pediatric intensive care unit. J Crit Care. 2017 Aug;40:15-20. doi: 10.1016/j.jcrc.2017.03.003. Epub 2017 Mar 7. PMID: 28297684; PMCID: PMC5563269.

Hopkins RO, Choong K, Zebuhr CA, et al. Transforming PICU Culture to Facilitate Early Rehabilitation. J Pediatr Intensive Care. 2015 Dec;4(4):204-11. doi: 10.1055/s-0035-1563547. PMID: 27134761; PMCID: PMC4849412.

Morrow BM. Chest Physiotherapy in the Pediatric Intensive Care Unit. J Pediatr Intensive Care. 2015 Dec;4(4):174-81. doi: 10.1055/s-0035-1563385. Epub 2015 Aug 12. PMID: 31110870; PMCID: PMC6513290.

Roqué i Figuls M, Giné-Garriga M, Granados Rugeles C, et al. Chest physiotherapy for acute bronchiolitis in paediatric patients between 0 and 24 months old. Cochrane Database Syst Rev. 2016 Feb 1;2(2):CD004873. doi: 10.1002/14651858.CD004873.pub5. Update In: Cochrane Database Syst Rev. 2023 Apr 3;4:CD004873. PMID: 26833493; PMCID: PMC6458017.

Walsh BK, Hood K, Merritt G. Pediatric airway maintenance and clearance in the acute care setting: how to stay out of trouble. Respir Care. 2011 Sep;56(9):1424-40; discussion 1440-4. doi: 10.4187/respcare.01323. PMID: 21944689.

---

* Excepto los casos de atelectasia masiva, que cursan con hipoxemia e hipercapnia, lo que podría exacerbar la hipertensión intracraneal. La resolución de la atelectasia con normalización de los gases arteriales disminuye la presión intracraneal.

 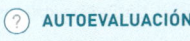
AUTOEVALUACIÓN

Foniatría y logopedia: intervención en el paciente crítico neonatal y pediátrico 44

M. Milosevic González y B. Ordóñez Miyar

PUNTOS CLAVE

- El paciente pediátrico presenta gran variabilidad según el período evolutivo en el que se encuentre, el cual está en constante desarrollo.
- La coordinación de la succión-deglución-respiración (S-D-R) es imprescindible para conseguir una alimentación oral segura y eficaz, siendo la principal alteración logofoniátrica que presentan los pacientes en la UCI neonatal (UCI-N).
- Lograr un patrón de alimentación normal es la base para desarrollar habilidades comunicativas.
- La duración del ingreso y los procesos invasivos y no invasivos aumentan el riesgo de aversión táctil y alteración sensorial oral.
- El tratamiento precoz es fundamental para disminuir las alteraciones sensoriomotoras a corto y medio plazo.

INTRODUCCIÓN

Los pacientes en la edad pediátrica presentan una gran variabilidad, al encontrarse en diferentes períodos evolutivos y en constante progreso y, por lo tanto, todas las acciones que se realicen sobre ellos pueden influir negativamente en su desarrollo.

En la UCI-N, la patología logofoniátrica más frecuente es la alteración en la succión-deglución-respiración (S-D-R) En el contexto de prematuridad y daño neurológico perinatal, que pueden estar asociadas a otras patologías.

Las patologías logofoniátricas más frecuentes en la UCI Pediátrica (UCI-P) son: disfagia orofaríngea y otros trastornos de la alimentación, y alteraciones del lenguaje, secundarias a patologías mucho más variadas y con posibilidad de antecedentes médicos más extensos. Estas patologías son secundarias a alteraciones orofaciales sensitivas y motoras, primarias o secundarias a un exceso de estímulos invasivos en la cavidad oral, principalmente, por ventilación mecánica invasiva (VMI) y no invasiva (VMNI), que producen secuelas laríngeas y faríngeas, y/o alimentación enteral prolongada con retraso en el inicio o reanudación de la alimentación oral, provocando una afectación sensorial y dificultad en la percepción de la sensación de hambre. Las patologías que condicionan dichas alteraciones se resumen en la **tabla 44-1**.

Tabla 44-1. Alteraciones que condicionan las patologías foniátricas más frecuentes en la UCI Pediátrica

ESTRUCTURAL	NEUROLÓGICA	CARDIORRESPIRATORIA	GENÉTICA	OTROS
• Anomalías craneofaciales: • Atresia de coanas • Labio y paladar hendidos • Macroglosia • Masa o quiste faríngeo • *Cleft* laríngeo • Parálisis de cuerda vocal • Laringomalacia • Fístula traqueoesofágica • Atresia esofágica	• PC • Enfermedad degenerativa • Alteración congénita del SNC • DCA • Botulismo • Malformación de Chiari • Miopatía congénita	• Anomalías cardiacas • Hernia diafragmática • Displasia pulmonar • Fibrosis quística	• Trisomías 21 y 18 • S. Moebius • S. Prader-Willi • Secuencia de Pierre-Robin • Deleción 22q11 • S. CHARGE • S. Treacher Collins • S. Cornelia de Lange	• Prematuridad • Faringitis y esofagitis infecciosa • Esofagitis eosinofílica • Otras condiciones inflamatorias de la faringe y laringe

DCA: daño cerebral adquirido. PC: parálisis cerebral.

Debido a su fragilidad, el paciente crítico requiere tratamientos de baja intensidad y duración, por lo que se considera necesario un tratamiento logopédico precoz y con la mayor frecuencia posible, siempre acorde a la clínica y evolución del paciente.

INTERVENCIÓN LOGOFONIÁTRICA EN EL PACIENTE CRÍTICO NEONATAL

Evaluación clínica

Anamnesis

- Antecedentes familiares y personales: embarazo, parto, período neonatal inmediato, patologías o malformaciones asociadas y situación social.
- Edad gestacional actual y estado nutricional.
- Situación clínica y neurológica, medicación sustitutiva y síndrome de abstinencia.
- Situación respiratoria al ingreso y actual.
- Procesos invasivos a nivel orofacial.
- Tipo de alimentación al nacimiento, evolución y actual. Forma de administración (parenteral, enteral, oral al pecho, dedo-sonda, biberón), actitud y tolerancia.

Exploración física

- Estado general, grado de consciencia.
- Estructuras orofaciales, especial atención a la lengua.
- Reflejos (búsqueda, puntos cardinales, succión, deglución) y respuesta a estímulos.
- Pares craneales y reflejos de protección (nauseoso y tusígeno).
- Succión no nutritiva y nutritiva (observación de una toma: postura, modo).
- Escala de valoración oral motora en neonatos (NOMAS).

Tratamiento

La intervención puede ser no nutritiva y nutritiva, en función del momento en que se aborde. Debido a la edad del paciente y su madurez neuromotora, solo preparada para alimento líquido, las técnicas empleadas son limitadas, con mínimos cambios de volúmenes y con un adecuado manejo postural. Es imprescindible la estabilidad clínica y tener en cuenta la situación social del neonato.

Objetivos terapéuticos

En primer lugar, se lleva a cabo una fase de estimulación no nutritiva y, una vez conseguida una adecuada tolerancia digestiva, se continúa con la fase de estimulación nutritiva, que se realizará según la situación del paciente (pecho, dedo-sonda o biberón), debiendo implicar a los familiares en la estimulación orofacial:

- Fase de estimulación no nutritiva: maduración de reflejos, normalización de la sensibilidad oral y lograr una adecuada coordinación S-D-R.
- Fase de estimulación nutritiva: lograr una alimentación por vía oral segura y eficaz.

Técnicas terapéuticas

- **Desensibilización táctil:** antes de las tomas, que deben ser breves, se realizan ejercicios de estimulación orofacial (OF), iniciándola mediante tacto profundo, desde la parte más alejada de la boca, para ir familiarizándole con las sensaciones propias del momento de la alimentación. **Estimulación sensorial:** se intentan ofrecer estímulos contrastados en sabor en pequeñas cantidades, por ejemplo, suero salino, agua o leche materna, siempre asociado con succión no nutritiva (SNN).
- **Trabajo motor:** promover el adecuado tono muscular y movimiento, tanto en reposo como en movimiento, incidiendo principalmente en la musculatura lingual y perioral.
- **Coordinación de la S-D-R:** se iniciará trabajando la succión no nutritiva (SNN) como base y principal motor hacia una succión nutritiva (SN) eficaz y segura. Es el principal mecanismo de autorregulación, y control del estrés y constantes vitales.
- **Succión nutritiva:** se iniciará con pequeños volúmenes y técnica, dedo-jeringa o con biberón con tetina adaptada, con orientación hacia el paladar, con apoyo mandibular en decúbito lateral a 45°, que sirve para facilitar la coordinación con la respiración.

INTERVENCIÓN LOGOFONIÁTRICA EN EL PACIENTE CRÍTICO PEDIÁTRICO

Evaluación clinica

Anamnesis

- Antecedentes familiares y personales: embarazo, parto, período lactante e infantil, patologías o malformaciones asociadas y situación social.
- Edad actual y tipo de alimentación previa al ingreso.
- Motivo y tiempo de ingreso.
- Procesos invasivos a nivel orofacial que condicionen un retraso en el desarrollo oral.
- Situación respiratoria (VMI/VMNI). La traqueostomía condiciona limitaciones en el ascenso laríngeo, lentitud de tránsito faríngeo, disminución de la sensibilidad glótica y alteraciones del reflejo tusígeno, condicionando un mayor riesgo aspirativo.

- Situación clínica y neurológica actual, sedoanalgesia continua, complicaciones.
- Estado nutricional, tipo de alimentación actual y, si procede, durante el ingreso. La nutrición prolongada por sonda nasogástrica aumenta el riesgo de presentar alteraciones en la percepción de la sensación de hambre y alteraciones en la motilidad gástrica.

Exploración física

- Estado general, nivel de consciencia.
- Exploración específica de los órganos implicados en la deglución y lenguaje:
  - Extraoral: respiración, pares craneales y musculatura de la cara.
  - Intraoral: orofaringe, lengua y estado dental.
  - Calidad de la voz.
  - Reflejos: primitivos (s-d, perioral, mordida) y protectores (nauseoso y tusígeno).
- Lenguaje: según edad, si entiende órdenes simples y complejas, lenguaje espontáneo, automático, nominación, reconocimiento de objetos, lectura y escritura.
- Deglución:
  - Acúmulo de saliva en boca, elevación laríngea y deglución a la orden.
  - Test de volumen-viscosidad, con bolos adaptados a la edad del paciente.
  - Observación de la ingesta: postura, técnica, distracciones, tipo de alimentos, volumen y utensilios. Relación con la alimentación-cuidador. Fase oral preparatoria, transporte y faríngea (reflujo nasal y síntomas de aspiración).

Exploración instrumental

Para valorar las estructuras anatómicas, su movilidad y funcionalidad en relación con el acúmulo de secreciones a nivel faríngeo y/o laríngeo, se puede realizar una exploración mediante fibroendoscopia.

En caso de sospecha de aspiración silente o dudas en la exploración física de la disfagia se puede realizar videofluoroscopia (VFC) durante el ingreso.

Tratamiento

Depende de la situación clínica y social del paciente, así como de su grado de colaboración.

Objetivos terapéuticos

Se encuentran los siguientes: estimulación sensorial y motora oral; control de la deglución no nutritiva y nutritiva; desarrollo adecuado de las funciones orales de lenguaje y fonación; e inicio de la nutrición oral, teniendo en cuenta el período evolutivo del niño y la adaptación dietética: adecuando la textura y viscosidad de los alimentos, corrección postural y eliminación de distractores; técnica de alimentación con cuidador: posicionamiento, forma de administrar el alimento y actuar en caso de que aparezca rechazo u otras dificultades durante la alimentación.

Técnicas terapéuticas

- **Desensibilización táctil:** estimulación OF descrita en edades previas, adaptando el grado de presión, movimiento y velocidad en función de la tolerancia del paciente.
- **Estimulación sensorial**: estímulos altamente contrastados en sabor, temperatura, o textura, con control progresivo de volúmenes. Elementos que proporcionen información sensorial variada, sobre todo a nivel intraoral, por ejemplo, mediante cepillos y dediles.
- **Trabajo motor:** promover el adecuado tono muscular requerido para la función de cada estructura, tanto en reposo como en movimiento, utilizando las técnicas de terapia miofuncional adecuadas. Se debe vigilar la tolerancia al esfuerzo.
- **Ejercitación de la fonación y la tos**: dependiendo del nivel cognitivo y la capacidad de alerta, se podrá usar una técnica vocal para favorecer el cierre glótico y la intensidad fonatoria.
- **Estimulación nutritiva**: se debe iniciar con la densidad y volumen que hayan demostrado seguridad. Se progresará según la evolución del paciente.

BIBLIOGRAFÍA

Arvedson JC. Swallowing and feeding in infants and young children. Review. GI Motility online (2006) doi:10.1038/gimo17. Published 16 May 2006 http://www.nature.com/gimo/contents/pt1/full/gimo17.html.

Kagaya H, Inamoto Y, Okada S et al. Body Positions and Functional Training to Reduce Aspiration in Patients with Dysphagia. JMAJ. 2011;54(1):35–8.

Ordóñez-Miyar BD (28-30 de septiembre de 2023). Prevención y seguimiento: conceptos clave para la evolución del prematuro y del neonato con patología. [Ponencia]. XXXIII Congreso Internacional de la Asociación Española de Logopedia, Foniatría y Audiología e Iberoamericana de Fonoaudiología - AELFA-IF, Santander, España.

Pickler RH, Wetzel PA, Meinzen-Derr J, et al. Patterned feeding experience for preterm infants: study protocol for a randomized controlled trial. Trials. 2015;16:255.

Song D, Jegatheesan P, Nafday S, et al. Patterned frequency-modulated oral stimulation in preterm infants: a multicenter randomized controlled trial. PLoS One. 2019;14(2):e0212675.

Tisaire de Dios A, Ordóñez Miyar B. Guía de Intervención Logopédica en las Disfagias. Madrid: Editorial Síntesis, 2021. ISBN: 978-84-1357-115-7.

Vecino R (20-22 de abril de 2023). Evolución de una cohorte de lactantes incluidos en un programa de prevención de disfagia neonatal. [Comunicación Oral]. XXIX Congreso Nacional de la Sociedad Española de Gastroenterología, Hepatología y Nutrición Pediátrica - SEGHNP, Córdoba, España.

AUTOEVALUACIÓN

Continuidad asistencial del paciente crítico VII

Unidades de cuidados respiratorios intermedios

45

D. López Padilla, E. Ojeda Castillejo y S. López Martín

PUNTOS CLAVE

- Las UCRI abordan de forma integral las distintas caras que tiene la insuficiencia respiratoria del paciente poscrítico de ingreso prolongado.
- Desde el aspecto social hasta lo nutricional o anímico, estas unidades proporcionan una continuidad asistencial coste-eficaz, que consigue reinsertar al enfermo en su entorno previo al ingreso hospitalario en la mayor parte de los casos.
- La rehabilitación es tanto o más importante que las propias terapias respiratorias mecánicas invasivas o no invasivas, y cualquier esfuerzo por resaltar su importancia será insuficiente en este contexto.

INTRODUCCIÓN

Las Unidades de Cuidados Respiratorios Intermedios (UCRI) son espacios funcionales coste-eficaces e interdisciplinares, en los que se trata a pacientes con insuficiencia respiratoria con fallo de un órgano, con la suficiente gravedad como para precisar una terapia respiratoria no invasiva (TRNI), como la terapia de alto flujo con cánula nasal (TAFCN), la ventilación mecánica no invasiva (VMNI) o una ventilación mecánica invasiva (VMI), en el caso del paciente traqueostomizado. Por tanto, el paciente de una UCRI es aquel que no está tan grave como para necesitar atención en una Unidad de Cuidados Críticos (UCC), pero sí está más grave que el de una cama convencional de hospital. De allí el nombre de intermedio o, en ocasiones, semicrítico.

Las UCRI experimentan un flujo bilateral de pacientes, en el que funcionan como una escalada de tratamiento en casos de insuficiencia respiratoria que no responden a medidas generales y, además, sirven para desescalar y continuar la progresión respiratoria de un paciente que estuvo ingresado en una UCC.

Además de hacer una descripción general de las UCRI, este capítulo dedicará un apartado específico al paciente poscrítico, por el papel crucial de la rehabilitación en su progresión respiratoria.

BREVE HISTORIA DE LAS UNIDADES DE CUIDADOS RESPIRATORIOS INTERMEDIOS (UCRI)

Si bien estas unidades cobraron cierto auge en el seno de la pandemia de COVID-19, no son especialmente nuevas. Con nombres distintos, pero con funciones similares a las actuales, las UCRI tuvieron sus inicios en la década de los años 1960 en Estados Unidos, país donde el cuidado del paciente crítico ha estado vinculado históricamente a la insuficiencia respiratoria con necesidad de terapias mecánicas. Así evolucionaron hacia las conocidas como Unidades de Alta Dependencia (*High Dependency Units*, por su denominación en inglés) o un término razonablemente aplicable a propósito del presente capítulo, de Unidades "*step-down*" o de desescalada, en la década de 1980. En el caso de Europa, la historia es algo confusa, con unidades que alternaban el cuidado crítico con el intermedio, con Italia a la cabeza, desde la década de 1970. Por su parte, la primera UCRI española fue fundada en 2007 y, según una encuesta realizada en el seno de la pandemia, en 2022 existían 41 unidades de este tipo distribuidas a lo largo de todo el territorio español.

CRITERIOS DE INGRESO EN LA UCRI

No existe una normativa internacional sobre el perfil de paciente que debe ser ingresado en una UCRI. El documento más reciente al respecto, de la *British Thoracic Society* y la *Intensive Care Society* del Reino Unido, propone que los pacientes presentados en la tabla 45-1 pueden beneficiarse del ingreso en una

Tabla 45-1. Perfil de pacientes que pueden beneficiarse del ingreso en una Unidad de Cuidado Respiratorio *(Respiratory Care Unit)*

Cuadros clínicos

Pacientes con necesidad de VMNI para fracaso respiratorio hipercápnico agudo

Pacientes con necesidad de CPAP no invasiva para hipoxemia de etiología respiratoria

Pacientes con necesidad de terapia de alto flujo con cánula nasal para la hipoxemia

Paciente con VMNI crónica con fracaso respiratorio crónico-agudizado

Traslado de UCI (*step-down*, desescalada) de pacientes con fracaso respiratorio de un solo órgano, que incluye la continuación del manejo de pacientes traqueostomizados/laringectomizados y pacientes con necesidad de asistencia mecánica de la tos

Pacientes con enfermedad respiratoria grave con limitaciones del aprendizaje

Pacientes con drenajes endotorácicos

Pacientes con asma aguda

Pacientes con neumonía aguda con criterios de gravedad

Pacientes con tromboembolia pulmonar masiva

CPAP: presión positiva continua en la vía aérea. UCI: unidad de cuidados intensivos. VMNI: ventilación mecánica no invasiva.

Unidad de Cuidado Respiratorio (*Respiratory Care Unit* en inglés), el equivalente británico de una UCRI.

RECURSOS NECESARIOS Y ESTRUCTURA DE LAS UCRI

Recursos técnicos y humanos

A efectos pedagógicos, para que una UCRI sea considerada como tal, necesita tres elementos esenciales: (1) telemetría sincrónica o visión directa; (2) presencia física de atención especializada por Neumología o Medicina Intensiva en su defecto y (3) relación de pacientes a cargo de enfermería [3-4:1] y del personal médico [5-6:1].

Son coordinadas por Neumología, pero es necesaria la colaboración de especialistas en Endocrinología y Nutrición, Rehabilitación (médico rehabilitador, foniatra, fisioterapeuta, terapeuta ocupacional y logopeda), Otorrinolaringología y Psiquiatría, entre otros profesionales de igual importancia, como trabajadores sociales y psicólogos. Se ha recomendado también la presencia de un médico rehabilitador o fisioterapeuta por cada seis pacientes, idealmente, en turnos de mañana y tarde. Otro personal importante es el Técnico Medio Sanitario en Cuidados Auxiliares de Enfermería (TMSCAE). Una UCRI presenta un flujo dinámico de pacientes provenientes de Urgencias, de la planta de hospitalización convencional o de la UCC (**Fig. 45-1**), por tanto, se necesita un recurso humano altamente capacitado en el manejo de la insuficiencia respiratoria grave originada en contextos clínicos variables.

Monitorización

Respecto a la monitorización, las UCRI cuentan con monitores multiparamétricos continuos de pulsioximetría, electrocardiograma, presión arterial no invasiva y fre-

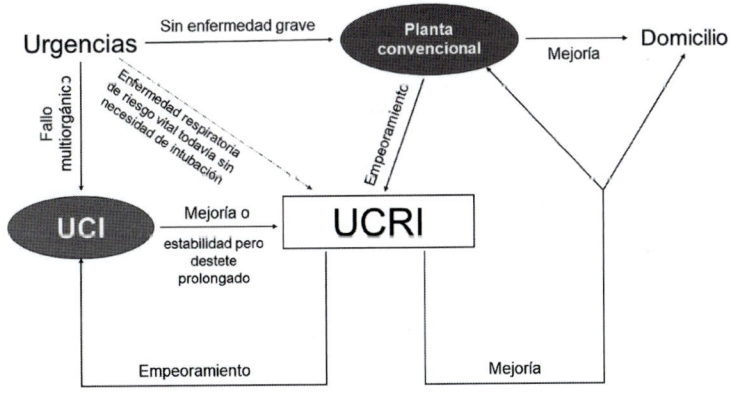

Figura 45-1. Unidades de Cuidados Respiratorios Intermedios (UCRI).

cuencia respiratoria, como mínimo. Idealmente, deberían contar con analizadores de gases en sangre arterial, capnografía transcutánea y un monitor de dióxido de carbono al final de la espiración (*end-tidal*). Los ventiladores mecánicos monitorizan, a su vez, en tiempo real, la presión, el flujo, las fugas y el volumen corriente, además de trazar curvas de la sincronía paciente-ventilador. De las TRNI, una UCRI cuenta con ventiladores domiciliarios, ventiladores hospitalarios de soporte vital, TAFCN, nebulizadores, humidificación activa y pasiva, y asistentes mecánicos de la tos. También dispone de fungibles, como tubuladuras, conexiones a oxígeno, filtros y mascarillas, y en el caso de pacientes traqueostomizados se necesitan cánulas de distintos tamaños y tipos, tubos de intubación orotraqueal, dilatadores de estoma y válvulas fonatorias. También se debería contar con el acceso rápido a un ecógrafo y broncoscopio, así como a drenajes pleurales.

Modelos estructurales

Se han descrito tres modelos estructurales de UCRI: 1) independiente, 2) paralelo o adyacente y 3) integrado en planta de Neumología.

También se habla de una UCRI abierta cuando sus camas no tienen tabiques o paredes entre sí y hay un control de Enfermería central; y de UCRI cerrada, cuanto sí tiene paredes que garantizan una mayor privacidad del paciente y sus familiares, pero que precisan de una visión directa a través de puertas acristaladas o de una telemetría visible en el control.

Finalmente, un modelo más moderno es el de una Unidad de Cuidados Intermedios Polivalente, que cuenta con varias camas que pueden utilizar otras especialidades, como Neurología, Aparato Digestivo o Cardiología.

EL PACIENTE POSCRÍTICO TRASLADADO A UNA UCRI

El perfil clásico del paciente que se traslada a una UCRI desde la UCC es el de uno con ingreso prolongado y traqueostomizado, con o sin ventilación mecánica invasiva, con una serie de problemas médicos, como la debilidad y la malnutrición, que precisarán un cuidado interdisciplinar exhaustivo que tendrá como objetivo ideal la decanulación del paciente y su recuperación funcional hasta una eventual alta médica o traslado a Unidades de Media o Larga Estancia. La Rehabilitación integral del paciente será esencial en este contexto.

A efectos prácticos y de forma específica sobre la decanulación, el objetivo general es la recuperación de las siguientes competencias: (1) ventilación por vía aérea superior; (2) fonación; (3) deglución; y (4) expectoración. De estas cuatro funciones, la que suele enlentecer la progresión del paciente es el mal manejo de secreciones.

A continuación, se describen algunos de los pasos de un protocolo habitual en la decanulación realizada en UCRI, salvando las diferencias propias de cada centro hospitalario, en función de los recursos existentes y de su propia experiencia:

1. Evaluación de la situación global, con análisis pormenorizado de los antecedentes.
2. Evaluación de la viabilidad de respiración espontánea, con pruebas en la nariz.

3. Elección del modo con ventilación, con la priorización de modos de presión de soporte en binivel.
4. Valoración de la integridad de la tráquea con el test de fugas.
5. Progresión de cánula sin fenestra y con balón a fenestrada y sin balón.
6. Cierre de cánula, con análisis global de tolerancia al cierre.
7. Cierre progresivo de cánula, con aumento progresivo del tiempo de cierre.
8. Evaluar la integridad de la deglución con test clínico o videofluoroscopia.

El traqueostoma suele cicatrizar por segunda intención, pero, en ocasiones, es preciso el uso de una hemicánula o anillo traqueal por el proceso prolongado de cierre. Cabe destacar que la deglución puede evaluarse simultáneamente con otros pasos del protocolo y no necesariamente es secuencial.

Es importante atender a algunos aspectos específicos de este proceso. Si las condiciones lo permiten, y de forma progresiva, en cualquier caso, el desinflado del balón de neumotaponamiento propicia la fonación porque el flujo espiratorio contacta con las cuerdas vocales, mejora la deglución porque se descomprime el esófago y el apetito se recupera progresivamente con el sentido del olfato de la respiración nasal y ayuda a mejorar el drenaje de secreciones y la ventilación, en general, por la recuperación de la presión positiva entre la cánula de traqueostomía y las cuerdas vocales. También ayuda a determinar de forma no invasiva la integridad de la tráquea, maniobra conocida como test de fugas. Dicha maniobra consiste, en el caso de emplear una doble tubuladura, en determinar que existe una diferencia notoria en el volumen espirado antes y después del desinflado porque el aire se escapa hacia la vía aérea superior dado, que el paso está permeable y no existe granuloma o traqueítis.

Por otra parte, para optimizar el manejo de secreciones, la TAFCN ayuda a la humidificación, evitándose los tapones mucosos; y la asistencia mecánica de la tos permite sustituir parcialmente el efecto expectorante de esta función. Ambas terapias se pueden aplicar de forma invasiva y no invasiva. La TAFCN se suele programar desde los 30 hasta los 60 L/m de flujo con 37 °C de temperatura en la terapia invasiva, con la fracción inspirada de oxígeno necesaria, según sea el caso. El asistente de la tos aplica una presión positiva de insuflación, que oscila entre los 40 y los 60 L/m de aire para luego hacer una caída brusca de milisegundos hasta conseguir una presión negativa de exsuflación de –40 a –60 L/m, igualmente; se puede realizar de forma manual coordinada con el paciente o programada con un tiempo de insuflación de 2-3 segundos y otro tiempo en exsuflación de 3-4 segundos, con un periodo de pausa entre cada maniobra, que puede programarse de 2 a 4 segundos. Un protocolo habitual es la aplicación automática de sesiones de 5-10 ciclos de insuflación-exsuflación, al menos, tres veces al día y a demanda, además de las sesiones manuales que el equipo rehabilitador puede precisar en sus respectivas sesiones de tratamiento. Otros dispositivos neumáticos comúnmente utilizados son los inspirómetros de incentivo y dispositivos de presión espiratoria positiva con o sin oscilación. Desde el punto de vista farmacológico, interesa la utilización de broncodilatación y mucolíticos. Cabe mencionar que, tanto en el desinflado del balón como para el manejo de secreciones, el uso de una válvula fonatoria, un sistema unidireccional que permite la entrada de aire por la cánula, pero que impide su salida de tal forma que se dirige hacia la vía aérea superior, es habitual para acelerar la progresión del paciente traqueostomizado.

Finalmente, pero no con menos importancia, la Rehabilitación debe seguir una continuidad asistencial de UCC a su traslado a UCRI. En ocasiones, se piensa que con las terapias mecánicas, simplemente, se "gana tiempo", a la espera de que la Rehabilitación y el control oportuno de las infecciones nosocomiales, las complicaciones más frecuentes en esta fase, consigan que el paciente se valga por sí mismo de forma razonable.

BIBLIOGRAFÍA

Caballero-Eraso C, Heili S, Mediano O. Adaptación de los servicios de neumología frente a la COVID-19: el papel de las unidades de cuidados respiratorios intermedios en España. Open Respiratory Archives. 2020;2:303-4. doi: 10.1016/j.opresp.2020.10.002

Gosselink R, Bott J, Johnson M, et al. Physiotherapy for adult patients with critical illness: recommendations of the European respiratory society and European society of intensive care medicine task force on physiotherapy for critically ill patients. Intensive Care Med. 2008;34:1188–99.

Heili-Frades S, Carballosa de Miguel MDP, Naya Prieto A, et al. Cost and Mortality Analysis of an Intermediate Respiratory Care Unit. Is It Really Efficient and Safe? Arch Bronconeumol (Engl Ed). 2019;55:634-41.

Heili Frades SB, Peces-Barba Romero G, Villar M, et al. Ventilación mecánica y traqueotomía. Protocolo de destete de ventilación mecánica y decanulación de la Unidad de Cuidados Respiratorios Intermedios de la Fundación Jiménez Díaz. Rev Pat Resp. 2011;14:83-91.

López-Padilla D, Corral Blanco M, Ferrer Espinosa S, et al. Unidades de Cuidados Respiratorios Intermedios: preguntas y respuestas. Open Respir Arch. 2022;4:100220.

Renda T, Scala R, Corrado A, et al. Adult Pulmonary Intensive and Intermediate Care Units: The Italian Thoracic Society (ITS-AIPO) Position Paper. Respiration 2021;100:1027-37. doi: 10.1159/000516332

Scala R. Respiratory High-Dependency Care Units for the burden of acute respiratory failure. Eur J Intern Med. 2012;23:302-8. doi: 10.1016/j.ejim.2011.11.002.

Torres A, Ferrer M, Blanquer JB, Calle M, Casolivé V, Echave JM, et al.; Grupo de Trabajo de Cuidados Respiratorios Intermedios de la Sociedad Española de Neumología y Cirugía Torácica (SEPAR).

Unidades de cuidados respiratorios intermedios. Definición y características. Arch Bronconeumol. 2005;41:505-12. doi: 10.1016/s1579-2129(06)60271-1

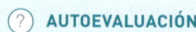

? AUTOEVALUACIÓN

Plantas de hospitalización

46

M. Álvaro Sanz y M. F. Cascante Rodríguez

PUNTOS CLAVE

- El paso a planta después del alta de la UCI es un buen momento para reva-luar y programar el tratamiento rehabilitador.
- Para establecer un objetivo rehabilitador realista e individualizado es muy importante conocer los factores pronósticos funcionales.
- En cuando al tratamiento, hay que seleccionar la opción más adecuada, ya sea con ejercicios terapéuticos, tratamiento rehabilitador en la habitación o en un gimnasio terapéutico.
- En caso de que sea necesario habrá que realizar una prescripción adecuada de material ortoprotésico.
- Durante la monitorización de la actuación rehabilitadora es muy recomen-dable utilizar escalas de valoración.

INTRODUCCIÓN

La atención al paciente crítico se realiza a lo largo de un intervalo temporal (seguimiento del proceso), siendo muy importante para su futura calidad de vida. La recuperación se prolonga en planta y a nivel ambulatorio, realizando la continuidad asistencial con Atención Primaria.

Tanto el papel de la rehabilitación en los pacientes ingresados en la UCI como al alta hospitalaria están ampliamente estudiados. Sin embargo, la continuidad asistencial rehabilitadora en planta de hospitalización no está tan referenciada en la literatura científica.

En este traslado a planta, la continuidad del proceso rehabilitador es fundamental, ya que la pérdida de este durante un tiempo más o menos prolongado puede interferir en el proceso de recuperación funcional. Este programa de tratamiento tiene que seguir siendo completamente individualizado y bien estructurado. Es, además, un momento idóneo para hacer una revaluación completa del paciente, dada la heterogeneidad de los diagnósticos, días de ingreso, edad, situación previa del paciente y el nuevo escenario al que se enfrenta, entre otros.

Teniendo en cuenta todos estos factores es esencial establecer unos objetivos realistas y ajustados a las necesidades del paciente y familiares, consensuándolos con ellos, de cara a programar el nuevo tratamiento rehabilitador.

OBJETIVOS DEL TRATAMIENTO REHABILITADOR

- Mejorar en la medida de lo posible todas las ABVDs.
- Empoderar al paciente y a familiares/cuidadores en la recuperación del paciente.
- Reeducar transferencia a bipedestación y marcha de forma autónoma, ya sea con ayudas técnicas o no, en los pacientes previamente deambulantes.

FACTORES DE MAL PRONÓSTICO FUNCIONAL

Físicos

- Estancia prolongada en la UCI.
- Evidencia de daño neurológico o físico significativo.
- Necesidad de ventilación mecánica con un aporte mayor del 35 % de oxígeno.
- Presencia de comorbilidades respiratorias o limitación funcional antes del ingreso en la UCI.
- Riesgo o presencia de malnutrición, cambios en los patrones de alimentación, apetito escaso o excesivo y problemas deglutorios.
- Incapacidad para realizar transferencias, por ejemplo, de sedestación a bipedestación.
- Incapacidad para movilizarse de forma independiente en distancias cortas.

No físicos

- Pesadillas recurrentes, particularmente, si los pacientes intentan permanecer despiertos para evitarlas.
- Recuerdos intrusivos de eventos traumáticos que han ocurrido antes del ingreso en la UCI o durante su estancia en la misma.
- Reacciones agudas de estrés, incluyendo síntomas de ansiedad, ataques de pánico, miedo, ánimo bajo o irritabilidad en la UCI.
- Alucinaciones, ilusiones y excesiva preocupación o suspicacia.
- Expresar el deseo de no hablar sobre su enfermedad o cambiar rápidamente a otro tema.
- Ausencia de funciones cognitivas para continuar independientemente el ejercicio.

CRITERIOS DE INICIO DEL TRATAMIENTO REHABILITADOR EN PLANTA

Antes de plantear la inclusión de un paciente en un programa de rehabilitación es necesario que se cumplan los siguientes requisitos:

- Estabilidad clínica y hemodinámica.
- Colaboración suficiente para llevar a cabo un programa rehabilitador.
- Nivel mínimo funcional y cognitivo previos.

- Pérdida de independencia funcional potencialmente reversible.
- Persistencia de dificultad de expectoración de secreciones y/o problemas respiratorios asociados a estancia en UCI.

CRITERIOS PARA SUSPENDER EL TRATAMIENTO REHABILITADOR

Los principales criterios para suspender el tratamiento rehabilitador son:

- Inestabilidad clínica y hemodinámica (suspensión temporal hasta que el paciente se estabilice).
- Ausencia de mejoría significativa tras un periodo de tiempo razonable en tratamiento.
- Posibilidad de continuar el tratamiento prescrito, de forma no supervisada, mediante pautas y ejercicios, previo aprendizaje de estos.
- Alcanzar el objetivo funcional **planteado inicialmente.**

REQUISITOS INDISPENSABLES PARA EL TRATAMIENTO REHABILITADOR EN PLANTA

La prescripción de un programa rehabilitador se realizará acorde a las características propias del paciente y a los recursos disponibles.

No debemos olvidar que, además de la fisioterapia, se debe evaluar el inicio o la continuidad de otras terapias, como Terapia Ocupacional y/o Logopedia, y plantear otras terapias como la prescripción de ortesis y ayudas técnicas.

En cuanto a la fisioterapia, se podrá llevar a cabo en dos localizaciones:

En la propia habitación

Enseñanza de ejercicios terapéuticos. Precisa una colaboración activa del paciente y/o familiares. Es recomendable entregar al paciente un documento, en papel o en formato digital, e individualizar el tratamiento, seleccionando los ejercicios más adecuados en cuanto a número y dificultad, series y repeticiones. Es fundamental verificar la correcta comprensión y realización de estos, enfatizando en la importancia de su realización periódica para mejorar la adherencia del paciente. Entre las ventajas de realizarlos se encuentran: disminución de complicaciones, de los días de ingreso y de la discapacidad al alta que conlleva su ejecución.

Tratamiento rehabilitador en planta. Su prescripción puede ser muy variable según los recursos disponibles. Los criterios generales son:

- Ausencia de control del tronco.
- Mal manejo de secreciones en pacientes con o sin traqueostomía. Estos últimos pueden requerir aspiraciones.
- Situación clínica precaria (por ejemplo, anemia o neutropenia).
- Pacientes con dispositivos especiales, por ejemplo, medidores de presión intracraneal y derivaciones ventriculares externas, entre otros.
- Aislamiento inverso o respiratorio.

En el gimnasio terapéutico

- Se realiza en una sala específica de Rehabilitación con personal cualificado, auxiliares, plano inclinado, paralelas, escaleras, rampas, lastres, y obstáculos, entre otros.
- El tratamiento irá principalmente dirigido a reeducar el control de tronco, transferencias, marcha y escaleras, según el estado, evolución/consecución de objetivos terapéuticos del paciente.
- Se buscará el fortalecimiento de los miembros inferiores, sobre todo, de la musculatura extensora de cadera y de rodilla, ya que de ellos depende en gran medida la consecución de una independencia funcional suficiente como para limitar el riesgo de caídas.
- Se recomienda que los ejercicios sean progresivos, con el fin de evitar efectos adversos y siempre según la tolerancia del paciente.

ORTESIS, PRÓTESIS Y AYUDAS TÉCNICAS

Según la OMS, las **ortesis** son dispositivos adaptados externamente sobre cualquier región anatómica, que modifican sus características estructurales o funcionales para mantener, mejorar o restaurar la función alterada de la zona del cuerpo que lo necesita.

Una **prótesis** es un dispositivo de aplicación externa que se usa para remplazar total o parcialmente una parte de un miembro ausente o deficiente.

Una **ayuda técnica** es cualquier producto externo (dispositivos, equipos, instrumentos y programas informáticos), producido especialmente o disponible, en general, cuya finalidad principal es mantener o mejorar el funcionamiento y la independencia de una persona y, por tanto, promover su bienestar. Las ayudas técnicas también se utilizan para prevenir deficiencias y afecciones secundarias.

En España, si el material ortoprotésico está prescrito por un médico especialista que justifique su prescripción, incluido en la cartera de servicios comunes del Sistema Nacional de Salud y recogido en el Catálogo de la Comunidad Autónoma, se podrá acceder al reintegro de los gastos producidos por su adquisición.

Ortesis

Se pueden clasificar en:

- Pasivas: no articuladas, para mantener en reposo. Su función principal es postural o inmovilizadora; previenen, corrigen o impiden deformidades. Un ejemplo común son las férulas.
- Dinámicas: articuladas, permiten determinados movimientos, facilitando la acción de músculos debilitados o el movimiento articular.

Las más ampliamente empleadas son:

- Férula de muñeca-mano: su objetivo es mantener la muñeca con una flexión dorsal de, aproximadamente, 40° y una flexión media de metacarpo e interfalángicas.
- Férula de rodilla en extensión: para evitar el flexo de rodillas.

- Tobillo: las más utilizadas son los antiequinos, tipo Rancho de los Amigos o u ortesis dinámica tipo *foot up* en los casos de debilidad de flexores dorsales sin aumento del tono del tríceps sural.
- Toracolumbares: se plantean en caso de dolor dorsolumbar mal controlado o fracturas.

Ayudas técnicas para la marcha

Son dispositivos que proporcionan, durante el desarrollo de esta, un apoyo adicional del cuerpo humano al suelo. Su objetivo es permitir el desplazamiento y la movilidad, así como la bipedestación. Las ayudas para la marcha son las siguientes:

- Bastones: como ventajas son más fáciles de usar, ocupan menos espacio y son más versátiles.
- Bastones ingleses o muletas.
- Bastones multipodales o modificados.
- Andadores: los andadores son dispositivos que aumentan de forma considerable la base de sustentación y, por tanto, la estabilidad y el equilibrio del paciente. También aportan una gran seguridad psicológica al paciente, ya que el miedo a caerse disminuye de forma considerable (**Fig. 46-1**).

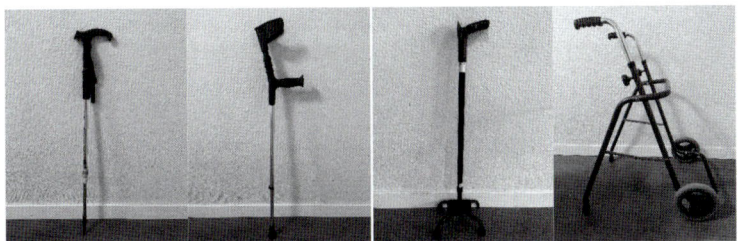

Figura 46-1. Diferentes ayudas para la marcha: bastón, bastón inglés, bastón multipodal y andador.

ESCALAS DE VALORACIÓN

Con el objetivo de monitorizar la evolución del paciente, se podrán emplear escalas, algunas de ellas ya administradas en la UCI. En el **Anexo digital 4** se nombran las principales escalas, junto con una breve explicación para su correcta aplicación e interpretación.

BIBLIOGRAFÍA

2018 surveillance of rehabilitation after critical illness in adults (NICE guideline CG83) [Internet]. London: National Institute for Health and Care Excellence (NICE); 2018 Jun 29. PMID: 31804781.

Connolly B, Salisbury L, O'Neill B, Geneen L, Douiri A, Grocott MP, Hart N, Walsh TS, Blackwood B; ERACIP Group. Exercise rehabilitation following intensive care unit discharge for recovery from critical illness. Cochrane Database Syst Rev. 2015 Jun 22;2015(6):CD008632. doi: 10.1002/14651858.CD008632.pub2. PMID: 26098746; PMCID: PMC6517154.

González Rodríguez R, Gandoy-Crego M, Clemente Díaz M. Determinación de la situación de dependencia funcional. Revisión sobre los instrumentos de evaluación más utilizados. Gerokomos. 2017;28(4):184-8.

Hiser SL, Fatima A, Ali M, Needham DM. Post-intensive care syndrome (PICS): recent updates. J Intensive Care. 2023 May 23;11(1):23. doi: 10.1186/s40560-023-00670-7. PMID: 37221567; PMCID: PMC10202754.

Renner C, Jeitziner MM, Albert M, et al. Guideline on multimodal rehabilitation for patients with post-intensive care syndrome. Crit Care. 2023 Jul 31;27(1):301. doi: 10.1186/s13054-023-04569-5. PMID: 37525219; PMCID: PMC10392009.

Rodríguez Bonache MJ, Rodríguez Bonache MF. Escalas generales de valoración funcional. En: Neurorrehabilitación. Métodos específicos de valoración y tratamiento. Madrid: Editorial Médica Panamericana, 2012: 213-225.

Trigás Ferrín M, Ferreira González L, Meijide Míguez H. Escalas de valoración funcional en el anciano. Galicia Clin. 2011;72(1):11-6.

Vicente Herrero MT, Delgado Bueno S, Bandrés Moyá F, et al. Valoración del dolor. Revisión comparativa de escalas y cuestionarios. Rev Soc Esp Dolor. 2018;25(4):228-36.

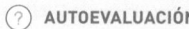 **AUTOEVALUACIÓN**   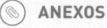 **ANEXOS**

Unidades de media y larga estancia

47

M. S. Gil Hernández, M. P. Crespo Cobo y M. T. Miranda Vivas

PUNTOS CLAVE

- Las Unidades de Media Estancia desempeñan un papel esencial en la continuidad de los cuidados, que se centran en la recuperación y rehabilitación del paciente tras un periodo de hospitalización aguda, antes de regresar a su entorno habitual o como transición a otros niveles de cuidado a largo plazo.
- Realizar una correcta selección del paciente permite que se beneficie de los servicios del centro y lograr los mejores resultados posibles en su proceso de rehabilitación.
- La evaluación integral del paciente permite diseñar un plan de tratamiento individualizado acorde a la situación funcional previa, con objetivos realistas y un adecuado enfoque social que aborde sus necesidades específicas.
- La evaluación periódica de todos los miembros del equipo permite optimizar los recursos disponibles y plantear cambios en los objetivos según la evolución.

INTRODUCCIÓN

Las Unidades de Media (UME) y Larga Estancia (ULE) están destinadas a pacientes ingresados en hospitales de agudos, donde, una vez estabilizado su proceso, precisan una continuidad de cuidados médicos de menor complejidad y de rehabilitación, que no pueden ser proporcionados en su domicilio.

El objetivo del ingreso en este tipo de Unidades es obtener el mayor grado de independencia funcional posible, de forma que, en el momento del alta, el paciente pueda volver a su domicilio o recurso social previo.

En la última década, las consecuencias de una estancia prolongada en la UCI han cobrado importancia debido al aumento creciente de la expectativa de vida y la evolución de las tecnologías sanitarias. Estos motivos han contribuido a incrementar el número de pacientes admitidos en dichas Unidades, por lo que los centros de media estancia se han vuelto imprescindibles a la hora de dar respuesta a la recuperación del paciente clínicamente estable.

307

PERFIL DEL PACIENTE

Tras un ingreso en la UCI, los pacientes pueden sufrir un deterioro funcional por inmovilización prolongada, además del producido por la propia patología que ha provocado su ingreso en la unidad.

El tratamiento médico en las UCI puede incluir ventilación mecánica prolongada, sedación y uso de agentes bloqueantes neuromusculares, que pueden aumentar el riesgo de DAUCI (v. **capítulo 27**). En otros casos, los pacientes sufren un deterioro funcional secundario a una inmovilidad prolongada, con afectación de los sistemas cardiopulmonar, neuro y osteomuscular con sarcopenia, presentando un desacondicionamiento importante a todos estos niveles.

Para que un paciente sea aceptado en las UME y ULE bajo un criterio rehabilitador, debe de cumplir unos criterios clínicos y funcionales que reflejamos en la **tabla 47-1**.

El paciente ingresa en la Unidad con informes de:

- Servicio responsable: deberá reflejar el diagnóstico principal y secundarios, el estado actual y la evolución reciente del paciente.
- Médico Rehabilitador: incluirá información de su situación funcional previa y actual, así como tratamientos realizados y los resultados obtenidos.
- Enfermería: especificará cualquier necesidad especial de cuidado.
- Trabajo Social: debe incluir la situación social y familiar del paciente, así como los recursos disponibles en su entorno y las necesidades de apoyo comunitario.

Tabla 47-1. Criterios de admisión en UME o ULE

Criterios de inclusión	Criterios de exclusión
• Estabilidad clínica. • Precisar cuidados hospitalarios médicos y de enfermería que no puedan ser dispensados a nivel domiciliario o residencial. • Situación funcional previa independiente o con dependencia leve-moderada. • Incapacidad funcional secundaria a un proceso agudo, con potencial de recuperación y que no pueda recibir tratamiento rehabilitador de forma ambulatoria.	• Inestabilidad clínica. • Necesitar medios no disponibles en centros de media-larga estancia (vía central, diálisis, etc.). • Problema social como motivo de ingreso. • Imposibilidad de marcar objetivos mínimos de recuperación por su situación basal funcional y/o mental. • Pacientes que no tengan capacidad de mejora, se encuentren estabilizados y en periodo secuelar irreversible. • Pacientes que tengan la posibilidad y capacidad de realizar el tratamiento de forma ambulatoria.

OBJETIVO Y VALORACIÓN DEL MÉDICO REHABILITADOR

Objetivo del proceso rehabilitador

Mejorar la funcionalidad del paciente y su calidad de vida, de forma que se pueda reincorporar a su situación basal previa lo más rápido posible y con el menor número de secuelas.

Valoración

Historia clínica

Se realizará al ingreso, incluyendo los siguientes ítems:

- Situación funcional previa.
- Actividad laboral en caso de ser menor de 65 años y en situación activa.
- Situación social, si vive solo o acompañado.
- Tipo de vivienda, incluyendo la presencia de barreras arquitectónicas.
- Escalas de valoración funcional, como el Índice de Barthel (IB) y la Medida de la Independencia Funcional (FIM), que se administrarán también al alta para valorar el proceso evolutivo.

Exploración física

- Presencia de dispositivos, tales como vías periféricas, sondas vesical y nasogástrica, tipo de alimentación que realiza, necesidad de O_2 y modo de administración.
- Inspección: se describe la actitud postural, la presencia de atrofia muscular y/o de úlceras por presión, ya que pueden interferir en el proceso rehabilitador.
- Situación cardiorrespiratoria: en reposo y en actividad; grado de disnea con los esfuerzos.
- Exploración neurológica detallada, incluyendo los déficits nerviosos compresivos, presencia de atrofia y fuerza musculares mediante las escalas de Daniels y MRC, en el caso de DAUCI.
- Rangos articulares pasivos: será preciso detallarlos, ya que muchos de estos pacientes presentan limitaciones secundarias a la inmovilidad.
- Tolerancia a la sedestación, control de tronco, realización de transferencias a decúbito, sedestación y bipedestación, capacidad de marcha, necesidad de ayuda técnica para realizarla y tipo de patrón que realiza. Es posible aplicar alguna escala de velocidad de marcha, como el *Timed Up and Go* (TUG).

Área cognitiva y psicológica

No se debe menospreciar la posibilidad de encontrar discapacidad cognitiva (concentración, atención y funciones ejecutivas) y psicológica (ansiedad, depresión, síndrome de estrés postraumático) en pacientes con DAUCI.

También es frecuente carecer de psicólogo y neuropsicólogo para diagnosticar y abordar muchos de estos síntomas, pero sí será posible realizar una valoración con diferentes escalas que den una idea de cómo abordar estas enfermedades desde el área de Terapia Ocupacional, si carecemos de otros medios.

Las escalas más empleadas son: Mini-mental de Lobo (MEC), *Montreal Cognitive Assesment* (MOCA) y Escala de Depresión y Ansiedad de Goldberg. Además, es recomendable utilizar una Escala de Calidad de Vida, como SF-36, ya que en los supervivientes de la UCI se encuentra significativamente disminuida en los meses y años siguientes en comparación con la población global.

TRATAMIENTO

Habitualmente, se pautan sesiones diarias de Fisioterapia y Terapia Ocupacional, si se dispone de los recursos necesarios, debiendo valorar siempre la tolerancia del paciente.

Fisioterapia

Basada en:

Ejercicios respiratorios

- Objetivos: optimizar la mecánica ventilatoria y el aumento del volumen corriente.
- Técnicas: ventilación dirigida diafragmática y costal, respiración con labios fruncidos y técnicas de expansión torácica y de drenaje de secreciones. Ejercicios para movilizar y potenciar el diafragma.

Ejercicios motores

- Técnicas de fisioterapia pasiva y activa asistida: para mantener los rangos articulares completos o con la menor restricción posible para evitar acortamientos musculares y tendinosos, que produzcan malposiciones y deformidades que podrían producir una alteración funcional posterior, como pie equino o mano en garra. En muchas ocasiones serán necesarias ortesis posturales pasivas durante el periodo de descanso para evitar estas complicaciones.
- Técnicas de fisioterapia de potenciación muscular: a realizar utilizando el propio peso del cuerpo, bandas elásticas o pesas, intentando mantener y progresar en fuerza y resistencia, así como en el acondicionamiento cardiorrespiratorio.
- Técnicas de propiocepción: ayudan a mantener el equilibrio y la estabilidad, así como la manipulación de objetos.
- Control de tronco en sedestación y bipedestación y las transferencias: es importante su trabajo antes de comenzar a tratar el patrón de marcha, ya que serán determinantes.

Terapia ocupacional

Está basada en la estimulación cognitiva y en técnicas de conservación de la energía.

Después de valorar los déficits se establecen los objetivos específicos y las actividades a realizar.

A nivel neurocognitivo

Se implementan diferentes actividades con complejidad creciente, conforme se objetiva mejoría del paciente:

- Terapia de orientación a la realidad: colocar un reloj y un calendario en la habitación para favorecer la orientación temporal. Obtener la biografía del paciente para trabajar la orientación espacial y personal. Ofrecer la prensa diaria, según perfil y gustos.
- Actividades para trabajar la atención: ejercicios de atención sostenida, dividida y control atencional (por ejemplo, separar materiales, siguiendo dos o más criterios).
- Actividades para entrenar la memoria inmediata a corto y largo plazo: por ejemplo, mediante recuerdos con álbumes de fotos y diferentes juegos de memoria.
- Actividades para las funciones ejecutivas: serán las últimas a entrenar, ya que necesitan las previas. Se entrenan tareas de planificación y razonamiento, entre otras.

Entrenamiento funcional

Según el estado del paciente y su afectación, se comenzará con tareas sencillas, entrenando las Actividades de la Vida Diaria (AVD) de autocuidado, con pautas de vestido y aseo, entre otros. En muchas ocasiones se realizan simulaciones, con dificultad progresiva.

Antes del alta, se realizará una planificación de las dificultades que puedan encontrar en el domicilio, enseñándoles estrategias de superación.

En muchas ocasiones, estos pacientes presentan fatiga a la hora de realizar una actividad. Por ello, las pautas de conservación de la energía básicas, referidas en la **tabla 47-2**, ayudan a la hora de planificar el día a día en el domicilio.

SEGUIMIENTO EVOLUTIVO

Durante la realización del programa rehabilitador, debe llevarse a cabo la revaluación de manera periódica, ajustándose a las necesidades individuales del paciente. La frecuencia de estas revisiones, aunque puede variar según la condición médica, se realiza de manera regular, semanal o quincenal.

Los parámetros clave a valorar son los cambios en la amplitud de movimiento, balance muscular, mejoría funcional en destreza manipulativa, equilibrio, marcha

Tabla 47-2. Pautas básicas de conservación de energía

Actividad	Ejemplos
Organizar y planificar actividades	Posponer las actividades que no sean urgentesPreparar el material necesario antes de realizar una actividadRealizar las tareas que más le cansen en los momentos de mayor energíaRespetar el cansancio y la posturaIntercalar descansosRealizar respiraciones profundas entre tareas
Organizar el entorno de trabajo/actividad diaria	Utensilios necesarios accesibles (colocados cerca, a una altura y alcance adecuados)
Higiene del sueño	Cama a la altura adecuadaUso de la habitación solo para dormirEvitar uso de pantallas antes de acostarseEntorno con escasa luz y ruidoNo acostarse inmediatamente después de cenar
Eliminar esfuerzos innecesarios	Uso de ayudas técnicas Materiales que faciliten las actividades en casa (carro de la compra, aspirador…)
Pautas de cuidado postural	Sentarse en sillones altosMantener la espalda rectaFlexionar las rodillas para agacharse

o el grado de independencia lograda en la realización de las AVD. Otros aspectos a considerar son la presencia de dolor o complicaciones médicas que interfieran en la tolerancia y adherencia al tratamiento.

El control evolutivo en el que participan todos los miembros del equipo permite optimizar los recursos disponibles y obtener una visión global del paciente, para comparar los objetivos establecidos inicialmente con los logros alcanzados hasta el momento. Los ajustes en los objetivos y el plan rehabilitador deben ser comunicados al paciente y a la familia para mejorar la comprensión del proceso y contribuir a un enfoque más integral y efectivo en la recuperación del paciente.

ALTA

Una vez cumplidos los objetivos o, en su defecto, que el paciente se haya estabilizado sin presentar mejoría, se cursará el alta. Es posible realizar revisiones al mes, 3 y 6 meses del alta para valorar la evolución y adaptación a la nueva situación de dependencia si la hubiera y valorar la formación de familiares y cuidadores en el manejo en domicilio, evaluando las dificultades que puede presentar en su vida diaria y, si fuera posible, aportar nuevas ideas o soluciones a su situación.

BIBLIOGRAFÍA

Bissett B, Leditschke IA, Green M, et al. Inspiratory muscle training for intensive care patients: A multidisciplinary practical guide for clinicians. Aust Crit Care. 2019 May;32(3):249-55. doi: 10.1016/j.aucc.2018.06.001. Epub 2018 Jul 11. PMID: 30007823.

Hermans G. Clinical review: intensive care unit acquired weakness. Critical Care. 2015;19:274.

NICE 2009 National Institute for Health and Clinical Excellence. Rehabilitation after critical illness in adults. NICE Clinical Guideline (CG83) 2009. [www.nice.org.uk/guidance/cg83]

NICE 2017 Rehabilitation after critical illness in adults. Quality standard. Published: 7 September 2017. www.nice.org.uk/guidance/qs158

Rousseau AF, Prescott HC, Brett SJ, et al. Long-term outcomes after critical illness: recent insights. Crit Care (2021) 25:108 https://doi.org/10.1186/s13054-021-03535-3.

Jolley SE, Bunnell AE, Hough CL. ICU-Acquired Weakness. CHEST. 2016;150(5):1129-40.

Schofield-Robinson OJ, Lewis SR, Smith AF, et al. Follow-up services for improving long-term outcomes in intensive care unit (ICU) survivors. Cochrane Database Syst Rev. 2018 Nov 2;11(11):CD012701.

Smith J, Lee A, Zeleznik H, Coffey Scott JP, et al. Home and community-Based Physical Therapist Management of Adults With Post–Intensive Care Syndrome. Physical Therapy, 2020.

? AUTOEVALUACIÓN

Centros monográficos

M. Barreiro Gómez, V. Maitin Noguera y A. López Yeste

48

PUNTOS CLAVE

- La decisión del alta del paciente con Daño Cerebral Adquirido (DAC) o Lesionado Medular (LM) ingresado en el hospital requiere la valoración por parte del médico rehabilitador, quien, junto con su equipo, los médicos especialistas, enfermería y trabajo social, va a coordinar el traslado a un centro monográfico de transición antes de un alta segura al domicilio.
- Es preciso saber identificar las necesidades específicas del paciente con discapacidad para poder establecer los objetivos de mejora y así optimizar los recursos disponibles.
- Resulta imprescindible conocer los centros monográficos de Rehabilitación y circuitos de derivación para poder proceder de manera individualizada y adecuada en cada caso.

INTRODUCCIÓN

Existe una creciente necesidad de atención del paciente con discapacidad y en situación de dependencia, debido a enfermedades crónicas. Los centros monográficos de Rehabilitación buscan ofrecer una cobertura interdisciplinar, de forma que el paciente y su familia reciban una valoración holística y un tratamiento integral, actualizado y acorde a su situación médica y funcional.

El paciente hospitalizado, que presenta un DCA o un LM agudos debe ser valorado por el médico rehabilitador desde el inicio, tanto en Unidades de Cuidados Críticos (UCC) como en las Unidades de Ictus, así como durante todo el proceso asistencial hospitalario. Antes del alta, el médico rehabilitador realizará una valoración clínica, funcional y social basal de la situación del paciente previa al ingreso, con el fin de identificar las necesidades de este.

Como se ha mencionado en capítulos anteriores, disponemos de distintas escalas de valoración:

- Funcional: *Índice de Barthel* (IB) y *Medida de la Independencia Funcional* (FIM).
- Estado cognitivo: las más utilizadas son el *Minimental test de Lobo* (MMT) y el *Montreal Cognitive Assesment* (MOCA).

- Estado de conciencia: *Escala de Coma de Glasgow* (GCS).
- En lesión medular: *Escala ASIA o Spinal Cord Injury Measure* (SCIM III).
- En ictus: *National Institute of Health Stroke Scale,* conocida, habitualmente, como *Escala NIHSS,* entre otras.

Para decidir el alta del paciente se tendrá en cuenta la estabilidad clínica y neurológica y si precisa cuidados de enfermería. Se emitirá un informe detallado y evolutivo con los tratamientos prescritos y realizados, además de los objetivos de rehabilitación potencialmente alcanzables. Se adjuntarán informes con las distintas valoraciones médicas, de enfermería y trabajo social, y se deberán canalizar las opciones de los traslados: a domicilio (se debe asegurar la continuidad asistencial al alta, tanto en Atención Primaria como en Especializada) o a un Centro monográfico (en régimen de ingreso, que deberá ser gestionado por Trabajo Social).

CENTROS DE ATENCIÓN AL DAÑO CEREBRAL ADQUIRIDO (DCA)

El DCA se refiere a aquellas lesiones sobrevenidas de manera inesperada en un cerebro sano tras el nacimiento. Las causas más frecuentes son los accidentes cerebrovasculares (ACV), los traumatismos craneoencefálicos (TCE), la anoxia cerebral y las secuelas por tumores cerebrales o por procesos infecciosos, entre otros.

La clínica es muy variada, según la localización y el grado de lesión. Abarca desde casos graves, como estados de *coma* o de *mínima conciencia,* a cuadros variados, que asocian distintos déficits: motores y/o del tono muscular; alteraciones en el área del lenguaje y/o de la deglución; déficits sensoriales; alteraciones de la propiocepción y del equilibrio; del control de esfínteres y sistema urinario/digestivo; respiratorias y endocrinas; dolor crónico neuropático o nociceptivo y alteraciones neurocognitivas, de la conducta y del estado ánimo, entre otras muchas posibles alteraciones.

Además, estos pacientes han podido sufrir ingresos prolongados en la UCI o en planta de hospitalización, por lo que pueden asociar otras situaciones, como DAUCI, secuelas por inmovilización prolongada, rigideces articulares o úlceras por presión.

Criterios de derivación al Centro de Daño Cerebral

Se han establecido unos criterios de inclusión y exclusión de traslado hospitalario a centros de atención del DCA en pacientes con potencial rehabilitable (**Tabla 48-1**):

- En casos de Daño Cerebral Crónico Grave, los centros atienden a pacientes con trastornos que han sido diagnosticados de *Estado de Coma* o *de Mínima Conciencia* y en los que, tras un tiempo de evolución, se han descartado de manera razonable los tratamientos de neurorrehabilitación específica. El objetivo es atender las necesidades médicas del paciente y realizar una monitorización continua con cuidados de enfermería. Siempre, claro, en espera de una posible mejora neurológica y poder adaptar el tratamiento específico.

Tabla 48-1. Criterios de inclusión y exclusión de traslado hospitalario a Centros de Atención del DCAE

CRITERIOS DE INCLUSIÓN	CRITERIOS DE EXCLUSIÓN
Pacientes de 16-75 años	Inestabilidad clínica que pueda necesitar tratamiento en hospital de agudos
Situación basal previa de independencia (Índice de Barthel > 90)	Pacientes con poco potencial de recuperación funcional
Daño cerebral de cualquier origen que ocurre de forma aguda (< 6 meses en ACV y < 1 año en TCE), causando graves secuelas motoras, sensoriales, emocionales, cognitivas y/o conductuales	Patologías subsidiarias de tratamiento ambulatorio.
	Pacientes con alteraciones de la conducta que supongan un riesgo para sí mismos y/u otras personas
Presentar capacidad para la atención y para tolerar el tratamiento rehabilitador	Pacientes cuyo principal motivo de derivación sea de índole social
	Existencia de un tercero obligado al pago (aseguradoras o mutuas por accidentes de tráfico)

- Estos pacientes precisan un control del soporte respiratorio y del manejo de secreciones para prevenir así el riesgo de obstrucción de la vía aérea. Se deberá instaurar y controlar el soporte nutricional. Se debe asegurar un adecuado confort y evitar complicaciones derivadas de la inmovilización prolongada, como elevado riesgo de trombosis venosa profunda, úlceras por presión y rigideces articulares.
- Pueden precisar terapia ocupacional para facilitar un correcto posicionamiento y confeccionar ortesis, así como, cinesiterapia para evitar complicaciones respiratorias y mantener el rango articular de las cuatro extremidades, estimulación multisensorial y/o musicoterapia. Se debe procurar al paciente un entorno amplio, tranquilo y seguro, y dar soporte a la familia, que debe estar adecuadamente informada, proporcionando apoyo psicológico, espiritual e información apropiada por el servicio de trabajo social para obtener los recursos y ayudas que sean necesarias.

Programa de Neurorrehabilitación

El grado de dependencia de los pacientes con DCA es muy variable y las alteraciones en los diferentes órganos o sistemas conllevan consecuencias que determinan la necesidad de adaptar la manipulación, transferencias, marcha, comunicación, y atención de los trastornos de conducta, por lo que estos pacientes presentarán grados variables de dependencia para realizar las ABVD, afectando así su integración social, familiar y laboral.

Se ha demostrado que el grado de recuperación funcional depende de diversos factores, como el área comprometida del cerebro, el grado de lesión, la edad, la rapidez de actuación frente al daño agudo y los factores ambientales y psicosociales.

Los pacientes que participan en un programa específico de neurorrehabilitación mejoran de manera significativa frente a los que se recuperan de manera espontánea o a los que reciben tratamientos no especializados. Según la guía clínica de 2019 *"Canadian Stroke Best Practice Recommendations"*, se establecen una serie de recomendaciones basadas en la evidencia respecto al tratamiento de neurorrehabilitación y que pueden optimizar la recuperación funcional. En este sentido, recomiendan que la atención sea, entre otras:

- Precoz: para disminuir complicaciones médicas, como trombosis venosas profundas, úlceras por presión, hombros dolorosos e infecciones respiratorias (Nivel de evidencia A).
- Intensa, repetitiva e individual: una vez que el paciente se encuentra estable clínicamente, se recomienda la realización de tareas específicas de forma repetida para que, aprovechando la plasticidad cerebral, se adquieran determinadas actividades funcionales, según la tolerancia del paciente (Nivel de evidencia A). Se recomienda una intensidad de tratamiento de, al menos, 3 horas al día y 5 días a la semana (Nivel de evidencia C).
- Interdisciplinar: se requiere un equipo de profesionales experimentado, actualizado y capacitado en el tratamiento de neurorrehabilitación. Este equipo está formado por médicos rehabilitadores, neurólogos, enfermeros, fisioterapeutas, terapeutas ocupacionales, logopedas, nutricionistas y trabajadores sociales. Además, participan neuropsicólogos, departamento de farmacia, especialistas en cuidados paliativos, monitores de tiempo libre, auxiliares clínicos, técnicos ortoprotésicos y/o consultores espirituales. Las familias y los cuidadores deben estar involucrados desde el principio y de manera activa en todo el proceso rehabilitador (Nivel de evidencia A).

Este equipo necesita un coordinador, que suele ser el médico rehabilitador, que se reúne con la familia para desarrollar un plan realista de tratamiento individualizado, que refleje la gravedad del daño, las necesidades y objetivos, para adecuarlo en los tiempos que este precise. Se deben tener en cuenta los factores que puedan interferir en el tratamiento, así como emplear herramientas de evaluación válidas, adaptándolas a los pacientes con limitaciones en la comunicación. Se debe trabajar de manera flexible y dinámica, en condiciones de seguridad (evitar caídas, broncoaspiraciones, etc.), adaptándose a las necesidades cambiantes del paciente y realizando modificaciones en todas las fases del proceso rehabilitador. El equipo debe promover la práctica y reproducción de las habilidades adquiridas con el tratamiento en la rutina diaria del paciente durante su estancia en el centro y asegurarse de que el paciente y sus familiares continúan con ellas una vez sea dado de alta.

NECESIDADES ESPECÍFICAS Y RECOMENDACIONES EN DCA (Tabla 48-2)

Planificación-transición al domicilio

La transición al domicilio se asume desde que el paciente ingresa en el Centro de Atención al Daño Cerebral, aunque debe ser progresiva y cuidadosamente planteada. Esta planificación del alta debería incluir el estudio previo del domicilio del

Tabla 48-2. Necesidades y recomendaciones específicas en pacientes con Daño Cerebral Adquirido

DÉFICITS/PATOLOGÍAS	RECOMENDACIÓN/ÁREAS DE TRABAJO
Hemiparesia o hemiplejía del miembro superior Es uno de los síntomas más comunes en pacientes con DCA Afecta fundamentalmente a las ABVD e instrumentales Puede ser origen de dolor crónico y patología osteoarticular, como luxaciones de hombro o rigidez dolorosa de la mano	Cinesiterapia específica: para mejorar el rango articular (RA) y potenciar la musculatura y motricidad fina Técnicas de estimulación eléctrica funcional Estimulación sensorial Otras: técnicas compensadoras, terapia en espejo, realidad virtual, estimulación magnética transcraneal Terapia Ocupacional
Hemiparesia o hemiplejía del miembro inferior Alteración de las transferencias, equilibrio y marcha	Cinesiterapia: mejorar el recorrido articular, fuerza muscular y reentrenamiento del equilibrio del tronco, transferencias y de la marcha Dispositivos: plataformas de marcha, cintas de marcha con soporte parcial de peso corporal, Lokomat, realidad virtual, piscina, ortesis, andadores
Espasticidad Dolor, rigideces, riesgos y limitación funcional	Identificar agentes agravantes Mejorar posicionamiento, estiramientos, ortesis Fármacos por vía oral, infiltraciones de toxina botulínica
Disfagia y nutrición Riesgo de broncoaspiración, desnutrición	Prevenir la disfagia y el riesgo de broncoaspiraciones Exploración física y realizar pruebas complementarias necesarias (videofluoroscopia) Nutrición individualizada Valoración por Foniatría y tratamiento logopédico individualizado
Alteraciones del lenguaje y de la comunicación	Todos los miembros del equipo deben estar familiarizados y facilitar medios de comunicación Valoración por Foniatría y tratamiento
Alteraciones cognitivas	Valoración Neuropsicológica Terapia ocupacional
Dolor central	Control de las causas desencadenantes Farmacología Terapia conductual

paciente por el personal del equipo con el fin de valorar y eliminar las posibles barreras arquitectónicas presentes y las necesidades adaptativas del entorno que sean precisas modificar. Los cuidadores y familiares deberán estar orientados por Trabajo Social en estos recursos y educados para asistir al paciente en sus ABVD, con el objetivo de mejorar así el nivel de independencia de este, que muy probablemente necesitará continuar con el proceso de neurorrehabilitación en centros ambulatorios o concertados.

CENTROS MONOGRÁFICOS DE LESIÓN MEDULAR

La lesión medular (LM) es un proceso patológico de la médula espinal, de etiología variable, que resulta de la alteración temporal o permanente de la función motora, sensitiva y/o autonómica, generalmente, por debajo del nivel lesional. Es más frecuente en hombres jóvenes y predominantemente de origen traumático. Las consecuencias suelen ser muy relevantes para el paciente, generalmente, en edad laboral y para la familia.

La rehabilitación del lesionado medular es un proceso asistencial complejo y, por ello, en los centros monográficos el abordaje médico debe ser interdisciplinar e individualizado según las necesidades del paciente, en las distintas fases evolutivas de la lesión, e involucrando a lo largo de todo el proceso a los familiares.

La repercusión más característica de la LM es la limitación de la movilidad activa, y según sea el nivel y el grado lesional se pueden encontrar distintas alteraciones (Tabla 48-3).

El centro monográfico de LM debe poder atender todas las complicaciones médicas, por ello precisa un equipo interdisciplinar como se ha mencionado

Tabla 48-3. Repercusiones características del lesionado medular

Déficit motor en las extremidades: Paresia o plejía	Alteración de la sensibilidad: termoalgésica, táctil, propioceptiva	Alteración del control de esfínteres, función sexual y reproductiva	Urogenitales: vejiga neurógena, infecciones del tracto urinario
Alteraciones cutáneas: Úlceras por presión, heridas crónicas	Digestivas: Incontinencia fecal, estreñimiento	Alteración osteomuscular: amiotrofias, osteoporosis, calcificaciones heterotópicas	Neurológicos: espasmos, dolor neuropático, espasticidad
Respiratorias: Insuficiencia respiratoria, broncoaspiraciones, infecciones	Alteraciones psiquiátricas: Depresión, ansiedad, falta de autoestima	Circulatorias: trombosis venosa profunda, edema de miembros inferiores	Neurovegetativas: hipotensión ortostática, sudoración supra-lesional

previamente compuesto por médicos especialistas, enfermería, auxiliares, fisiote-rapeutas, terapeutas ocupacionales, psicólogos, trabajadores sociales, orientadores profesionales y educadores del ocio y deporte.

El tratamiento se va a iniciar desde el momento agudo, en una UCC. Iniciándose así un protocolo de intervención individualizado, donde el objetivo principal es la estabilidad hemodinámica del paciente, adecuar el soporte respiratorio, posicionamiento y evitar complicaciones como úlceras por presión, trombosis venosa profunda y rigideces articulares.

En el periodo de rehabilitación en fase subaguda, el objetivo es ganar la máxima independencia funcional según el nivel neurológico del paciente. La máxima recuperación abarca desde los 3 a 6 primeros meses tras la lesión aguda establecida. Es preciso instruir al paciente y a su familia y/o cuidadores, en todas las funciones de las ABVD, Reeducación de la vejiga neurógena (si precisara cateterismos intermitentes), y adaptándose a las ayudas técnicas necesarias (ortesis de extremidades, manejo sillas de ruedas) para favorecer la máxima autonomía.

El paciente va a tener la ventaja de encontrarse en un entorno con pacientes afectos de lesiones y secuelas similares a la suya y, psicológicamente, se siente más protegido. Es necesario, además, incentivar el deporte adaptado y orientación vocacional. Se dan permisos de fin de semana, y se favorece el tratamiento ambulatorio o en centros concertados cercanos a domicilio, proporcionando revisiones anuales, donde se tendrá especial cuidado con las complicaciones como infecciones urinarias de repetición, cuidados de la piel, tratamiento de la espasticidad y dolor entre otros.

BIBLIOGRAFÍA

Cano de la Cuerda R, Collado Vázquez S. Neurorrehabilitación. Métodos específicos de valoración y tratamiento, 2012.

Centro de Referencia Estatal de Atención al Daño Cerebral: Ceadac [Internet]. CEADAC. Disponible en: https://ceadac.imserso.es/el-ceadac

Esclarín Ana. Lesión Medular: Enfoque Multidisciplinario. Buenos Aires: Editorial Médica Panamericana, 2010.

Federación Española de Daño Cerebral: FEDACE [Internet]. Disponible en: https://fedace.org

Federación Nacional ASPAYM (Asociación de personas con lesión medular y otras discapacidades físicas). ASPAYM [Internet]. Disponible en: http://www.aspaymmadrid.org

Fundación Instituto San José Hermanos San Juan de Dios: Fundación San José [Internet]. Disponible en: https://fundacioninstitutosanjose.com

Hospital Nacional de Parapléjicos de Toledo: Hospital Nacional de parapléjicos [Internet]. Disponible en: https://hnparaplejicos.sanidad.castillalamancha.es

Protocolo Circuito interno traslado a Hospitales de Media Estancia. Hospital General Universitario

Gregorio Marañón. Fecha entrada en vigor: 16/12/22 [Internet]. Disponible en: https://saludanv.saliud.madrid.org/hospitales/hgugm/Protocolos

Teasell R, Salbach NM, Foley N, et al. Canadian Stroke Best Practice Recommendations: Rehabilitation. Recovery, and Community Participation following Stroke. Part One: Rehabilitation and Recovery Following Stroke; 6th edition Update 2019. Int J Stroke. 2020 Oct;15(7):763-788.

? **AUTOEVALUACIÓN**

Rehabilitación domiciliaria

49

M. Casallo Cerezo y G. Arrieta Bartolomé

PUNTOS CLAVE

- La supervivencia de los pacientes ingresados en las Unidades de Cuidados Intensivos (UCI) ha aumentado considerablemente en los últimos años, pero su deterioro funcional comienza en el ingreso y puede durar incluso varios años después del alta, por lo que es imprescindible establecer programas de tratamiento enfocados a fomentar su máxima autonomía y calidad de vida después del alta hospitalaria.
- La rehabilitación domiciliaria ha demostrado ser una herramienta útil y con un importante impacto en la recuperación del paciente crítico, ya que facilita el retorno a su entorno y actividad habitual.
- Para la inclusión en este tipo de tratamiento será fundamental tener en cuenta no solo la situación clínica del paciente y su situación basal, sino también su apoyo social y las características de su domicilio.
- Hacen falta más estudios para optimizar el diseño de estos programas, con un equipo interdisciplinar, teniendo en cuenta los elementos referidos como barreras y facilitadores por los pacientes, junto con la evaluación de su impacto social y económico.

INTRODUCCIÓN

Los avances realizados en las UCI en los últimos años han aumentado significativamente la supervivencia de los pacientes ingresados en ellas, pero también han ocasionado secuelas físicas, cognitivas y psicológicas.

Es fundamental, por ello, el desarrollo de programas de rehabilitación interdisciplinar, centrados en el paciente y en el cuidador, y marcando previamente unos objetivos consensuados, que establezcan una continuidad asistencial después del alta hospitalaria.

DEFINICIÓN

La rehabilitación domiciliaria se organiza mediante dispositivos asistenciales hospitalarios de equipos móviles de Rehabilitación. En ellos, el médico rehabilitador prescribe, dirige y coordina las distintas terapias disponibles del proceso de recuperación funcional (fisioterapia, terapia ocupacional y logopedia).

Es escasa la bibliografía publicada destinada a valorar los resultados de este servicio, por lo que es preciso realizar estudios para establecer y diseñar políticas ajustadas a las necesidades presentes y futuras de los sistemas sanitarios.

INDICACIÓN DE TRATAMIENTO

La continuación asistencial debe planificarse durante su estancia en el centro hospitalario, tan pronto como la situación clínica del paciente lo permita. Con este fin, será necesario revaluar la indicación de tratamiento previo al alta hospitalaria y la posibilidad, según la situación clínica, funcional y social del paciente, de realizarlo en su domicilio, en vez de acudir a un centro de manera ambulatoria o ingresar en una Unidad de Media Estancia de Rehabilitación.

Criterios de inclusión

- Deterioro funcional potencialmente reversible y capacidad de colaboración suficiente para realizar el tratamiento.
- Estabilidad clínica que permita el alta hospitalaria o que continúe el ingreso mediante hospitalización domiciliaria.
- Dificultad para poder acudir de manera ambulatoria al centro de rehabilitación.
- Consentimiento por parte del paciente para el acceso a su vivienda.
- Domicilio al alta dentro del área geográfica a la que el equipo de Rehabilitación pueda trasladarse y garantía de que las condiciones de higiene y habitabilidad son aceptables.

VENTAJAS E INCONVENIENTES

Ventajas

- Valoración real de la situación funcional del paciente en su entorno habitual.
- Valoración de las necesidades de adaptaciones en su entorno, para el propio paciente y para la arquitectura y mobiliario del domicilio.
- Aprendizaje de habilidades en el entorno habitual, lo que repercute en el empoderamiento del paciente.
- Implicación del cuidador en la recuperación funcional del paciente, estableciendo pautas progresivas y educación para la salud, y evitando lesiones del propio cuidador con el manejo del paciente.
- Favorecer la reintegración en la comunidad, trabajando tanto dentro del domicilio como en el acceso al exterior desde este cuando sea posible.
- Reducción de los días de ingreso dependientes de rehabilitación con la reducción del riesgo de desarrollo de comorbilidades hospitalarias como infecciones nosocomiales.

- Ahorro de tiempo y estrés respecto al tratamiento de rehabilitación ambulatorio. Evita el servicio de ambulancia y desaparece la ansiedad asociada a la preparación del paciente a la hora estipulada.

Inconvenientes

Se derivan del hecho de no realizar el tratamiento en un área específicamente diseñada para el tratamiento de Rehabilitación, sin adaptaciones que faciliten la independencia del paciente y con menor disponibilidad de materiales y de personal sanitario.

Domicilio

- Entrada de difícil acceso al edificio (escalones, rampas muy pronunciadas).
- Escalones de acceso a la vivienda (ausencia de ascensor y/o pasamanos).
- Cama de altura o acceso difícil para el paciente.
- Inodoro, ducha o bañera no adaptadas o de difícil acceso.
- Sillas, sofás o sillones de altura inadecuada o sin reposabrazos.
- Alfombras, cables y/o muebles que dificulten el desplazamiento en la vivienda.
- Iluminación insuficiente o interruptores poco accesibles.
- Puertas y pasillos de dimensiones insuficientes para permitir el paso de ayudas técnicas, como andadores o sillas de ruedas.
- Utensilios habituales y electrodomésticos de cocina en lugares poco accesibles.

Cuidadores

- Ausencia de preparación del paciente ante la visita del médico o terapeuta.
- Dificultad para la comprensión de las instrucciones que debe seguir.
- Falta de colaboración o interrupciones durante el tratamiento.
- Problemas físicos o psicológicos del cuidador que dificulten su ayuda.
- Ausencia del médico o de los terapeutas durante las visitas.

Entorno

- Posibles distracciones (visitas, mascotas, obras…).
- No disponer de los recursos materiales que existen en las salas de los centros de Rehabilitación.
- No tener posibilidad de apoyo por personal sanitario adicional en pacientes complejos.
- Condiciones insuficientes de higiene en el domicilio.

PROGRAMA DE TRATAMIENTO

Antes del alta hospitalaria es imprescindible informar al paciente y a sus posibles cuidadores sobre el programa de rehabilitación domiciliaria y pedirles que otorguen su consentimiento para la realización de este. Se deberán entregar por escrito las instrucciones, facilitando la compresión. Se reflejarán los siguientes puntos:

- Las sesiones de rehabilitación se desarrollarán en el domicilio del paciente, al que se trasladará el equipo constituido por el médico rehabilitador y los terapeutas.
- La duración del tratamiento tendrá un número limitado de sesiones, en función de los objetivos que se marquen al inicio y de la evolución del paciente. Si no se observa progresión, hay falta de colaboración o imposibilidad de cumplimiento de los objetivos, el tratamiento puede ser interrumpido.
- Las visitas domiciliarias serán programadas por los terapeutas y el médico de rehabilitación. Estos profesionales estarán disponibles únicamente para realizar los cuidados del paciente y no para otras actividades.
- Durante la visita deberá estar presente algún familiar o cuidador, que recibirá formación y entrenamiento para el apoyo en el manejo del paciente.
- Deben existir canales de comunicación que permitan el aviso de incidencias o dudas.

EQUIPO DE REHABILITACIÓN

El trabajo en el domicilio debe enfocarse de manera interdisciplinar con una comunicación fluida y eficaz entre médico rehabilitador y los terapeutas.

Médico rehabilitador

Su papel consiste en elaborar un plan terapéutico que fomente la máxima autonomía posible del paciente, prescribir de forma individualizada las sesiones y la frecuencia de las diferentes terapias de las que se disponga (terapia ocupacional, fisioterapia, logopedia y/o neuropsicología). En caso de ser necesaria una valoración por Trabajo Social se podrá solicitar, sobre todo, si no ha sido valorado durante el ingreso.

Además, será el responsable de prescribir las ayudas técnicas y ortesis oportunas, valorando su adecuación a las características del domicilio, realizar el ajuste analgésico necesario, y valorar y prescribir las técnicas pertinentes para las patologías de voz, lenguaje y deglución. Asimismo, realizará un seguimiento de la evolución durante el tratamiento, estableciendo objetivos funcionales y modificaciones de este, y criterios de alta.

En el domicilio se podrían recomendar adaptaciones del mobiliario que faciliten la autonomía del paciente y minimicen el riesgo de caídas. Algunos ejemplos son:

- Retirada de posibles obstáculos (alfombras, cables, etc.) y detección de iluminación deficiente.

- Adecuar la silla/sofá donde le sea más fácil al paciente poder realizar transferencias.
- Adaptación del baño con agarraderos, sillas de ducha o bañera y elevador de inodoro.
- Recomendar el uso de ropa que favorezca la autonomía para el vestido (pantalones elásticos, cremalleras o botones grandes para el tren superior, etc.), calzado cerrado para minimizar el riesgo de caídas, con velcros o elástico si tiene dificultad para abrocharse los cordones y calzador.
- Cubiertos o vasos adaptados y en lugares accesibles para su alcance.

Algunas de las escalas más frecuentemente utilizadas para monitorizar la evolución del paciente crítico son: SF-36, índice de Barthel, test TUG (*Time Up and Go*), 5STS (5-*Sit to Stand*), ISWT (*Incremental Shuttle Walk Test*), 6TMM (Test de 6 minutos marcha), fuerza muscular mediante la escala MRC y fuerza de agarre con dinamómetro. Todos ellos han demostrado ser de utilidad, con gran validez y fiabilidad en el síndrome post-UCI.

Fisioterapeuta

Podrá trabajar en el domicilio para la recuperación de los rangos de movilidad articular, la fuerza, el equilibrio y la marcha, adecuando la terapia en función de lo posible, con escaleras, obstáculos, rampas e incluso en exteriores. Enseñará al paciente y a los cuidadores los ejercicios para trabajar de manera autónoma de forma diaria, minimizando el riesgo de caídas y de lesiones del paciente y cuidador. En función de la patología, se pueden realizar asimismo técnicas de fisioterapia respiratoria para facilitar la ventilación y el manejo de secreciones.

Terapeuta ocupacional

Fomentará la independencia del paciente, trabajando directamente sobre las actividades básicas de la vida diaria, mediante trabajo de la coordinación, y motricidad fina y gruesa, con adaptaciones en el entorno que faciliten su realización junto con pautas de simplificación del trabajo y ahorro energético.

Logopeda

En caso de patología de la voz, lenguaje o deglución, se podrá trabajar enseñando al paciente y al cuidador ejercicios para realizar diariamente en el domicilio. Además, en pacientes con disfagia se podrán dar pautas de posicionamiento y dietéticas para evitar atragantamientos y evaluar la progresión en las texturas de los alimentos.

BARRERAS Y FACILITADORES

Se han descrito una serie de barreras y facilitadores, referidas por los propios pacientes después del ingreso en UCI y percibidas al alta y regreso a su domicilio, que pueden ser determinantes para el éxito de los programas de rehabilitación domiciliaria.

Barreras

Relacionadas con el paciente

- Alteraciones del estado de ánimo: los pacientes describen miedo, ansiedad, pánico, apatía, depresión y frustración.
- Retroceso o estancamiento percibidos que generan ansiedad o frustración relacionadas con la lenta reanudación de las actividades deseadas.
- Debilidad o fatigabilidad que impiden o dificultan realizar actividades que previamente eran normales.
- Problemas físicos: dolor, malestar general, alteración del sueño y efectos secundarios farmacológicos.
- Nutrición o hidratación inadecuada: dificultad para el manejo de cubiertos y disfagia.
- Alteraciones cognitivas: falta de atención, bradipsiquia, impulsividad y memoria de trabajo.
- Alteraciones en la apariencia física: dificultad para la reintegración social.
- Alteraciones en la comunicación, secundarias a la patología de la voz y/o lenguaje.

Relacionadas con el entorno

- Falta de identificación de las necesidades que tendrán en el domicilio antes del alta.
- Falta de acceso a equipos médicos (por ejemplo, oxígeno portátil), cuidado personal, rehabilitación, salud mental y cuidados de seguimiento después de salir de la UCI.
- Sentimiento de falta de reconocimiento de las secuelas de la enfermedad crítica en su entorno familiar y laboral.
- Dificultad para el desplazamiento, en el domicilio y para el transporte en exteriores.

Facilitadores

Relacionados con las personas

- Motivación o actitud: ser positivo y tener confianza en la recuperación.
- Monitorización del progreso.
- Comunicación: información accesible y comprensible del diagnóstico, pronóstico y evolución.

Relacionados con el entorno

- Apoyo de familiares o amigos.
- Apoyo del personal sanitario: percibir su profesionalidad y empatía.

- Servicios o políticas de salud de apoyo: acceso a seguimiento en post-UCI, rehabilitación, salud mental y ocupacional.

BIBLIOGRAFÍA

Brummel NE, Girard TD, Pandharipande PP, et al. Prevalence and course of frailty in survivors of critical illness. Critical Care Medicine. 2020;48(10):1419–26.

Calkins K, Kako P, Guttormson, J. Patients' experiences of recovery: Beyond the intensive care unit and into the community. J Adv Nurs. 2021 Apr;77(4):1867-77.

Connolly B, Salisbury L, O'Neill B, Geneen L, Douiri A, Grocott MP, Hart N, Walsh TS, Blackwood B; ERACIP Group. Exercise rehabilitation following intensive care unit discharge for recovery from critical illness. Cochrane Database Syst Rev. 2015 Jun 22;2015(6):CD008632.

Denehy L, Hough CL. Critical illness, disability, and the road home. Intensive Care Medicine. 2017;43(12):1881–3.

Falvey JR, Murphy TE, Gill T, et al. Home health rehabilitation utilization among Medicare beneficiaries following critical illness. Journal of the American Geriatrics Society. 2020;68(7):1512–15.

Herridge MS. The challenge of designing a post-critical illness rehabilitation intervention. Critical Care (London, England). 2011;15(5):1002.

López-Liria R, Ferre-Salmerón R, Arrebola-López C, et al. Home-based rehabilitation in the functional recovery of patients with cerebrovascular disease. Revista de Neurologia. 2013;56(12):601–7.

López-Liria R, Padilla-Gógora D, Catalán-Matamoros DJ, et al. R. Análisis de las patologías con mayor prevalencia en las Unidades Móviles de Rehabilitación y Fisioterapia de la provincia de Almería. Gac Sanit. 2012;26:284-7.

Major ME, Dettling-Ihnenfeldt D, Ramaekers SPJ, et al. Feasibility of a home-based interdisciplinary rehabilitation program for patients with Post-Intensive Care Syndrome: the REACH study. Critical Care (London, England). 2021;25(1).

Millward K, McGraw C, Aitken LM. The expressed support needs of families of adults who have survived critical illness: A thematic synthesis. Int J Nurs Stud. 2021 Oct;122:1040.

Needham DM, Davidson J, Cohen H, et al. Improving long-term outcomes after discharge from intensive care unit: report from a stakeholders' conference. Crit Care Med. 2012;40:502.

Patsaki I, Bachou G, Sidiras G, et al. Post hospital discharge functional recovery of critical illness survivors. Systematic review. Journal of Critical Care Medicine (Universitatea de Medicina Si Farmacie Din Targu-Mures). 2023;9(2):87–96.

Scheunemann LP, White JS, Prinjha S, et al. Post-intensive care unit care. A qualitative analysis of patient priorities and implications for redesign. Annals of the American Thoracic Society. 2020;17(2):221–8.

Scheunemann L, White JS, Prinjha S, et al. Barriers and facilitators to resuming meaningful daily activities among critical illness survivors in the UK: a qualitative content analysis. BMJ Open. 2022;12(4).

AUTOEVALUACIÓN

Síndrome post-cuidados intensivos

50

Y. Capapé Genzor y M. Gimeno González

PUNTOS CLAVE

- La sospecha clínica es fundamental para la identificación del síndrome post-UCI (PICS).
- Debe realizarse una evaluación temprana de los supervivientes de la enfermedad crítica, priorizando a los que tienen más riesgo de desarrollarlo.
- La evaluación debe incluir los tres dominios del síndrome post-cuidados intensivos (PICS): cognitivo, psicológico y físico. El tratamiento debe ser precoz, interdisciplinar y orientado a los déficits individuales.
- El PICS se asocia, con frecuencia, a la incapacidad para volver al trabajo, a la reducción de la calidad de vida y a mayor riesgo de reingreso y muerte en los años siguientes.

INTRODUCCIÓN

El **síndrome post-cuidados intensivos** (**PICS**, por sus siglas en inglés) afecta, aproximadamente, al 25-50 % de los supervivientes de enfermedades que han necesitado ser ingresados en una UCI, variando las tasas según los estudios. Es una enfermedad compleja y multifactorial, que se caracteriza por un deterioro en la función cognitiva, psiquiátrica o de la función física, que aparece y/o empeora después de una enfermedad crítica en pacientes adultos que han sido dados de alta de la UCI. No incluye a pacientes con lesiones cerebrales traumáticas o ACV. Fisiopatológicamente, se cree que resulta de la interacción entre factores predisponentes del paciente (gravedad de la enfermedad subyacente y duración de la estancia en la UCI) y factores desencadenantes (inmovilización, uso de sedantes y relajantes musculares e inflamación sistémica). El manejo implica un enfoque interdisciplinario, que incluye la rehabilitación física, cognitiva, psicológica y estrategias para mejorar la calidad de vida a largo plazo. En pacientes pediátricos (PICS-P) también puede presentarse, e incluye un cuarto dominio, el de salud social.

328

FACTORES DE RIESGO

Pueden ser múltiples y variados, categorizándose de la siguiente manera:

- Factores preexistentes: trastornos neuromusculares, deterioro cognitivo, enfermedades psiquiátricas, comorbilidades, deterioro funcional, fragilidad, desventaja socioeconómica y edad avanzada.
- Factores específicos de la UCI: inmovilización, estancia prolongada, ventilación mecánica (VM), delirio agudo, sepsis, shock, hipoxemia, Síndrome de distrés respiratorio del adulto (VDAR), interrupción involuntaria de la medicación rutinaria o domiciliaria, disfunción glucémica, sedantes y relajantes musculares.

PREVENCIÓN

Para la prevención del PICS es importante implementar medidas durante la estancia en la UCI y en la etapa de recuperación. Algunas estrategias preventivas son movilización precoz, gestión adecuada del dolor y sedación, rehabilitación interdisciplinar, y evaluación y manejo de la fragilidad. Por todo ello es fundamental que el equipo médico de Rehabilitación y de la UCI sean conscientes de los factores de riesgo y adopten medidas preventivas oportunas para minimizar el impacto del PICS. Con el fin de reducir el sufrimiento del futuro PICS-F, se recomiendan las siguientes medidas preventivas mientras los pacientes están en la UCI: aumentar la presencia de cuidadores/familiares, desarrollar enfoques de comunicación estructurados y aumentar el acceso a la información.

ASPECTOS CLÍNICOS

Las manifestaciones clínicas del PICS pueden afectar a una o varias de las esferas descritas (física, psiquiátrica o cognitiva). Pueden aparecer inmediatamente después de la salida de la UCI o por un empeoramiento de una enfermedad crítica. La duración puede ser variable, desde meses a varios años. Las manifestaciones clínicas del PICS-F afectan a varios aspectos de la salud mental: ansiedad, trastorno de estrés postraumático (TEPT), depresión y/o duelo complicado.

Alteraciones cognitivas

Pueden aparecer como dificultades en la atención, memoria, velocidad de procesamiento y otras funciones cognitivas. Esto puede afectar a la capacidad para realizar tareas mentales complejas, manifestándose como una imposibilidad para participar en comportamientos intencionales y dirigidos a metas, necesarios para un funcionamiento diario efectivo y una cognición compleja. El deterioro cognitivo después de una enfermedad crítica ocurre en el 25 % de los supervivientes, aproximadamente, y su clínica varía desde dificultades sutiles para realizar tareas ejecutivas complejas hasta una incapacidad profunda para llevar a cabo las ABVD.

Alteraciones psiquiátricas

La incidencia oscila entre el 1 y el 62 %, dependiendo del tipo de trastorno. Los más frecuentes son depresión (37 %), ansiedad, TEPT (10 %) y trastornos del sueño. Estas alteraciones afectan al bienestar emocional y a la calidad de vida del paciente. Pueden tener un mayor riesgo de suicidio y autolesiones en comparación con los supervivientes que no precisaron hospitalización en UCI.

Alteraciones físicas

Los pacientes pueden experimentar debilidad generalizada, pérdida de masa muscular y disminución de la fuerza, lo que puede dificultar la movilidad y las ABVD. La disfunción física se debe, principalmente, a la DAUCI (**Capítulo 27**), aunque también pueden agravar o contribuir a la disfunción física otras morbilidades, como contracturas, función pulmonar deficiente, desnutrición, poca calidad del sueño y desnutrición (**Capítulo 24**).

EVALUACIÓN DIAGNÓSTICA Y DIAGNÓSTICO DIFERENCIAL

Evaluación diagnóstica

El PICS puede identificarse inmediatamente después de la enfermedad crítica. Sin embargo, debido a que sus síntomas son duraderos (6 a 12 meses o más) y a que está infradiagnosticado, puede no detectarse durante un período prolongado después de que la enfermedad crítica se haya resuelto. **La sospecha clínica es fundamental** para su identificación. Las recomendaciones de consenso de la Sociedad de Medicina Intensiva (SCCM) sobre la detección del PICS son: **evaluar a cada superviviente de una enfermedad crítica,** priorizar a aquellos con mayor riesgo de desarrollarlo y **realizar una evaluación temprana** y en serie, especialmente, en aquellos con sospecha de DAUCI.

Evaluación clínica inicial

En los supervivientes de enfermedades críticas se evalúan los tres dominios del PICS: cognitivo, psiquiátrico y debilidad física.

Pruebas posteriores

La sospecha se suele corroborar mediante pruebas formales (por ejemplo, herramientas de evaluación cognitiva y psiquiátrica) y consulta apropiada. Además, se realizan pruebas adicionales, según la necesidad de descartar otras enfermedades médicas que puedan contribuir a los síntomas del PICS.

Diagnóstico diferencial

Es importante distinguir entre el PICS y las siguientes situaciones:

- Enfermedades preexistentes.
- Causas orgánicas de síntomas que imitan al PICS: ACV, patología tiroidea, deficiencia de vitamina B_{12}, anemia, cáncer y apnea obstructiva del sueño.
- Trastornos de debilidad muscular distintos de la DAUCI: la rabdomiólisis y el síndrome de Guillain-Barré pueden confundirse con la DAUCI. Sin embargo, generalmente, son evidentes en el momento del ingreso o se identifican como la razón inicial para la admisión en la UCI.
- Síndrome post-hospitalario: el PICS parece ser distinto de la discapacidad asociada a la hospitalización (también conocido como "síndrome post-hospitalario"). En contraste con este, las manifestaciones del PICS son amplias y suelen ser duraderas.

SÍNDROME POST-UCI FAMILIAR

Definición: el **síndrome post-UCI familiar (PICS-F)** es la morbilidad psicológica aguda y crónica experimentada por los cuidadores o familiares de pacientes críticamente enfermos. Incluye síntomas tanto durante la enfermedad crítica del paciente como después del alta de la UCI o de su fallecimiento. Más del 50 % de ellos presentan síntomas de PICS-F en el momento del fallecimiento o del alta de la UCI. Las tasas disminuyen con el tiempo, pero persisten durante meses o años.

Factores de riesgo: una mala comunicación entre el personal, ocupar un rol de toma de decisiones, ser hijo adulto o cónyuge del paciente, nivel educativo bajo, necesidad de cuidados a largo plazo, carga del cuidador, tener un ser querido que falleció o estuvo cerca de la muerte y antecedentes de trastornos de salud mental.

Síntomas y evaluación diagnóstica: ansiedad, depresión y TEPT. Estos síntomas pueden durar varios meses o años. Otros síntomas son privación del sueño, duelo complicado y problemas económicos. El PICS-F se diagnostica en aquellos que tienen alguna secuela psicológica directamente atribuida a la enfermedad crítica de un ser querido.

TRATAMIENTO Y PRONÓSTICO

Tratamiento

Consultas post-UCI: para tratar los síntomas asociados con los distintos dominios del PICS, en la mayoría de los casos se necesita un enfoque interdisciplinar, lo que ha llevado al desarrollo de consultas post-UCI con personal experto en este proceso. Los componentes individuales del PICS, que son interdependientes, incluyen tratamientos específicos para pacientes supervivientes de la UCI con signos y síntomas de PICS, donde se aborda cada componente según corresponda y se buscan servicios de seguimiento posteriores al alta de la UCI. Por ejemplo, la rehabilitación física iniciada precozmente en la UCI puede disminuir el deterioro cognitivo y la morbilidad psiquiátrica, así como mejorar la función física.

Seguimiento interdisciplinario a largo plazo: la mayoría de los pacientes necesitan seguimiento periódico durante varios años, según las necesidades individuales. Se les evalúa en las 2-4 semanas posteriores al alta hospitalaria en el propio centro o se solicita en el centro de referencia correspondiente. No obstante, se necesitan evidencias más sólidas para demostrar resultados clínicamente significativos de las clínicas de PICS en los supervivientes de una enfermedad crítica.

Terapia de grupo: los grupos de apoyo entre pares son una estrategia novedosa para el manejo del PICS. Los beneficios que pueden aportar son empatía y consejos prácticos para facilitar la recuperación, así como la contribución del paciente a los resultados que son importantes para ellos como grupo.

PICS-F: los esfuerzos del tratamiento se dirigen a los síntomas individuales, similar al enfoque delineado para los pacientes.

Pronóstico

Los signos y síntomas del PICS mejoran moderadamente durante los 6 a 12 primeros meses después del alta de la UCI. Sin embargo, en muchos pacientes, los déficits persisten durante años, especialmente, los cognitivos y psicológicos. El PICS está frecuentemente asociado con la incapacidad para volver al trabajo y disminución de la calidad de vida, así como con mayor riesgo de reingreso y muerte en los años siguientes.

El pronóstico de los déficits cognitivos, psiquiátricos y físicos individuales del PICS son:

- **Déficits cognitivos:** pueden mejorar durante los 6-12 primeros meses, pero, en la gran mayoría, las mejoras son discretas y el deterioro persiste durante años.
- **Secuelas psiquiátricas:** también pueden mejorar, pero, típicamente, persisten durante años. La mayoría de los estudios describen síntomas persistentes de ansiedad y depresión a los 12 meses y algunos estudios observacionales describen síntomas de TEPT que duran hasta ocho años.
- A diferencia con los otros dominios, **la disfunción física** del PICS es más probable que mejore, habitualmente, durante los 12 primeros meses.

Supervivencia a largo plazo

El **riesgo de muerte** sigue siendo elevado después de una enfermedad crítica, sobre todo, durante los 3-6 primeros meses después del ingreso en la UCI. La razón de esta mortalidad es desconocida, pero, probablemente, es multifactorial y está relacionada con enfermedades preexistentes, deterioros posteriores, empeoramiento en la disfunción de órganos previa y/o comorbilidades que predisponen a la enfermedad aguda.

Los subgrupos con **mayor riesgo** de muerte después del alta de la UCI son pacientes de UCI médicas, pacientes con sepsis o cáncer, pacientes que requieren ventilación mecánica, pacientes dados de alta de un centro de atención a largo plazo y pacientes con debilidad neuromuscular o con insuficiencia renal.

Calidad de vida relacionada con la salud (CVRS): es significativamente más baja en los supervivientes de enfermedades críticas. En general, mejora ligeramente con el tiempo, pero no vuelve a la línea de base. La CVRS es peor en pacientes con SDRA, ventilación mecánica prolongada, sepsis grave, trauma y cáncer.

Reingreso post-UCI y atención médica continua: el riesgo de reingreso es elevado después de una enfermedad crítica y persiste durante años.

PICS-F: los síntomas de PICS-F mejoran con el tiempo, pero pueden durar meses o años. El impacto de las medidas preventivas o terapéuticas en el pronóstico es desconocido.

BIBLIOGRAFÍA

Chu Y, Timmins F, Thompson DR. Post-intensive care syndrome: a concept analysis. Int J Nurs Stud. 2021 Feb;114:103814.

Daniels LM, Johnson AB, Cornelius PJ, et al. Improving quality of life in patients at risk for post–intensive care syndrome. Mayo Clin Proc Innov Qual Outcomes. 2018 Nov 26;2(4):359-69.

Fernandes A, Jaeger MS, Chudow M. Post–intensive care syndrome: A review of preventive strategies and follow-up care. Am J Health Syst Pharm. 2019 Jan 16;76(2):119-22.

Inoue S, Hatakeyama J, Kondo Y, et al. Post-intensive care syndrome: its pathophysiology, prevention, and future directions. Acute Med Surg. 2019 Apr 25;6(3):233-46.

Jensen JF, Thomsen T, Overgaard D, et al. Impact of follow-up consultations for ICU survivors on post-ICU syndrome: a systematic review and meta-analysis. Intensive Care Med. 2015 May;41(5):763-75.

Kondo Y, Fuke R, Hifumi T, et al. Early rehabilitation for the prevention of postintensive care syndrome in critically ill patients: a study protocol for a systematic review and meta-analysis. BMJ Open. 2017 Mar 1;7(3):e013828.

Lee M, Kang J, Jeong YJ. Risk factors for post–intensive care syndrome: A systematic review and meta-analysis. Aust Crit Care. 2020 May;33(3):287-94.

Lobato CT, Camões J, Carvalho D, et al. Risk factors associated with post-intensive care syndrome in family members (PICS-F): A prospective observational study. J Intensive Care Soc. 2023 Aug;24(3):247-57.

Mehlhorn J, Freytag A, Schmidt K, et al. Rehabilitation interventions for postintensive care syndrome: a systematic review. Crit Care Med. 2014 May;42(5):1263-71.

Mikkelsen ME, Still M, Anderson BJ, et al. Society of Critical Care Medicine's international consensus conference on prediction and identification of long-term impairments after critical illness. Crit Care Med. 2020 Nov;48(11):1670-9.

Myers EA, Smith DA, Allen SR, et al. Post-ICU syndrome: rescuing the undiagnosed. JAAPA. 2016 Apr;29(4):34-7.

Needham DM, Davidson J, Cohen, et al. Improving long-term outcomes after discharge from intensive care unit: Report from a stakeholders' conference. Crit Care Med. 2012 Feb;40(2):502-9

Ramnarain D, Aupers E, den Oudsten B, et al. Post Intensive Care Syndrome (PICS): an overview of the definition, etiology, risk factors, and possible counseling and treatment strategies. Expert Rev Neurother. 2021 Oct;21(10):1159-77.

Rawal G, Yadav S, Kumar R. Post-intensive care Syndrome: an Overview. J Transl Int Med. 2017 Jun 30;5(2):90-2.

Renner C, Jeitziner MM, Albert M, et al. Guideline on multimodal rehabilitation for patients with post-intensive care syndrome. Crit Care. 2023 Jul 31;27(1):301.

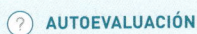

? AUTOEVALUACIÓN

Alta de rehabilitación

51

R. Juárez Fernández, J. Nieto Santos y C. Pedreira Martín

PUNTOS CLAVE

- El impacto de la lesión y el daño sufrido en la UCI requiere una atención integral para asegurar la recuperación del paciente crítico.
- Durante el proceso rehabilitador es fundamental abordar la discapacidad y, al finalizarlo, la dependencia.
- La discapacidad se define como la limitación para realizar actividades, debida a una enfermedad. Abarca aspectos físicos e intelectuales, por lo que interactúa con barreras sociales y limita la participación plena del paciente.
- La dependencia es la pérdida de autonomía para realizar las actividades de la vida diaria. Se clasifica en: moderada (ayuda ocasional), severa (ayuda frecuente) y gran dependencia (ayuda constante).
- Abordar la discapacidad y la dependencia es esencial en la atención y transición de pacientes críticos dados de alta o en fase de secuelas.

INTRODUCCIÓN

La evolución del paciente, tras la salida de UCI, puede concurrir en distintos escenarios: éxitus, curación y recuperación, con o sin déficits funcionales. Es en este último punto es donde la Rehabilitación tiene especial relevancia, ya que no finaliza al alta de la UCI. Dependiendo de las características del paciente y de los recursos disponibles, se podrán realizar diferentes tratamientos y derivarlos a unidades específicas.

Tras la estabilización funcional o consecución de objetivos funcionales se considera finalizado el proceso rehabilitador.

En el contexto de la recuperación es crucial comprender cuatro aspectos fundamentales, que se muestran en la **tabla 51-1**.

Abordar los dos últimos temas es esencial para la atención y transición de estos pacientes, que han sufrido un proceso crítico y han finalizado su proceso rehabilitador o se encuentran en fase de secuelas, por lo que en este capítulo nos centraremos en ellos. Se debe tener en cuenta que lo descrito se refiere a la normativa de nuestro centro, pudiendo variar según la Comunidad Autónoma o país.

Tabla 51-1. Definiciones

Concepto	Definición
Incapacidad laboral	Imposibilidad para realizar las tareas específicas del empleo habitual, debido a una condición médica o lesión.
Daño corporal	Lesiones físicas que afectan la integridad corporal del individuo, resultado de accidentes o enfermedades con repercusiones temporales o permanentes.
Discapacidad	Limitaciones en la realización de actividades, manifestadas en ámbitos físicos, intelectuales y sensoriales, que interactúan con barreras sociales.
Dependencia	Pérdida de autonomía en la vida cotidiana, influyendo en la capacidad para reintegrarse a la sociedad y recuperar la calidad de vida post-rehabilitación.

DISCAPACIDAD

Definición

La discapacidad se define como la limitación en la realización de actividades, debida a una condición de salud y abarca aspectos físicos e intelectuales. Esta limitación interactúa con barreras sociales, restringiendo la participación plena del paciente en la vida cotidiana.

Grados

En España, el Real Decreto 1971/1999 de 23 de diciembre sobre el procedimiento para el reconocimiento, declaración y calificación del grado de minusvalía describe los factores a considerar para declarar a una persona como discapacitada y determinar la gravedad de sus síntomas o secuelas (Tabla 51-2). De esta manera, se otorga un grado y un porcentaje de discapacidad.

Causas

Pueden variar e incluir factores sociales, de salud y ambientales, como, por ejemplo:

- Enfermedades graves y crónicas.
- Lesiones traumáticas causadas por accidentes o eventos médicos.
- Efectos secundarios de tratamientos médicos intensivos.
- Estrés emocional y trauma psicológico relacionado con la estancia en la UCI.

Tabla 51-2. Grados de discapacidad

Grado	Descripción	Porcentaje
Grado 0	Discapacidad Nula	0-4 %
Grado 1	Discapacidad Leve	5-24 %
Grado 2	Discapacidad Moderada	25-49 %
Grado 3	Discapacidad Grave	50-95 %
Grado 4	Discapacidad Total	> 96 %

Derechos

Se encuentran respaldados por tratados internacionales clave, debiendo garantizar la igualdad de oportunidades y la no discriminación. Entre ellos se encuentran los siguientes:

• Convención Interamericana para la Eliminación de todas las Formas de Discriminación contra las Personas con Discapacidad (1999).
• Convención sobre los Derechos de las Personas con Discapacidad (2006).

Abordaje

Debe ser un proceso continuo que se lleve a cabo tanto durante la atención como al finalizar el proceso asistencial en Rehabilitación. Es esencial que los profesionales de la salud estén comprometidos en una evaluación integral a lo largo de todo el tratamiento, para adaptarse a las necesidades cambiantes del paciente. Además, al finalizar el proceso se deben realizar evaluaciones finales para determinar el progreso y establecer planes de cuidado a largo plazo.

Esto implica:

• Identificar las necesidades específicas de cada paciente.
• Coordinar la atención y el seguimiento de la discapacidad.
• Proporcionar recursos y apoyo adecuados, como rehabilitación física, terapia ocupacional, apoyo psicológico y servicios de adaptación, incluyendo la adaptación del hogar, del lugar de trabajo y del entorno escolar.

La transición a la recuperación puede ser un proceso difícil y el enfoque en la discapacidad es fundamental para garantizar que los pacientes reciban la atención y el apoyo necesarios en su camino hacia la reintegración a la vida cotidiana.

Reconocimiento y trámites

La solicitud del certificado de discapacidad puede realizarse en cualquier momento después del alta médica hospitalaria. Este trámite es fundamental para acceder a una serie de servicios y beneficios, pudiendo realizarse de manera presencial o telemática. El proceso de obtención del certificado puede extenderse durante varios meses y en España varía en duración, según la Comunidad Autónoma.

Para solicitar la prestación por discapacidad es necesario solicitar cita previa en la seguridad social de la comunidad autónoma correspondiente. Los documentos requeridos incluyen el DNI, fotocopia compulsada del certificado de discapacidad y documentos relacionados con la situación laboral. Otros documentos, como la sentencia de divorcio o el certificado de convivencia, pueden ser necesarios en casos específicos.

Prestaciones económicas y ayudas

- Discapacidad igual o mayor del 33 % (**Tabla 51-3**).
- Discapacidad igual o mayor del 65 % (**Tabla 51-4**).

Tabla 51-3. Discapacidad igual o mayor del 33 %

Categoría	Beneficios
Fiscales	Exención del Impuesto de Circulación. Reducción del IVA en vehículos. Deducciones en la declaración de la renta. Descuentos en el Impuesto sobre Sucesiones y Donaciones.
Laborales	Acceso a programas de empleo y formación. Un 2 % de plazas reservadas en empresas con más de 50 empleados. Posibles subvenciones para el autoempleo en algunas comunidades.
Sociales	Plazas de aparcamiento reservadas. Ayudas para la compra y adaptación de viviendas. Descuentos en transporte, cultura y ocio. Apoyo para estudios universitarios y equipo médico.
Jubilación	Jubilación anticipada a los 56 años para aquellos con discapacidad del 45-64 %.

Tabla 51-4. Discapacidad igual o mayor del 65 %

Categoría	Beneficios
Derechos	Cobrar una pensión no contributiva. Acceso a jubilación anticipada. Ventajas laborales y fiscales. Ayudas para transporte.
Requisitos para solicitar la pensión	Tener una discapacidad del 65 % o superior. Tener entre 18 y 64 años. No superar ingresos específicos. Residir legalmente en España y acreditarlo durante al menos 10 años.

DEPENDENCIA

Definición

La dependencia se define como la pérdida de autonomía de aquellos que no pueden valerse por sí mismos en su vida cotidiana.

Su evaluación implica un proceso que se lleva a cabo por un profesional sociosanitario, en concreto, un médico especializado en medicina física y rehabilitación o geriatría, con formación específica en valoración de la dependencia. Sin embargo, es relevante señalar que, en términos generales, todos los servicios y prestaciones son incompatibles entre sí, a excepción de los servicios de prevención y promoción de la autonomía personal, el servicio de teleasistencia y los servicios de ayuda a domicilio y atención diurna.

Prestaciones económicas y servicios de atención (Tabla 51-5)

Tabla 51-5. Prestaciones	
Tipo de Prestación	**Descripción**
Prestaciones Económicas	Proporcionan apoyo financiero a las personas beneficiarias para costear servicios privados acreditados, cuando no hay acceso a servicios públicos o concertados, abarcando asistencia personal o atención en el hogar.
Servicios de Atención	Destinados a fomentar la autonomía en actividades diarias según las necesidades del beneficiario. Estos servicios se establecen en el Programa Individual de Atención (PIA), según las necesidades y preferencias del beneficiario.

Procedimientos de revisión y resoluciones

Las personas en situación de dependencia pueden solicitar la revisión del grado de dependencia o de su Programa Individual de Atención (PIA) en caso de cambios significativos en la salud o el entorno. El procedimiento se inicia a instancia del interesado o de su representante, sin un límite de tiempo definido.

ALGORITMO DE DISCAPACIDAD (tabla 51-6)

Tabla 51-6. Algoritmo

Paso	Descripción
1. Salida de la UCI	El paciente es dado de alta de la Unidad de Cuidados Intensivos.
2. Evaluación Inicial Post-UCI	Evaluación exhaustiva del estado de salud del paciente. Identificar posibles discapacidades físicas, intelectuales o sensoriales.
3. Detección de Discapacidad	Aplicar herramientas de evaluación estándar. Confirmar la presencia de discapacidad.
4. Determinación del Grado de Discapacidad	Utilizar el modelo biopsicosocial para una evaluación integral. Clasificar la discapacidad en grados: Nula, Leve, Moderada, Grave y Total.
5. Aplicación de Baremos	Evaluar funciones corporales y capacidades. Analizar el desempeño y factores contextuales del paciente.
6. Evaluación de la Necesidad de Tercera Persona	Determinar si el paciente necesita asistencia para las actividades diarias.
7. Valoración por Equipos Multiprofesionales	Incluir profesionales de medicina, psicología y trabajo social. Realizar una evaluación integral del paciente.
8. Emisión del Informe de Valoración	Documentar los resultados de la valoración. Incluir recomendaciones sobre el manejo de la discapacidad.
9. Solicitud de Tarjeta Acreditativa	Iniciar el trámite de solicitud con las autoridades competentes. Asegurar la correcta presentación de la documentación.
10. Emisión de Tarjeta Acreditativa	Revisar y verificar la información antes de la emisión. Emitir la tarjeta acreditativa con los detalles relevantes.

BIBLIOGRAFÍA

Busico M, das Neves A, Carini F, et al. Programa de seguimiento al alta de la unidad de cuidados intensivos. Medicina Intensiva. 2019;43(4):243-54. ISSN 0210-5691.

Convención Internacional Sobre los Derechos de las Personas con Discapacidad -Artículo 1. Propósito. Pág. 4. 30 de marzo de 2007.

Convención ONU-Fundación Once. web.archive.org. 19 de noviembre de 2012. Archivado desde el original el 19 de noviembre de 2012.

Comunidad de Madrid. Dependencia. https://www.comunidad.madrid/servicios/servicios-sociales/guia-practica-dependencia. 2023.

Comunidad de Madrid. Discapacidad. https://www.comunidad.madrid/servicios/servicios-sociales/discapacidad. 2023.

Garden R. Disability and narrative: new directions for medicine and the medical humanities. Medical Humanities. 2010;36(2):70-4.

Kaushik R. Access Denied: Can we overcome disabling attitudes. Museum International. 1999;51(3):48- 52.

Kayess R, French P. Out of darkness into light? Introducing the Convention on the Rights of Persons with Disabilities. Human Rights Law Review. 2008;8:1-34.

Ley de Promoción de la Autonomía Personal y Atención a las personas en situación de dependencia, Ley 39/2006, de 14 de diciembre.

Predif Sevilla. PREDIF Sevilla. https://predifsevilla.org/. Accedido el 28 de septiembre de 2023.

Sede Comunidad de Madrid. Reconocimiento Dependencia. https://sede.comunidad.madrid/prestacion-social/reconocimiento-dependencia. Consultado el 14 de octubre de 2023.

Términos Adecuados para Referirnos a Personas con Discapacidad. www.webmati.es.

? **AUTOEVALUACIÓN**

Anexos

 ANEXO 1. *RECOMENDACIONES PARA LA REHABILITACIÓN RESPIRATORIA EN EL ENFERMO CRÍTICO.* GRUPO DE TRABAJO MULTIDISCIPLINAR SOCIEDAD CENTRO DE REHABILITACIÓN+ SOMIAMA

 ANEXO 2. *RECOMENDACIONES PARA LA REHABILITACIÓN MOTORA EN EL ENFERMO CRÍTICO.* GRUPO DE TRABAJO MULTIDISCIPLINAR. SOCIEDAD CENTRO DE REHABILITACIÓN + SOMIAMA

 ANEXO 3. ESCALAS DE USO FRECUENTE EN REHABILITACIÓN DEL PACIENTE CRÍTICO

 ANEXO 4. ESCALAS DE USO FRECUENTE EN REHABILITACIÓN

Índice analítico

343